Claus Zoege von Manteuffel
Die Waldseer Bildhauer Zürn

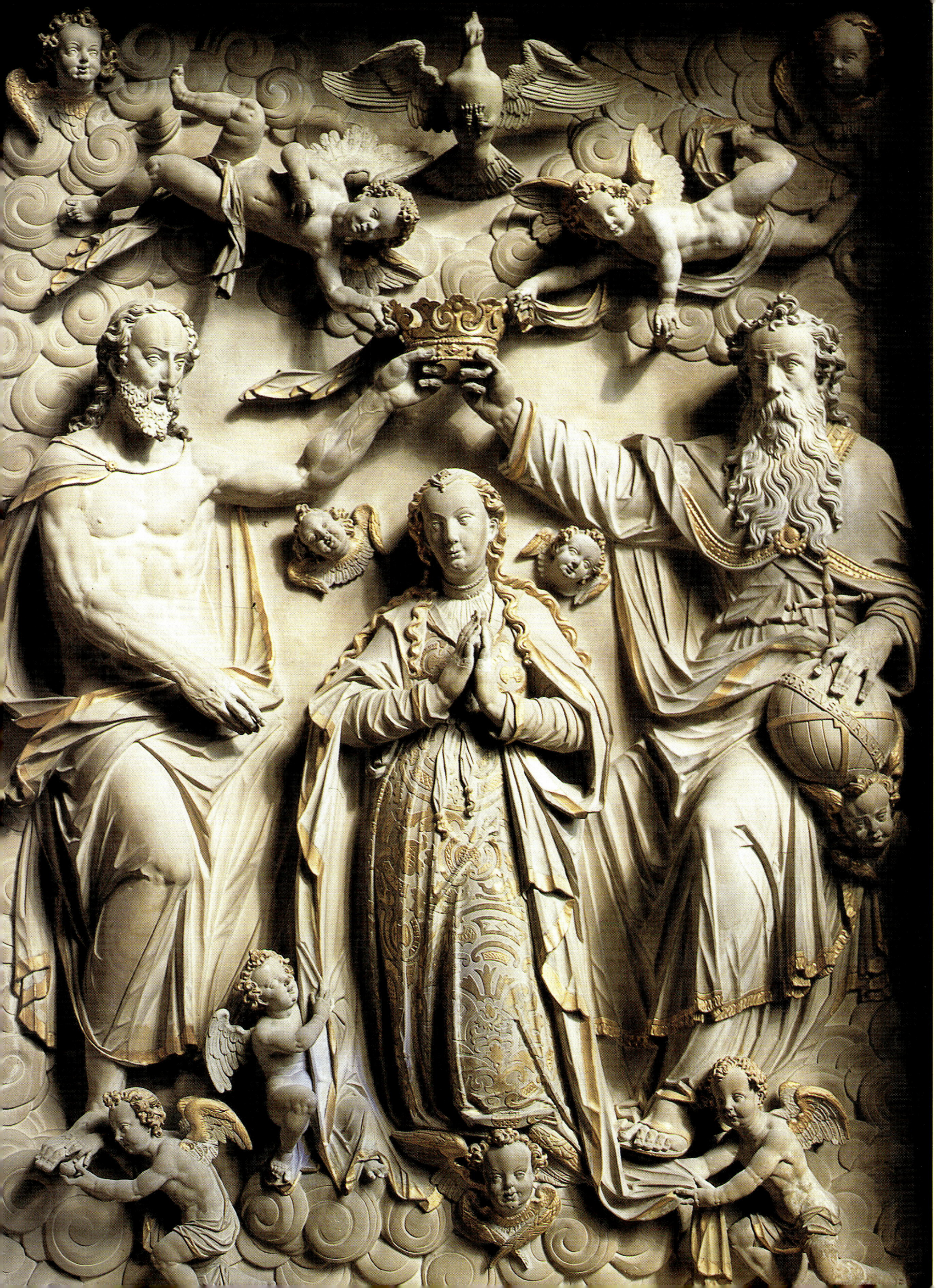

Claus Zoege von Manteuffel

Die Waldseer Bildhauer

ZÜRN

Zur Ausstellung im Kornhausmuseum Bad Waldsee
vom 18. April bis 1. Juni 1998

700 Jahre Stadtrechte
1298–1998

Das Ausstellungsprojekt
„Die Waldseer Bildhauer Zürn“
wurde großzügig gefördert von:

Kreissparkasse Ravensburg

Hymer AG, Bad Waldsee

Versandhaus Walz GmbH, Bad Waldsee

Liebel Druck und Verlag KG, Bad Waldsee

Weitere Sponsoren siehe Seite 8

Katalog zur Ausstellung
„Die Waldseer Bildhauer Zürn“
vom 18. April bis 1. Juni 1998
Museum im Kornhaus
Bad Waldsee
aus Anlaß der 700. Wiederkehr der Stadtrechtsverleihung 1298

Schirmherr:
Bürgermeister Rudolf Forcher

Patronat:
Gesellschaft Oberschwaben

Herausgegeben und verlegt vom Museums- und Heimatverein Bad Waldsee, in Zusammenarbeit mit der Süddeutschen Verlagsgesellschaft Ulm

ISBN-Nr. 3-88294-252-5

Mitherausgeber und wissenschaftliche Leitung:
Claus Zoege von Manteuffel, Stuttgart

Restauratorische Betreuung, Transport-Koordination:
Dipl.-Restauratorin Brigitte Hecht-Lang, Bad Waldsee

Im Arbeitskreis Zürn haben außerdem mitgearbeitet:
René Auer (Ausstellungsgestaltung)
Karl Butscher (Führungen)
Alfons Fiegel (Finanzen)
Ludwig und Maja Gros (Museum)
Hans J. Kaschner (Organisation)
Rupert Leser (Kataloggestaltung, Fotografie, Werbung)
alle Bad Waldsee
Rolf Waldvogel, Leutkirch (redaktionelle Beratung)

Satz, Lithographie und Druck:
Liebel Druck und Verlag, Bad Waldsee

Abb. 1
Krönung Mariae, Hauptrelief im Marienaltar der Familie Betz, Jörg Zürn 1607/10. Kalkstein, H. 176 cm, Br. 126 cm. Überlingen, Münster St. Nikolaus (ZM J 1)

Abb. 2
Kopf des Kruzifixes aus Hörihof auf Schloß Heiligenberg, Jörg Zürn um 1613. Holz, abgelaugt, H. des Korpus ca. 130 cm. Katalog: Jörg c.

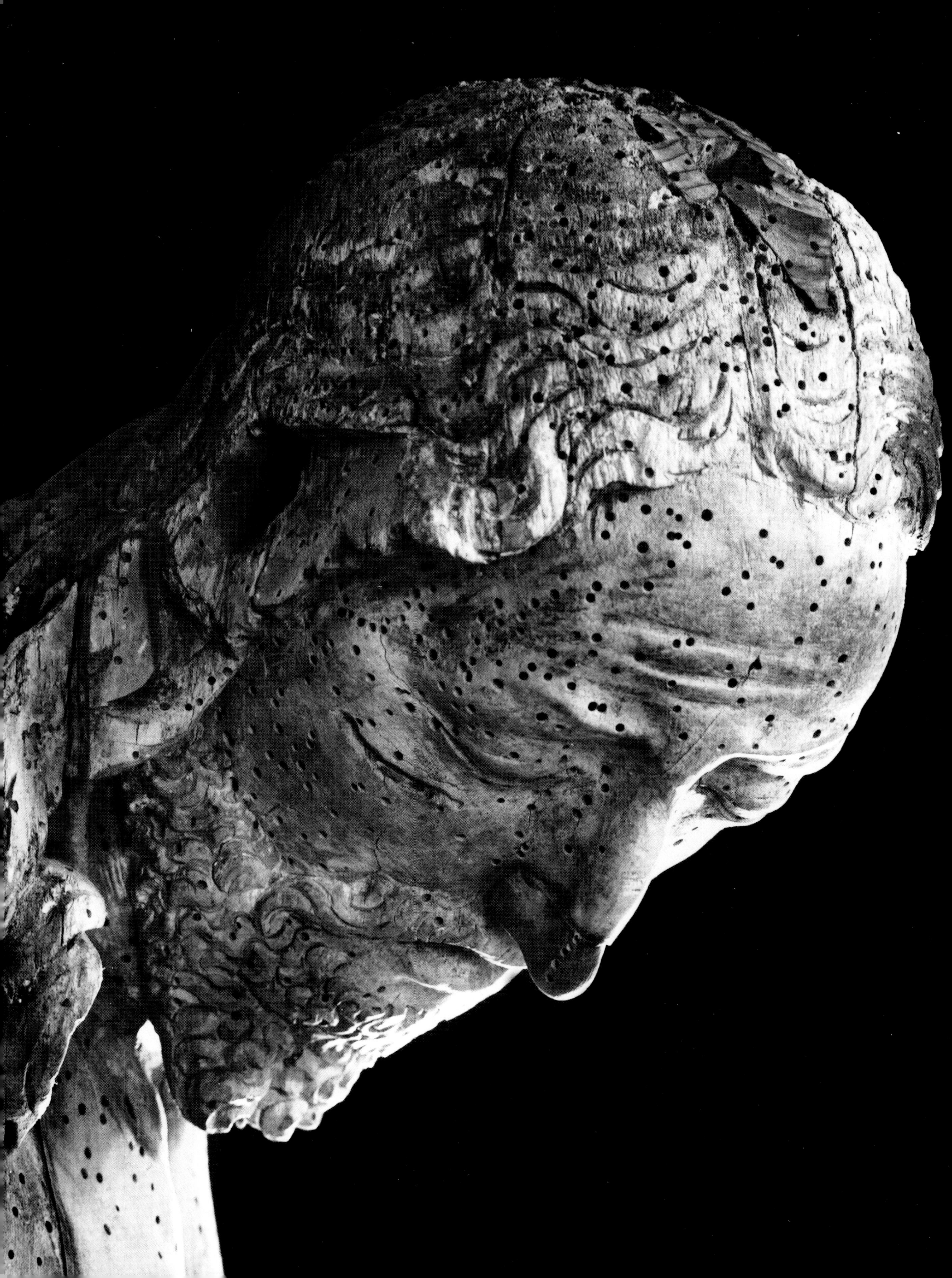

Inhalt

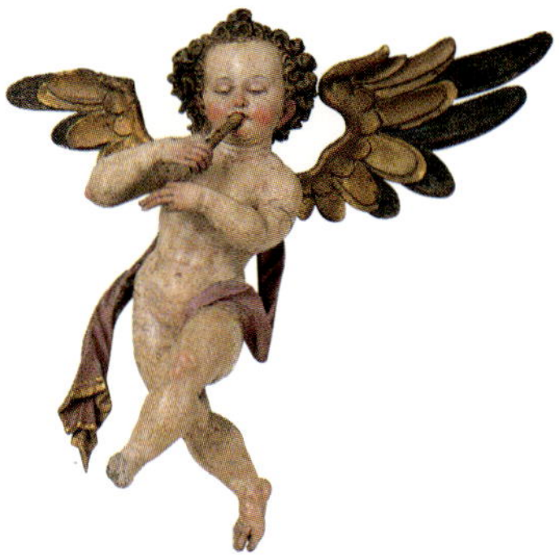

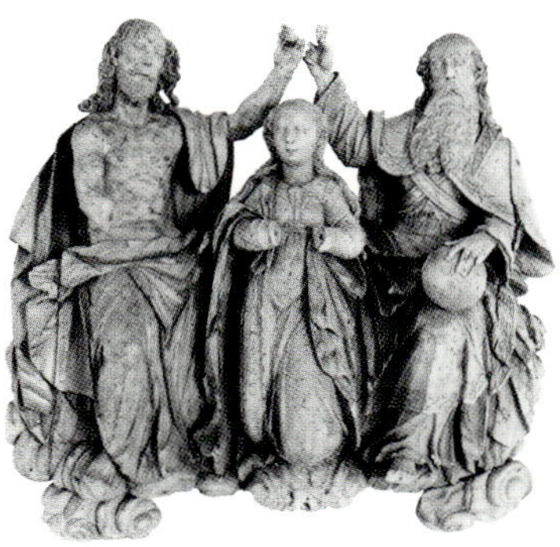

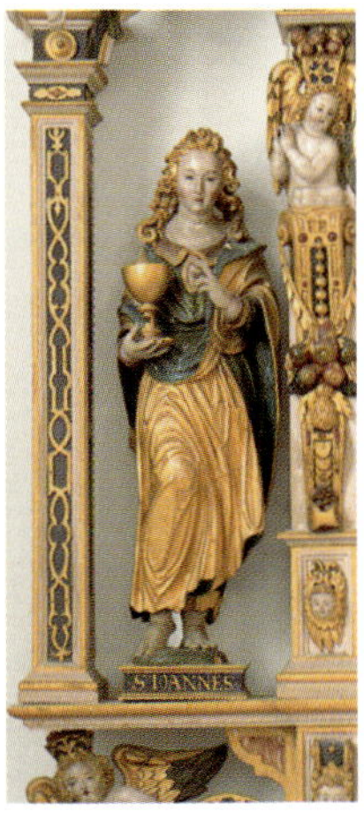

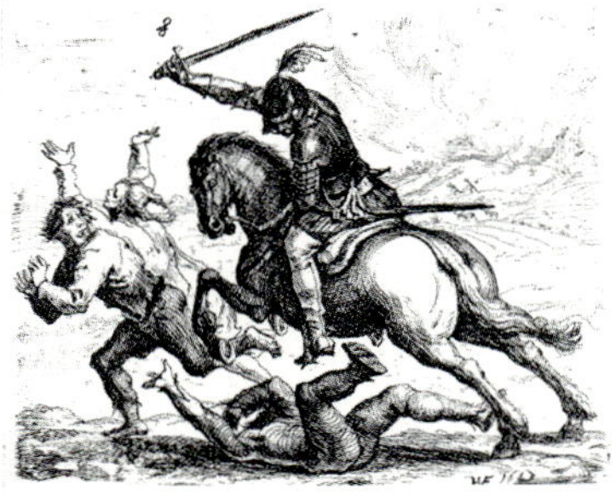

Wir danken

für Leihgaben

Aulendorf
Katholische Kirchengemeinde St. Martin
Dekan Dr. Josef Utz

Bad Waldsee
Museums- und Heimatverein
Ludwig Gros

Bad Waldsee
Adolf Gröber

Bergatreute
Gemeindeverwaltung
Bürgermeister Ulrich Neumann

Bermatingen
Katholische Kirchengemeinde St. Georg
Pfarrer Werner Reihing

Biberach an der Riß
Landratsamt
Landrat Peter Schneider
Dr. Kurt Diemer

Braunau am Inn
Stadtgemeinde
Bürgermeister Gerhard Skiba

Deuchelried (Wangen)
Katholische Kirchengemeinde St. Petrus
Pfarrer Leopold Vidal

Donaueschingen
Fürstlich Fürstenbergisches Archiv
S. D. Heinrich Erbprinz zu Fürstenberg,
Georg Goerlipp, Leiter der Kunstsammlungen

Einsiedeln
Kloster Einsiedeln
Pater Gabriel Kleeb OSB

Engen im Hegau
Stadtverwaltung
Bürgermeister Johannes Moser
Museum: Dr. Ulf Wendler

Engerazhofen (Leutkirch)
Katholische Kirchengemeinde
St. Johannes der Täufer
Pater Waldemar Wrobel MS

Freiburg
Augustinermuseum
Dr. Saskia Durian-Reff

Friedrichshafen
Zeppelinmuseum
Dr. Wolfgang Meighörner
Dr. Dirk Blühbaum

Gaisbeuren-Reute (Bad Waldsee)
Katholische Kirchengemeinde
St. Leonhard
Pfarrer Karl Eiberle

Gebrazhofen (Leutkirch)
Katholische Kirchengemeinde
Himmelfahrt Mariae
Pater Siegfried Knaus SVD

Herlazhofen (Leutkirch)
Katholische Kirchengemeinde
St. Stephanus
Pfarrer Wolfgang Wachter

Ingoldingen
Gemeindeverwaltung
Bürgermeister Karl Zeller

Karlsruhe
Badisches Landesmuseum
Prof. Dr. Harald Siebenmorgen
Dr. Brigitte Herrbach-Schmidt

Kißlegg
Katholische Kirchengemeinde St. Gallus
Pfarrer Helmut Krieger

Konstanz
Rosgartenmuseum
Elisabeth von Gleichenstein M. A.

Meersburg
Stadtverwaltung
Bürgermeister Heinz Tausendfreund
Kulturamt: Dr. Franz Schwarzbauer

Mühlheim an der Donau
Katholische Kirchengemeinde
St. Maria Magdalena
Pfarrer Anton Merkt

München
Rudolf Neumeister

Niederwangen (Wangen)
Katholische Kirchengemeinde
St. Andreas
Pfarrer Anton Hänsler

Nürnberg
Germanisches Nationalmuseum
Dr. G. Ulrich Großmann
Dr. Frank Matthias Kammel

Ochsenhausen
Margret Biechele

Orsingen (Orsingen-Nenzingen)
Katholische Kirchengemeinde
St. Peter und Paul
Pfarrer Heinrich Moll

Pfullendorf
Katholische Kirchengemeinde
St. Jakobus
Pfarrer Claudius Stoffel

Ratzenried (Argenbühl)
Katholische Kirchengemeinde St. Georg
Pfarrer Ansgar Bausenhart

Ravensburg
Zweckverband Oberschwäbische
Elektrizitätswerke
Landrat Dr. Guntram Blaser

Rottum (Steinhausen an der Rottum)
Katholische Kirchengemeinde
St. Mauritius
Pfarrer Karl Christ

Stuttgart
Oberfinanzdirektion
Staatliche Schlösser und Gärten
Staatliches Vermögens- und Hochbauamt Ulm
Prof. Dieter Hauffe
Dr. Carla Fandrey

Württembergisches Landesmuseum
Prof. Dr. Volker Himmelein
Dr. Fritz Fischer

Überlingen
Kath. Münsterpfarramt St. Nikolaus
Dekan Fridolin Dutzi †
Pfarrer Hansjörg Weber
Wolfgang Woerner

Stadtverwaltung
Oberbürgermeister Klaus Patzel
Kulturamt: Lic. Guntram Brummer
Stadtplanungsamt: Manfred Gruber

Wangen
Stadtverwaltung
Oberbürgermeister Dr. Jörg Leist

Katholische Kirchengemeinde St. Ulrich
Pfarrer Adelbert Wiedenmann

Katholische Kirchengemeinde St. Martin
Pfarrer Wilhelm Wahl

Wasserburg am Inn
Stadtverwaltung
Bürgermeister Dr. Martin Geiger
Museum: Ferdinand Steffan M.A.

Wilhelmskirch (Horgenzell)
Katholische Kirchengemeinde
St. Johannes
Pfarrer Rudolf Kuchelmeister

Wolfegg
Fürstlich zu Waldburg-Wolfegg'sche
Kunstsammlungen
S. D. Max Willibald Fürst zu Waldburg-Wolfegg-Waldsee
S. E. Johannes Erbgraf zu Waldburg-Wolfegg-Waldsee
Dr. Bernd Mayer, Leiter der Kunstsammlungen

und allen ungenannten
Leihgebern

für finanzielle Hilfe

Baby-Walz, Versandhaus
Bad Waldsee

Karl Fränkel
Friedrichshafen

Hymer AG, Reisemobile
Bad Waldsee

Elektro Keßler
Bad Waldsee
Planung und Ausführung der
Beleuchtungsanlage

Kreissparkasse
Ravensburg
Direktor Gerhard Jüngling

Eberhard Lampert KG
Innenausbau
Bad Waldsee

Landratsamt
Ravensburg
Landrat Dr. Guntram Blaser
Krs.-Vw.-Dir. Helmut Braun

Liebel Druck & Verlag
Bad Waldsee
Adolf Liebel

Ministerium für Wissenschaft,
Forschung und Kunst
Stuttgart
Staatssekretär Dr. Christoph E. Palmer

Museums- und Heimatverein
Bad Waldsee
Ludwig Gros und Ausschuß

Nordstern-Kunstversicherungen

Gebr. Schaette KG
Biol.-pharm. Präparate
Bad Waldsee

E. Roßmayer Sicherheitstechnik
Bad Schussenried

Stadt Bad Waldsee
Bürgermeister Rudolf Forcher
und Gemeinderat

für Rat und Unterstützung

Landesdenkmalamt Baden-Württemberg
Stuttgart
Helmut F. Reichwald

Tübingen
Prof. Dr. Hubert Krins
Dipl.-Ing. Volker Caesar
Dr. Jürgen Michler
Ursula Schneider

Diözese Rottenburg-Stuttgart
Bischöfliches Ordinariat Rottenburg
Dr. Werner Groß
Joachim Rother
Wolfgang Urban

Erzdiözese Freiburg
Erzbischöfliches Ordinariat Freiburg
Dr. Bernd Mathias Kremer

Edmund Autenrieth, Leutkirch
Michael Barczyk, Bad Waldsee
Gisela Barth, Meersburg
Theresia Bauer, Herlazhofen
Dr. Otto Beck, Otterswang
Dr. Guntram Blaser, Ravensburg
Dr. Peter von Bomhard †, Prien am Chiemsee
Helmut Braun, Ravensburg
Michaela Burek-Vogel, Markdorf
Johann Dorner, Burghausen an der Salzach
Josef Dreier, Wangen
Dr. Sybille Ebert-Schifferer, Darmstadt
Georg Ebertseder, Neuötting
Rainald Ecker, Aulendorf
Norbert Eckert, Bad Mergentheim
Dr. Peter Eitel, Ravensburg
Hubert Erath, Winterstettenstadt
Franz Grätzl, Neuötting
Manfred und Renate Graubach, Überlingen
Lorenz Hüttner, Passau
Martin Jablonsky, Bermatingen
Bischof Dr. Walter Kasper, Rottenburg
Dr. Alfons Kasper † und Gertrud Kasper, Bad Schussenried
Helmut Kiefl, Bad Waldsee-Gaisbeuren
Elisabeth Krebs, Stuttgart
Günter Kron, Herbertingen
Elmar Kuhn, Überlingen
Reinhold Leinmüller, Ravensburg
Karl Ley, Heiligenberg
Josef Lutz †, Leutkirch
Alfred Mehringer, München
Victor H. Mezger †, Überlingen
Ekkehard Müller, Biberach
Gerda Müller, Überlingen
Dr. Angelika Müller-Scherf, Buseck
Roman Osten, Bad Waldsee
Dr. Christoph-E. Palmer, Stuttgart
Dr. Irene Pill, Ravensburg
Josef Pröll, Nürnberg
Dr. Alfred Schädler, München
Rupert Schäffeler, Herlazhofen
Silvia Schaible, Mühlheim an der Donau
Max Scharpf, Kißlegg
Karl Schmidberger, Hagnaufurt
Georg Schnepper, Stuttgart
Wilfried Stahl, Ravensburg
Alois Stemmer, Orsingen
Prof. Dr. Christian Theuerkauff, Berlin
Prof. Dr. Manfred und Claudia Thierer, Leutkirch
Albert Traub, Abetsweiler
Brigitte Trunz, Orsingen
Dr. Peter Volk, München
Alois Graf von Waldburg-Zeil, Ratzenried
Andrea Wähning, Karlsruhe
Hans Westhoff, Stuttgart
Adelheid Wiesmann-Emmerling, Darmstadt
Adolf Wolfensperger, Überlingen
Hendrik Zwietasch, Stuttgart

für redaktionelle Mitarbeit

Texte:
Dr. Otto Beck, Otterswang
Brigitte Hecht-Lang, Bad Waldsee
Herwig Hochdorfer, Bad Waldsee
Judith Maier, Bad Schussenried
Claus Zoege von Manteuffel, Stuttgart
Rolf Waldvogel, Leutkirch

Graphische Abbildungen:
René Auer, Seite 128, 176/177
Städt. Archiv Bad Waldsee, Seite 10
Brigitte Hecht-Lang, Bad Waldsee, Abb. 145
Generallandesarchiv Karlsruhe, Abb. 164
Landesdenkmalamt Stuttgart, S. 32

Fotos:
Augustiner-Museum Freiburg i. Br., Abb. 9
Badisches Landesmuseum Karlsruhe, Abb. 48, 90, 96
Franz Grätzl, Neuötting, Abb. 129, 130
Städt. Archiv Bad Waldsee, Abb. 165
Germanisches Museum Nürnberg, Abb. 13, 140
Heck-Fotografie Wasserburg, Abb. 131, 135, 136
Werner Kumpf, Hessisches Landesmuseum Darmstadt, Abb. 114
Landesdenkmalamt Stuttgart, Abb. 143, 149, 150, 151
Landratsamt Biberach, Denkmalamt, Abb. 62, 152, 153, 154
Siegfried Lauterwasser, Überlingen, Abb. 23, 25, 26, 27, 28, 29, 35, 75
Rupert Leser, Bad Waldsee, Abb. 1, 2, 4, 5, 6, 7, 8, 9, 10, 11, 12, 14, 15, 16, 17, 18, 19, 20, 21, 22, 24, 31, 32, 33, 36, 37, 38, 39, 40, 41, 42, 43, 44, 45, 49, 50, 51, 53, 54, 55, 56, 57, 58, 59, 60, 63, 64, 65, 66, 67, 68, 69, 70, 71, 72, 73, 74, 76, 78, 79, 80, 81, 82, 83, 86, 87, 88, 89, 94, 95, 98, 99, 100, 101, 102, 103, 104, 105, 106, 107, 108, 109, 116, 117, 118, 119, 120, 121, 122, 123, 124, 125, 132, 133, 134, 137, 138, 141, 144, 146, 147, 148, 155, 156, 157, 158, 159, 160, 161, 163, 173
Claus Zoege von Manteuffel, Stuttgart, Abb. 77
Rosgartenmuseum Konstanz, Abb. 30, 52
Staatliche Museen zu Berlin, Preußischer Kulturbesitz, Abb. 92, 93, 115
UNIFOTO Erich Braunsperger, Wasserburg, Abb. 110, 111, 112, 113
Sammlung der Fürsten zu Waldburg-Wolfegg, Abb. 162, 166, 167, 168, 169, 170, 171, 172
Zeppelin-Museum Friedrichshafen, Abb. 127
Hendrik Zwietasch, Stuttgart, Abb. 34, 61, 85, 128

und private Aufnahmen

für ehrenamtliche Mitarbeit

bei den vielfältigen Aufgaben während Vorbereitung und Durchführung der Ausstellung

Mitglieder und Freunde des Museums- und Heimatvereins Bad Waldsee

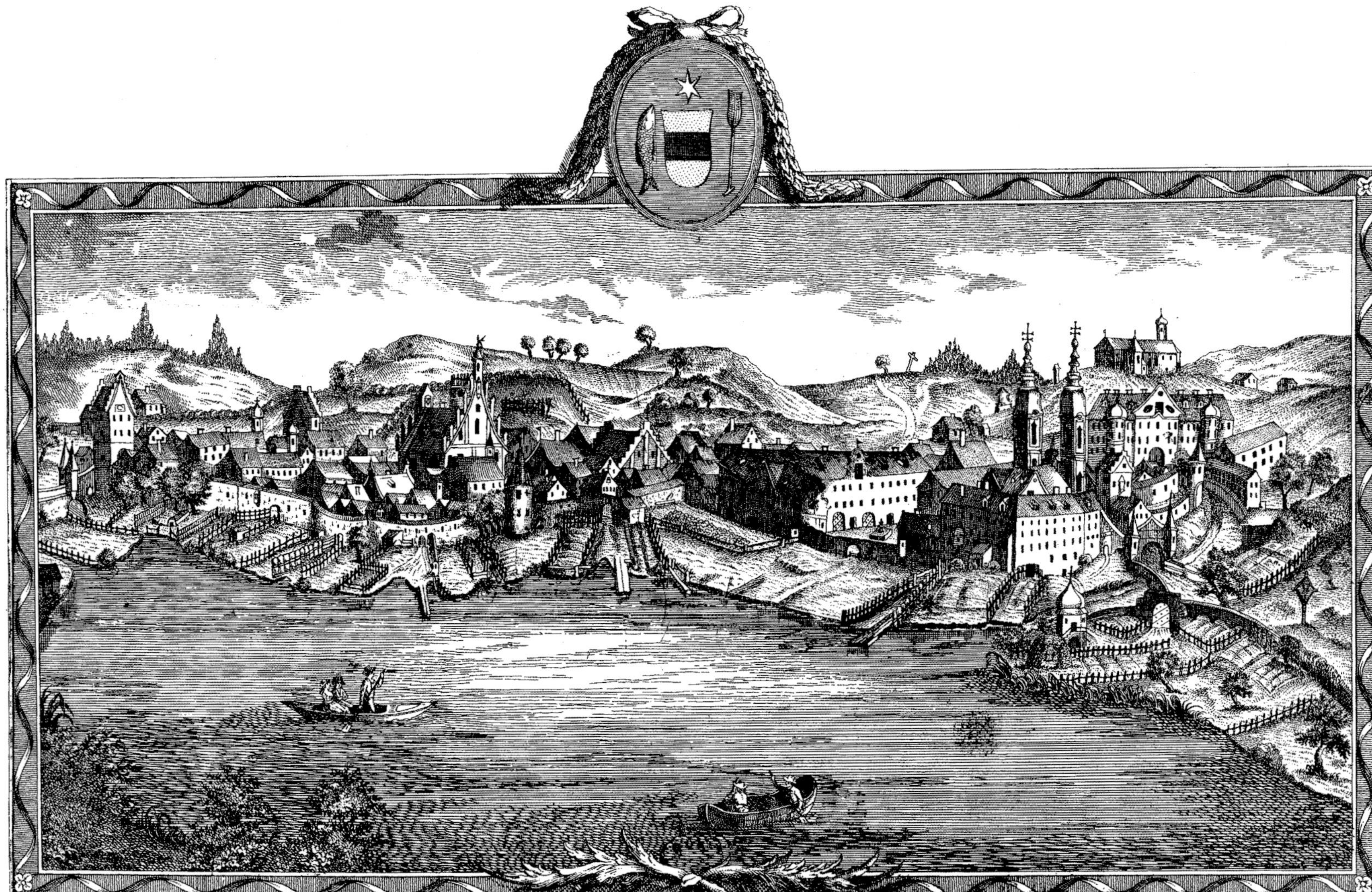
Waldsee — nach der Natur gezeichnet 1780

Grußwort des Schirmherrn

700 Jahre Stadtgeschichte werden 1998 in Bad Waldsee zur lebendigen Gegenwart. Im Grundriß seiner mittelalterlichen Anlage und in markanten Bauwerken hat die Gotik ihre Spuren hinterlassen. Noch heute prägt die Barockzeit auf weiten Strecken das Erscheinungsbild unserer Innenstadt. Das Anprechen der Sinne, die Sehnsucht der Menschen nach Farbe, Licht und Lebensfreude erhielt in den Fassaden der Gebäude sichtbaren Ausdruck. Die Waldseer Bildhauer Zürn fanden den Mut, die Theologie der Gegenreformation in Plastiken, Skulpturen und Altären umzusetzen. Ihr Wirken überwand lokale Grenzen und erreichte kulturhistorisch überregionale Dimensionen. So gelten sie zurecht als Wegbereiter des süddeutschen Barock, der in der europäischen Kunstgeschichte seinen anerkannten Platz hat.

Unser Museums- und Heimatverein gestaltet mit der Zürn-Ausstellung im Kornhaus-Museum einen über unsere Raumschaft hinauswirkenden kulturellen Höhepunkt des Jubiläumsjahres. Er unterstreicht damit, daß unsere Stadt wie in der Vergangenheit so auch heute vom ehrenamtlichen Engagement ihrer Bürger maßgebliche Impulse erhält. Für die wissenschaftliche Begleitung zeichnet Prof. Dr. Claus Zoege von Manteuffel verantwortlich. Dem profunden Zürn-Spezialisten gelang es, zusammen mit der Restauratorin Brigitte Hecht-Lang bisher Verborgenes ans Licht zu holen und die Zürnforschung durch neue Erkenntnisse zu bereichern. Einem engagierten Team gelang es, die maßgeblichen Entscheidungsträger in der Stadt und im Verein von der Richtigkeit des großen Vorhabens zu überzeugen. Erst durch Sponsoren wurde das Erreichen des anspruchsvollen Zieles möglich. Allen ideellen und finanziellen Förderern danken Gemeinderat und Stadtverwaltung.

Zusammen mit dem Museums- und Heimatverein lade ich zum Besuch der Ausstellung in das Kornhaus-Museum ein. Im Herzen Bad Waldsees gelegen, erinnert es, ebenso wie der Hochaltar der Frauenbergkapelle, an die nie abgebrochene Verbindung mit dem Schaffen der Bildhauer Zürn. Kommen und sehen Sie, zu welch künstlerischen Leistungen Glaube und Frömmigkeit befähigen. Nehmen Sie diesen Katalog mit nach Hause als Nachschlagewerk und als Erinnerung an eine Stadt, die sich mit berechtigtem Stolz zu ihrer Geschichte bekennt, an ein Heilbad, in dem die Gesundheitsförderung durch die Verbindung mit Kultur und Natur einen hohen Stellenwert besitzt.

Rudolf Forcher
Bürgermeister

Rolf Waldvogel

Ein Kraftakt in der Provinz und für die Provinz

Die Familie Zürn. Wer kennt sie schon außer ein paar Kunstwissenschaftlern! Manche haben wohl einmal etwas gehört vom Überlinger Hochaltar, der zu den süddeutschen Meisterwerken des Übergangs von der Renaissance zur Barockzeit zählt. Aber ansonsten... In Bad Waldsee gehört es allerdings zum Grundschulwissen, daß man aus der Heimat der Zürn stammt. Und so bot sich eine Ausstellung über diese vor allem zwischen 1580 und 1660 wirkende Bildhauerfamilie - Vater Hans Zürn der Ältere sowie seine Söhne Jörg, Hans der Jüngere, Martin, Michael, Hans Jacob und David - ganz von alleine an, als man nach einem Glanzlicht für die Feiern zur 700. Wiederkehr der Verleihung der Stadtrechte suchte.

Aber zwischen den Ideen einiger engagierter, kunstsinniger und vom regionalen Kulturerbe begeisterter Zeitgenossen im stillen Kämmerlein und ihrer Verwirklichung durch ein 300 000-Mark-Projekt klaffen Welten. In der Broschüre des Bad Waldseer Museums- und Heimatvereins zum 25jährigen Bestehen im Jahr 1993 findet sich allenfalls ein vager Hinweis im Grußwort von Bürgermeister Rudolf Forcher. Man könne sich für die 700-Jahr-Feiern durchaus einen „beachtenswerten Akzent durch Ausstellungen von alter und neuer Kunst" vorstellen. Also beileibe noch nichts Konkretes. Und jetzt, nur fünf Jahre später: „Die Waldseer Bildhauer Zürn". So präsentiert sich eine bestens vorbereitete Ausstellung in einem großenteils geräumten Heimatmuseum, mit sechswöchiger Laufzeit, mit nahezu 100 hochrangigen Kunstwerken, mit einem anspruchsvoll gemachten, vor allem reich bebilderten Begleitbuch... Da ist also ein Kraftakt über die Bühne gegangen, dessen Realisierung zu einigen kulturpolitischen Überlegungen geradezu einlädt.

Ist so etwas ein Griff nach den Sternen, der womöglich ins Leere geht? So haben sich - diese Parallele drängt sich einfach auf - die Initiatoren der Hans-Multscher-Ausstellung von 1993 in Leutkirch bang gefragt. Und sie fragten sich mit gutem Grund. Es war die erste Ausstellung zum Werk des spägotischen Bildhauers überhaupt. Die Stadt Leutkirch hatte von der Logistik her nie etwas ähnlich Gewaltiges gestemmt, und die Heimatpflege als Veranstalter konnte keinerlei Erfahrungen mit einem Projekt dieser Größenordnung einbringen... Dennoch ging man das Wagnis ein - und wurde glänzend bestätigt. Über 10 000 Besucher in fünf Wochen. Warum? Die Ursachenforschung ist nicht ganz einfach. Vieles spielte mit, was auch für Bad Waldsee von Bedeutung sein könnte: die Neugier auf große Kunst der Vergangenheit aus dem eigenen Landstrich, die man bislang kaum kannte. Oder das ganz spezielle Flair einer kleineren Stadt, der man so etwas Weltläufiges vorher gar nicht zugetraut hatte. Aber es wird auch eine sehr große Rolle gespielt haben, daß man in der Provinz die Anstrengungen der Provinz für die Provinz honorierte. Und so etwas schreit geradezu nach Nachahmung.

Aber schreit dann nicht gleich jemand dagegen: Vergeßt mir die Probleme nicht! Es gibt Probleme, große Probleme. Etwa die Attraktion des Standorts. Der Sog der Metropolen, der Glanz der großen Museen fehlt in einem Städtchen wie Bad Waldsee. Das muß man bei der Einschätzung von Besucherzahlen einkalkulieren. Ausstellungen kostbarer Kunstschätze aus früheren Zeiten sind nun mal meistens den Hauptstädten vorbehalten. Ganz einfach, weil viele Kunstwerke aus der Provinz dorthin abgewandert sind, sprich: dorthin abgezogen wurden. Denn sagen wir es ohne Groll und Zorn: Oft genug gingen die Emissäre der jeweils Herrschenden für die Kunstsammlungen der Hauptstädte in der Provinz auf Raubzug oder - bestenfalls - auf Einkaufstour. Das war einfach so. Und das war auch so, als in der Folge der napoleonischen Neuordnung nach 1805 Oberschwaben zum Königreich Württemberg kam. Eine Chance zum Verbleib hatten allenfalls manche sakralen Kunstwerke, die in den Kirchen als verehrungswürdige Kultobjekte an ihren angestammten Plätzen die Zeiten überdauerten und auch Begehrlichkeiten trotzten. Dabei ging es den Figuren der Familie Zürn übrigens besonders gut. Viele Holzbildwerke aus früheren, spätgotischen Altären waren schon in den Zeiten des Bildersturms verloren gegangen. Manche überlebten zwar, überstanden dann aber - weil sie schlichtweg aus der Mode geraten waren - die Barockisierung der Kirchen nicht. Die Zürnschen Heiligen mit ihren vorbarocken Posen fanden da eher Gnade.

Aber finden sie jetzt auch Gnade vor den Augen der Öffentlichkeit, die man für eine solche Ausstellung einfach braucht, um aus den roten Zahlen zu kommen. Da gilt es kräftig die Werbetrommel für die Provinz zu rühren. Denn glaube niemand, daß dieses Denken in Hauptstadtkategorien heute ausgestorben wäre. Im Gegenteil: Gerade in Zeiten der leeren Kassen, da die Kultur nur zu schnell als Steinbruch für die Finanzpolitiker herhalten muß, lebt eben dieses Denken kräftiger auf, als noch vor einigen Jahren in den schlimmsten Träumen befürchtet. Und fast erschreckend ist die Arroganz, mit der solche Attacken gegen die hauptstadtfernen Regionen vorgetragen werden. Im Feuilleton einer Stuttgarter Zeitung war unlängst zu lesen, wenn man sparen wolle, müsse alles auf den Prüfstand kommen - auch die kulturellen Etats in der Provinz. Um an zentralen Plätzen - gemeint war natürlich Stuttgart - höchste Qualität zu halten, gelte es, Kultur eben dort auch zu bündeln und im Gegenzug die regionalen oder lokalen Empfindlichkeiten hintanzustellen. Und dann wurde der Schreiber vom Neckar ganz konkret: Anders als im Postkutschenzeitalter spielten in unserer automobilen Gesellschaft Entfernungen fast keine Rolle mehr. Also könne man jedem zumuten, zu den wahren Kulturerlebnissen gefälligst in die Landeshauptstadt zu fahren. Und nicht zu irgendwelchen Zürn nach Bad Waldsee - liegt einem da sofort auf der Zunge.

Starker Tobak. Man muß eigentlich gar nicht mehr daran erinnern, daß eine solche Geisteshaltung den hehren, von unseren Kulturpolitikern landauf, landab gebetsmühlenhaft wiederholten Förderprinzipien dieses Landes Hohn spricht. Denn da geht es zum einen um Pluralität. Ohne Breite bleibt die Spitze stumpf. Sich zu diesem Grundsatz zu bekennen, gebietet zwar das demokratische Selbstverständnis. Aber selbstverständlich ist dies noch lange nicht. Da muß eine Kulturinvestition wie die auf den ersten Blick zweitrangige Ausstellung über Skulptur des frühen 17. Jahrhunderts erst einmal beweisen, daß sie neben Spitzenthemen wie den neu ins Leben gerufenen Landesausstellungen über Alamannen, Vorderösterreich oder die Revolution von 1848 auch eine Chance verdient. Dazu gehört viel Mut.

Zum anderen - und das ist in diesem Fall noch wichtiger - wird in Baden-Württemberg immer wieder lauthals das Förderprinzip der Dezentralität beschworen. Daß die Kunst eher in den Zentren blüht - eine Binsenweisheit. Dort leben rein zahlenmäßig mehr Leute, denen dieses Blühen am Herzen liegt und die dafür auch kräftig in die Tasche greifen können. Aber die reine Umkehrung wäre falsch. Auch draußen auf dem Land kann Kunst gedeihen, wenn nur für Pflege gesorgt wird. Das Land hat sich - das sei fairerweise angemerkt - die flächendeckende Förderung im Lauf der Jahre sehr viel kosten lassen. Aber die Provinz wäre schlecht beraten, wollte sie sich ruhig zurücklehnen und auf die Fortdauer dieses warmen Regens vertrauen.

Gerade deswegen ist eine Anstrengung wie jetzt in Bad Waldsee auch so wichtig. Einen besseren Beweis für Förderwürdigkeit von Kultur in der Provinz kann es gar nicht geben als den Erfolg eines solchen Projektes. Schauen wir uns die Finanzierung dieser auf eine Summe von 320 000 Mark veranschlagten Schau einmal etwas näher an: Da will man natürlich durch Eintritt und Katalogverkauf bei den Besuchern einiges hereinbringen. 7000 zahlende Gäste hat man angepeilt, die im Schnitt sieben DM berappen und für den mit 48 DM sehr preiswerten Katalog interessiert werden sollen. Aber ganz ohne kräftige Geldspritzen geht es natürlich nicht. Die Stadt steuert 70 000 DM bei, Sponsoren - Banken und Firmen der Region - schießen über 30 000 DM zu. Der Hersteller der Plakate trägt auch die Kosten in Höhe von 3000 DM. Der Landkreis fördert durch den Ankauf von Katalogen und Eintrittskarten in Höhe von 7500 DM. Das Land Baden-Württemberg aber gibt maximal 28 000 DM. Soviel war zumindest bei Drucklegung dieses Buches in Aussicht gestellt.

Das ist nicht zuviel. Denn pikanterweise geht ein Gutteil der enorm hohen Kosten einer solchen Ausstellung auf Bestimmungen staatlicher Stellen zurück. Bekanntlich schrauben die Landesdenkmalämter ihre Forderungen bei Transport und Unterbringung von Kunstwerken immer höher. Daß dies mit gutem Grund aus Sorge um wertvolles Kulturgut geschieht und von Ausstellungsmachern wie den Bad Waldseern auch durchaus eingesehen wird, sei allerdings angemerkt.

Andererseits stößt es vielen Freunden der Kultur im ländlichen Raum sauer auf, wenn solche Bewilligungen von Zuschüssen gerade dann zögerlich und nur mit Vorbehalt gegeben werden, da anderenorts die Gelder fließen - und dies in Millionenhöhe. Bad Waldsee ist nicht Baden-Baden, gewiß nicht. Aber die Einrichtung der dortigen Festspiele, die ab Mai dieses Jahres stattfinden und das Land Baden-Württemberg auf 22 Jahre hinaus fünf Millionen DM per annum kosten werden, stößt nicht ohne Grund auf erbitterten Widerstand. Keine kulturpolitische Diskussionsrunde im Lande vergeht derzeit, ohne daß nicht diese großzügige Unterstützung von High Culture für die Upper Class am Pranger stünde. Wie Alt-Ministerpräsident Lothar Späth seine heutige begeisterte Promotion für Baden-Baden mit den einstigen markigen Reden über Kultur in Breite und Fläche vereinbart, ist seine Sache. Daß einem allerdings das Zitat vom „saudommen Gschwätz von gestern" einfällt, das den Politiker schon am nächsten Tag nichts mehr angeht, muß er sich gefallen lassen.

Aber werden wir nicht allzu gallig. Man kann auch gewisse Entschuldigungen dafür finden, daß beim Staat die Spendierhosen im Schrank bleiben. Wie schon gesagt: Die Zeiten sind nicht mehr so. Land, Kreise und Kommunen ächzen unter den steigenden Ausgaben, und allerorten wird nach Zuschüssen gerufen. Auch bei der Kultur. Da verschanzt sich der Staat dann auch mal ganz gerne hinter einem weiteren seiner Fördergrundsätze: dem Subsidiaritätsprinzip. Gefördert wird dort, wo bereits gefördert wird. Das hat - nicht grundlos - das Rüchlein des Bequemen an sich: Man wartet, bis sich irgendwo etwas regt, hilft dann mit, wenn nicht genug Mittel da sind - und steht plötzlich selber im Rampenlicht als Freund und Gönner der Musen.

Aber einen positiven Effekt hat diese Haltung des Staates allemal: Eigeninitiative entsteht eher aus dem Mangel als aus der Fülle. Gerade das Bad Waldseer Beispiel lehrt uns, daß ein solches Ausstellungsprojekt vorher nie vorstellbare Kräfte freisetzt, die bei einer großzügigeren Förderung vielleicht verpufft wären. Es kann gar nicht genug herausgestrichen werden, wieviel Idealismus hier zusammenkommen mußte, damit ein so kleiner Kreis so etwas Großes in Angriff nahm. Bei ehrenamtlichen Leistungen geht man gerne davon aus, daß sie nicht meßbar sind. Das ist vor allem bequem für jene, die dieses Engagement nicht aufbringen müssen, aber davon profitieren. Die Verantwortlichen der Ausstellung aus den Reihen des Bad Waldseer Museums- und Heimatvereins haben hier - mit gutem Recht - vorgesorgt, daß private Initiative exemplarisch ablesbar wird. In der vorläufigen Kostenschätzung tauchen auf der Ausgabenseite 2000 ehrenamtlich geleistete Stunden à 15 DM auf, die folglich mit insgesamt 30 000 DM zu Buche schlagen. Auf der Einnahmenseite steht dann der gleiche Posten wieder. Soviele Stunden mußten also einige Bürger von ihrer Freizeit abzwacken, damit der Stadt diese Ausstellung für ihr Jubiläumsjahr zuwachsen konnte. Und daß diese Stundenzahl letztlich noch viel zu niedrig angesetzt sein dürfte, ist zu erwarten.

Nun blieben die Bad Waldseer Zürn-Enthusiasten nicht ohne Verbündete, sogar prominente Verbündete von außerhalb. Ihr größter Coup war es, mit Professor Claus Zoege von Manteuffel den anerkannt besten Kenner dieser Bildhauerfamilie für die wissenschaftliche Leitung des Projekts zu gewinnen. Ein Glücksfall. Obwohl Balte von Geburt, wurde der frühere Direktor des

Württembergischen Landesmuseums in Stuttgart bereits als junger Wissenschaftler von dieser Spielart der oberschwäbischen Kunst in Bann geschlagen. 1960 sollte er als damaliger Mitarbeiter der Skulpturenabteilung der Staatlichen Museen Preußischer Kulturbesitz in Berlin zwei 1958 aus amerikanischem Besitz erworbene riesige Figuren wissenschaftlich einordnen. Daß sie in den Umkreis der Zürn gehörten, war ziemlich klar. Aber Zoege von Manteuffel gelang es, sie als Teile des ursprünglichen Hochaltars der Stadtpfarrkirche von Wasserburg am Inn dingfest zu machen und als eigenhändige Arbeiten von Martin Zürn aus der Zeit um 1638/39 zu erkennen. Aus der vorübergehenden Arbeit wurde eine Passion. Manteuffel habilitierte sich 1967 an der Philosophischen Fakultät der Technischen Universität Berlin mit einer fundamentalen Abhandlung über die Firma Hans Zürn und Söhne. Und das aus dieser Habilitationsschrift hervorgegangene, 1969 im Weißenhorner Konrad Verlag erschienene, mit dem Überlinger Bodensee-Literaturpreis ausgezeichnete zweibändige Werk gilt heute noch als der unverzichtbare Kanon für das Studium der Zürn und ihres Umfeldes.

Daß Manteuffel bei einem Zürn-Projekt aufhorchen würde, konnte man also erwarten. Daß er sich aber einbinden ließ und damit seine Kenntnisse sowie nicht zuletzt auch seine Beziehungen zur Fachwelt mit einbrachte, das war nicht selbstverständlich. Er hat es getan, hat das Engagement in der Provinz nicht gescheut. Gerade er als emeritierter Chef des Stuttgarter Landesmuseums liefert damit den Gegenbeweis für die These von der unumstößlichen Dominanz der großen Zentren. Und wenn die Beschäftigung mit den Zürn, mit ihrem Leben, mit ihrem eigenständigen Stil und mit ihrem großen Einfluß auf den Barock des 18. Jahrhunderts in Süddeutschland jetzt so einen besonderen Reiz hat, dann nicht zuletzt durch die Handschrift, die der Zürn-Forscher schlechthin ihr angedeihen ließ.

Andere wichtige Mitstreiter kamen hinzu. Die Ausleihe von gefaßten, also bemalten Holzbildwerken ist heute ein Problem an sich. Die Zeiten des ungehinderten Kunsttourismus sind vorbei, da man heute sehr viel besser über die irreparablen Schäden Bescheid weiß, die durch Transport und Klimawechsel an den hochempfindlichen Figuren entstehen können. Aber auch ungefaßte, also holzsichtige Bildwerke können schnell beeinträchtigt werden, wenn irgendeine Komponente nicht stimmt. So trennen sich die Museen nur noch sehr ungern von ihren kostbaren Schätzen. Und daß sie umso schärfer aufpassen, je eher sie um eine sachgerechte Betreuung bangen müssen, liegt auf der Hand. In der Provinz könnten Fachleute rar sein. Sind sie wohl auch. Aber nicht in Bad Waldsee, wo mit Brigitte Hecht-Lang eine Restauratorin direkt vor Ort zur Verfügung stand, deren Arbeit weit über ihre Heimat hinaus anerkannt ist - zum Beispiel auch bei den Experten des Stuttgarter Landesmuseums.

Sie sorgt nun für eine Überwachung von Anfahrt, Aufstellung, Wartung und Abtransport der Holzbildwerke, die auch den Standards großer Ausstellungen gerecht wird. So verwundert es nicht, daß selbst die Ausleihe bedeutender Exponate kein allzu großes Problem darstellte. Ursprünglich war einmal von etwas über 50 Originalen die Rede, die man für die Ausstellung haben wollte. Nun sind es knapp hundert geworden - nicht zuletzt, neben dem Ruf Manteuffels in der Branche, auch eine Folge dieser restauratorischen Situation. Künftige Ausstellungsmacher sollten sich das gut merken. Eine einschlägige Vorsorge ist schon die halbe Miete, wenn es um die Bereitstellung von alten Kunstwerken aus Holz geht.

Ein Pfarrer aus dem Oberland wollte seine Zürn-Pietà nicht hergeben. Ein anderer aus dem Hegau konnte sich partout nicht von seiner Madonna in der frisch renovierten Kirche trennen. Schade, es wären wichtige Werke gewesen. Aber das sind nun mal die Ausnahmen, die die Regel bestätigen. Denn ansonsten wurden die Anfragen Zoege von Manteuffels - wenn der Zustand der Figuren es erlaubte - fast durchweg positiv beschieden. Auch heikle Stücke kamen nun nach Bad Waldsee. Das Württembergische Landesmuseum gab drei gefaßte Figuren her, das Germanische Nationalmuseum Nürnberg zwei. Zahlreiche Arbeiten der Firma Zürn und Söhne wurden aus Kirchen, Kapellen, Museen und Privathäusern von nah und fern herbeigeholt. Niemand trennt sich gern von seinen Kunstschätzen, auch nicht auf kurze Zeit - ein bekanntes Phänomen, das Ausstellungsmachern gemeinhin schwer zu schaffen macht. Umso dankenswerter ist es, daß zum Beispiel die städtischen Museen von Überlingen und Engen - im Badnerland, wohlgemerkt - jeweils einen ganzen Raum schließen, um mit ihren Zürn die Gesamtschau im schwäbischen Badestädtchen zu bereichern. Solidarität unter den Kommunen draußen im Land, wenn es um ein kulturelles Unterfangen geht - beileibe keine Selbstverständlichkeit. Und wenn solche Beispiele der Uneigennützigkeit Schule machen, können sich andere darauf berufen. Auch ein kulturpolitisches Signal.

Bei einem weiteren Signal wäre es ebenfalls schön, wenn es nicht ungehört verhallte. Die Beschäftigung mit den Zürn ist zweifellos rückwärtsgewandt. Sie spiegelt Kunstgeschehen der ersten Hälfte des 17. Jahrhunderts. Und sie spiegelt damit eine damals übliche Variante der Kunst, die vor allem zweckgebunden war. Zürn-Figuren waren fast ausschließlich Bestandteile von Kirchenausstattungen, also Ikonen der Heiligenverehrung, Andachtsbilder für eine damals noch tiefgläubige Bevölkerung. Und da fällt der Zugang manchen heutigen, eher kirchenfernen Mitbürgern zwangsläufig schwer. Daher rühren große Reserven gegenüber ihrer Zurschaustellung im Rahmen eines Stadtjubiläums. Auch die Bad Waldseer Ausstellung ist von einem letztlich fruchtlosen Gegeneinander-Ausspielen von alter und neuer Kunst nicht verschont geblieben.

Es gab Stimmen, die die Zürn im Dunkel der Kirchen, in den verstaubten Ecken der Museen belassen wollten und stattdessen Zeitgenössisches für das Jubeljahr einklagten. Sicherlich kann eine Stadt an der Schwelle zu einem neuen Jahrhundert ihrer Geschichte nach vorne schauen und mit moderner Kunst moderne Gesinnung demonstrieren. Aber das eine zu tun, heißt nicht, daß man das andere lassen sollte. Es steht einer Stadt und - im Fall der Bildhauerfamilie Zürn mit ihrer gewaltigen Strahlkraft - auch einer ganzen Region ebenso gut an, sich ihres wertvollen Erbes zu besinnen, das immerhin schon fast vier Jahrhunderte überdauerte. Und wenn es nur den heilsamen Effekt hat, gegen die Trends jener oberflächlichen Event-Kultur anzusteuern, die heute allüberall grassiert, die auf den Tag hin lebt und denselben dann kaum überlebt.

Die bildhauerischen Meisterstücke von Vater Zürn und seinen Söhnen haben zum einen ihre kunsthistorische Dimension. Ihr Rang steht unter Experten außer Frage. Allenfalls ihre Verankerung im öffentlichen Bewußtsein war noch verbesserungsfähig. Dafür kann diese Ausstellung sorgen. Zum anderen begegnen uns all diese Figuren mit einem ganz eigenen Charme. Wir reden immer so gerne vom süddeutschen, vom oberschwäbischen Barock, von der lebensbejahenden, allezeit himmelwärts gerichteten Frömmigkeit, die sich hier so jubilierend Bahn brach. Gemeint ist dabei in der Regel der Barock des 18. Jahrhunderts, der im Rokoko seinen grandiosen Ausklang fand. Mit den Zürn feiert man jetzt jene Künstler, die hierzulande als erste den hohen Ton anschlugen. Und das ist allemal die Mühen wert.

Claus Zoege von Manteuffel

Das Leben der Zürn - Zeittafel

um 1555	Hans Zürn d. Ä. geboren
um 1570	Hans Zürn d. Ä. lernt in Buchau am Federsee das Bildhauerhandwerk
um 1582	Hans Zürn d. Ä. heiratet in Waldsee Barbara Späthin (oder Näthin)
um 1583	Jörg Zürn geboren
1587	Pietà aus Hopfenweiler „Hans Zeirn" signiert
um 1585	Hans Zürn d. J. geboren
um 1590	Martin, Michael und Hans Jacob Zürn geboren
1598	David Zürn geboren
um 1595/1615	Hans Zürn d. Ä. hat alle seine sechs Söhne redlich das Bildhauerhandwerk gelehrt
1606	Jörg Zürn übernimmt die Werkstatt von Virgilius Moll in Überlingen
1607	Jörg Zürn heiratet Ursula, die Witwe von Moll und wird Meister und Bürger in Überlingen, Tochter Barbara getauft
1608	Figur Weibliche Heilige (Hans Zürn d. J. zugeschrieben) 1608 datiert
	Jörg Zürn erteilt in Überlingen Lehrbrief für Erasmus Kern
	Hans (d. Ä.) erhält Zahlung aus Wangen für drei Adler am Neuen Tor
1608/10	Jörg Zürn verfertigt Altar für Junker Betz in Überlingen
1609	Jörgs Sohn Johann Georg in Überlingen getauft
1610	Hans (d. Ä.) erhält Zahlung aus Wangen für Kruzifix am Engelberg
1611	Jörg Zürn darf vorübergehend als Geselle beim Vater in Waldsee arbeiten
1613	Hans (d. Ä.) erhält Zahlung aus Wangen für Kruzifix an der Isnyer Brücke
	Jörg Zürn wird der Hochaltar im Münster zu Überlingen verdingt
	Hans Zürn d. J. wird Bürger in Buchhorn (Friedrichshafen)
1614	Hans Zürn d. Ä. in Überlingen erwähnt
	Jörgs Tochter Maria Jacoba in Überlingen getauft
1615	Martin Zürn signiert Rosenkranzaltar in Pfullendorf
1616	Hans Jacob Zürn beteiligt an Streit mit Melchior Bendel in Weilheim
	Jörg Zürn vollendet (mit Hans d. Ä., Martin und Michael) den Hochaltar in Überlingen
1617	Hans (d. Ä.) schreibt aus Buchhorn (Friedrichshafen) an Hans Jacob
	Weilheim: Fortsetzung des Streits Zürn/Bendel. Hans Jacob hat sich davongemacht
1618	Hans Zürn d. J. erteilt in Buchhorn Lehrbrief für Augustin Loelius, Zeuge: Hans Zürn d. Ä.
1619	Hans Zürn (d. Ä.) in Buchhorn genannt
1619/20	Jörg Zürn erhält Zahlungen aus Langenstein/Orsingen
1622	Jörg Zürn datiert ein kleines Relief der Marienkrönung
	Hans Zürn (d. J) liefert Rosenkranzaltar aus Buchhorn nach Wangen, datiert 1622
1622-32	Hans Jacob Zürn in Neuötting genannt
1623	Weilheim: Fortsetzung des Streits Zürn/Bendel
1624	Hans Zürn d. Ä. erhält vom Rat Waldsee Zahlung für den Hochaltar der Frauenbergkapelle
1625	Jörg Zürn erteilt in Überlingen Lehrbrief an Wilhelm Häbler, Zeuge David Zürn
1625-31	Waldsee: Fortsetzung des Streits Zürn/Bendel
1627	Jörg Zürn erhält Zahlung für eine Figur der Hl. Katharina für St. Katharinental bei Dießenhofen, Kt. Thurgau
1626-28	Jörg Zürn erhält Zahlungen für Epitaphien in Weiterdingen
1628	David Zürn wird Bürger von Wasserburg am Inn und heiratet Sabina Pichler
1629	Dorothea Zürn aus Neuötting (wohl Frau von Hans Jacob) in Seeon genannt
1630	Wasserburg a. I.: Beginn des Streits Zürn/Hartmann
1630/31	Davids Sohn Franz in Wasserburg a. I. geboren
1631	Rosenkranzaltar Überlingen signiert MZB (Martin Zürn Bildhauer)
1631	Hans Zürn d. Ä. zum letzten Mal in Waldsee genannt
1634	David Zürns Frau Sabina stirbt. Zwei Kinder, Franz und Margaretha.
	Heiratet zweite Frau Barbara Gebhardt
1635	Jörg Zürn zahlt zum letzten Mal Steuern in Überlingen (1638 seine Tochter als Waise genannt)
	David Zürn erteilt in Wasserburg a. Inn Lehrbrief an Gregory Pichler
	Martin, Michael und Hans Jacob erhalten aus Seeon Zahlung für Kruzifixe
	Wasserburg: Der Sebastiansaltar soll bis zum Sebastiansfest fertig sein
	Anfrage aus Bregenz, ob Martin und Michael dort Rosenkranzaltar machen würden (offenbar abgelehnt)
1636	Martin und Michael Zürn in Wasserburg a. I. aufgenommen, um den Hochaltar und andere Altäre zu verfertigen
	Martin Zürn hat Visier (Entwurf) für Hochaltar in Wasserburg a. I. gemacht
	Davids Tochter Maria in Wasserburg a. I. getauft

1636-37	Wasserburg: Fortsetzung des Streits Zürn/Hartmann Altar-Epitaph Honorat Kolb in Seeon von Martin und Michael 1636/37 datiert
1637	Davids Sohn Abraham in Wasserburg a. I. getauft
1638	Martin und Michael erhalten in Wasserburg Zahlungen für Sebastiansaltar Kanzel in Wasserburg von Martin und Michael signiert und 1638 datiert
1639	Davids Tochter Anna in Wasserburg a. I. getauft Martin und Michael Zürn verlassen Wasserburg, wo sie die beiden Seitenfiguren des begonnenen Hochaltars zurücklassen (Altar 1655-63 mit den Figuren aufgerichtet von den Bildhauern N. Lauer und Adam Hartmann)
1639/40	Martin und Michael Zürn in Burghausen an der Salzach genannt Auftrag für Hochaltar Taubenbach bei Burghausen an Martin und Michael
1642	Davids Sohn Sebastian in Wasserburg a. I. getauft
1642/43	Hochaltar Braunau am Inn von Martin Zürn
1643	Martin und Michael erhalten Zahlungen für Hochaltar Taubenbach Martin Zürn heiratet in Braunau am Inn Katharina Baur
1644	Martin Zürn hat in Braunau a. I. Tochter Christine Clara
1644	Davids Tochter Elisabeth in Wasserburg a. I. getauft
1646	Davids Sohn David in Wasserburg a. I. getauft
1649	Martin Zürn hat in Braunau a. I. Sohn Georg Martin
1649-51	Michael Zürn schnitzt Hochaltar für Kloster St. Maria der Engel in Appenzell (letzte Nachricht von Michael Zürn)
1652	Davids Sohn Georg in Wasserburg a. I. getauft
1653	Grabmal Diernberger in Braunau a. I. MZB 1653 (Martin Zürn Bildhauer) signiert
1654	Davids Sohn Michael in Wasserburg getauft (Michael Zürn d. J., gestorben 1698, tätig in Olmütz, Kremsmünster, Frauenberg bei Admont, ansässig in Gmunden und zuletzt Rosenheim)
1658	Martin Zürn erhält in Braunau Zahlung für Kruzifix für Pischelsdorf
bis 1663	Wasserburg a. I.: Fortsetzung des Streits Zürn/Hartmann
1663	Floriansaltar in Braunau a. I. MZB 1663 signiert (Martin Zürn Bildhauer)
1665	Grabmal Eittner in Braunau a. I. MZB 1665 signiert (letzte Nachricht von Martin Zürn)
1666	David Zürn in Wasserburg a. I. gestorben

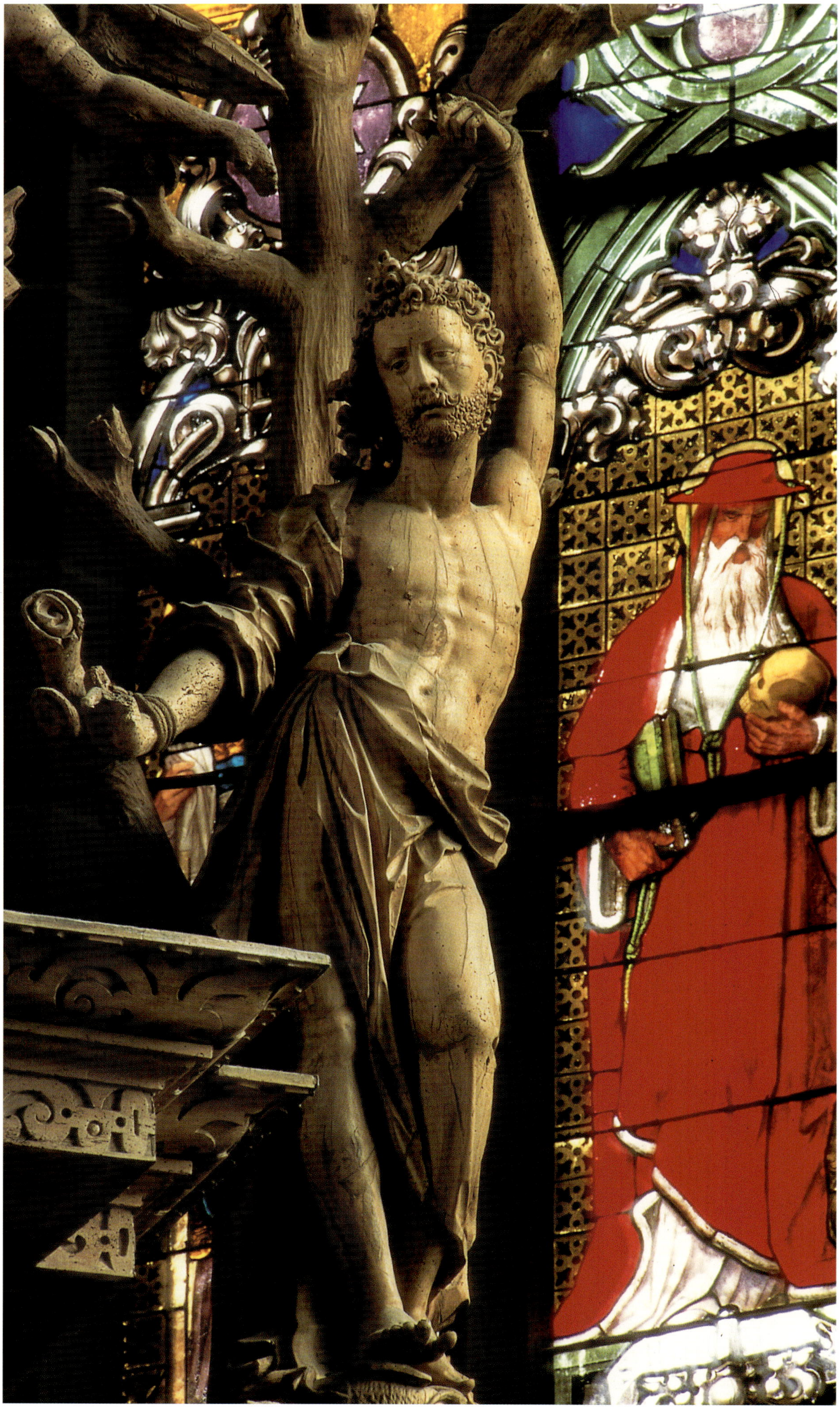

Abb. 4
Heiliger Sebastian im Hochaltar zu Überlingen, Michael Zürn 1613/16. Lindenholz, original ungefaßt. Überlingen, Münster St. Nikolaus (ZM GW 1).

Der Stil der Zürn

Das Werk der Zürn, nämlich des Bildhauers Hans Zürn d. Ä. und seiner sechs Söhne, wird stilistisch zuweilen der Spätrenaissance, dem Manierismus oder dem Frühbarock zugerechnet. Nichts davon stimmt so richtig.

Hans Zürn setzt an bei Ausläufern der Gotik, die bei den zünftischen Bildhauerwerkstätten in Süddeutschland noch lebendig waren. Er hat sein Handwerk und damit diesen Stil seine sechs Söhne gelehrt. Diese haben je unterschiedlich Anregungen aus anderen Kunsttraditionen aufgenommen und verarbeitet. Die meisten Renaissance-Elemente hat Jörg Zürn eingebracht, wohl hauptsächlich vermittelt durch Hans Morinck in Konstanz, der die niederländische Variante der italienischen Spätrenaissance vertrat. Jörgs Figuren haben die stärkste Körperlichkeit. Martin und David Zürn haben in gotischer Struktur mit Renaissance-Details strenge große Figuren gebaut, die zur Monumentalität der großen Altäre passen. Hans d. J. hat sich um den lebendigen, liebenswürdigen Ausdruck vor allem im kleinen Format bemüht. Und Michael hat eine bewegte Sprache der Gesichter und der Gewänder gefunden, die dem Barock am nächsten kommt.

Das Wichtigste dürfte sein, daß die Zürn ebenso wie andere süddeutsche Bildhauer dieser Zeit (z. B. Krumper, Degler, Steinle u. a.) die gotischen Strukturen der Figuren und damit ihre Möglichkeit des spirituellen Ausdrucks beibehalten haben. Die italienische Renaissance hat den menschlichen Körper in seiner Natürlichkeit, Eigenständigkeit und Beweglichkeit wiederentdeckt. So konnte sie lebensnahe Menschenfiguren schaffen und diese zu wirklichkeitsnahen Szenen zusammenstellen. Der geistige Inhalt wurde durch Inszenierung vermittelt, dann im Barock durch theatralische Dramatisierung.

Im Unterschied dazu blieben die Schnitzfiguren der Zürn und ihrer Weggenossen wie im Mittelalter unkörperlich, reliefhaft (nicht freistehend), dem architektonischen Sakralgebilde des Altars eingebunden. Ihren geistigen Ausdruck hatten sie in ihrer Haltung, der feinen Differenzierung der Gesichter und insbesondere in der freien (abstrakten) Gestaltung der Gewänder und Haartrachten. Es blieben Bilder (Repräsentanten), nicht Abbilder (nachahmende Vorstellungen) der heiligen Personen.

Die Bildhauerkunst des 17. Jh. in Deutschland ist geteilt in zwei Schichten. Die „obere“ Schicht an den Höfen in Wien, Prag, München und in der reichen Reichsstadt Augsburg ist in internationaler Parallelität bestimmt von Flamen in italienischer Renaissance-Tradition wie Adrian de Vries und Hubert Gerhard. Die „untere“ Schicht bilden die zünftigen Handwerker in den Städten wie Waldsee und Weilheim, die nur am Rande von den internationalen Kunstströmungen berührt wurden.

Diese Werkstätten in den Städten tradierten indessen die Fähigkeit des Ausdrucks geistiger Inhalte, die die in Europa einzigartige Hochblüte sakraler Kunst im bayrischen und schwäbischen Barock des 18. Jahrhunderts ermöglichte, wofür als Vertreter in der Bildhauerei Johann Baptist Straub, Ignaz Günther und Joseph Anton Feuchtmayr genannt seien.

Hexen, schlechte Frauen und Brotabschneider - Gerichtsnotorisches aus dem Alltag der Zürn

Charakter und Temperament der Zürn bewirkten, daß sie immer wieder in Gerichtsakten, das heißt zu damaliger Zeit in der Regel in Ratsprotokollen auftauchten. Für den Historiker bringt dies den Gewinn, daß er viele feste Daten belegen kann. Zwei neuere Aktenfunde seien zuerst referiert. Dann fassen wir noch einmal kurz die Handwerksstreitigkeiten der Familie zusammen.

Im Jahre 1604 wurde in Waldsee die Hebamme „Sibylle Schuolerin" wegen Hexerei vor Gericht gestellt. In den Akten der Hexenprozesse fand der Stadtarchivar Michael Barczyk vor einigen Jahren einen Bericht, der auf ein Ereignis zurückgeht, das damals sechs bis acht Jahre zurückgelegen haben muß. Von der Hebamme wird berichtet: „ .....habe sie der Büldschnitzlerin (der Frau des Bildschnitzers) allhie auch ein Khind umbringen wöllen, sey der Büldschnitzler M. Hans Zürn, fir sie gestanden, geschworen, und getrawett (gedrohet), wann sie nit Recht mit dem Khind umbgang, wölle er ain Mäßer, in sy stoßen, und also Ir vorhaben verhindert. Ist ain Bieblin gewesen, und lebet noch." Die Frau wurde zum Tod durch den Strang und Verbrennung der Leiche verurteilt. Das Büblin, dessen Leben Hans Zürn d. Ä. hier so heftig und erfolgreich verteidigte, dürfte, wenn die Zeitangabe für das Ereignis stimmt, David Zürn gewesen sein, von dem es in einer Urkunde 1660 in Wasserburg am Inn heißt, er sei 62 Jahre alt. Die zitierte neue Nachricht hat sein Geburtsjahr 1598 also wahrscheinlicher gemacht.

Nicht mit einer Hexe, aber mit einer offenbar etwas leichtfertigen Wirtin hatten es Martin und Michael Zürn in Burghausen an der Salzach zu tun. 1980 fand Johann Dorner verschiedene Eintragungen über die Zürn in den Ratsprotokollen von Burghausen (Festschrift des Aventinus-Gymnasiums Burghausen, 1980, S. 117 - 120). Zunächst heißt es dort unter dem 27. Januar 1640: „Michael Ziern für ine selbs und seinen Bruedern Martin, beede Pildhauer von Waldtsee, weiln sie etliche Arbait alhie und anderen herumbligende Revier ze machen hetten, bitten sie inwohnungsweis gnädig alda gedulden. Beschaid: Ist bewilliget." Das heißt, sie wollten sich nicht in Burghausen niederlassen, sondern lediglich dort wohnen, um ihre Aufträge in Burghausen (zwei Grabplatten und einen Hl. Jacobus) und in Taubenbach bei Burghausen (Hochaltar) auszuführen. In den Kirchenrechnungen von Taubenbach fand Dorner dann noch den Eintrag der Kosten für den Transport des Altars von Burghausen nach Taubenbach 1643, womit bestätigt ist, daß die Zürn den Altar in der Stadt geschnitzt haben.

Anscheinend haben die Zürn in Burghausen Quartier bei einer sehr großzügigen Wirtin gefunden. Am 5. September 1640 kommt der Ehestreit der Brauereibesitzer Georg und Regina Wildmann vor den Rat. Sie beschuldigt ihn der Untüchtigkeit, Trunksucht und Gewalttätigkeit, und er sie darauf der Hoffart; sie spendiere den Gästen und benehme sich nicht, wie es einer Ehefrau gebühre. Der Rat befindet darauf unter anderem, die Bildhauer Martin und Michael Zürn, die nach Herrn Wildmanns Worten der Grund für die Uneinigkeit der Eheleute seien, sollten sich eine andere Wohnung und eine andere Koststelle suchen. Die Brüder waren in den besten Jahren, nämlich um die fünfzig.

Wir kommen zurück auf die Handwerksstreitigkeiten, die die Familie Zürn fast über ihre ganze Schaffenszeit begleiteten, meist von ihnen selbst ausgelöst oder zumindest gefördert.

Am 29. Juli 1616 klagt in Weilheim der Bildhauer Melchior Bendel aus Waldsee gegen seinen Kollegen Bartholomäus Steinle, daß er ihn einen „Stimpler" nenne. Ein Stimpler, gleich Stümper, ist ein Handwerker, der sein Handwerk nicht ordnungsgemäß gelernt hat und demnach nicht berechtigt ist, es auszuüben und insbesondere, Gesellen zu halten und Lehrlinge auszubilden. Bei dem Prozeß in Weilheim legt deshalb Melchior Bendel seinen Lehrbrief vor. Hans Jacob Zürn aus Waldsee sagt aus, nur Bildhauer dürften bei Lehrbriefen für Bildhauer Zeugen sein; deshalb hielten die Bildhauer Degler, Steinle und er den Bendel für einen Stimpler. Der Rat weist weist Degler, Steinle und Zürn ab.

Aus Buchhorn am Bodensee (Friedrichshafen) schreibt am 21. 4. 1617 Vater Hans Zürn an seinen Sohn Hans Jacob, er solle seine Beschuldigungen gegen Melchior Bendel nicht zurücknehmen. Er und Jörg seien bereit, nach Weilheim zu kommen und die „Unredlichkeit" des Bendel zu beweisen. Mit „Unredlichkeit" oder „Unehrlichkeit" ist kein moralisches oder rechtliches Fehlverhalten gemeint, sondern lediglich formale oder quantitative Mängel in der Handwerkslehre, zum Beispiel, daß die Lehre nicht die vorgeschriebene Dauer hatte oder die Zeugen bei dem Lehrbrief von einem anderen Handwerk waren.

Gleichzeitig schreibt Hans Zürn d. Ä. an die Zunft in München und erklärt, Melchior Bendel sei ein Stimpler und auch gegen seinen Bruder - nämlich Jacob Bendel in Waldsee - sei einiges vorzubringen.

Was die Zürn gegen die Bendel vorzubringen hatten, bezog sich auf deren Lehre beziehungsweise die Lehrbriefe. Melchior Bendel hatte bei seinem Bruder Jacob in Waldsee gelernt. Sein Lehrbrief war von dem Maler Michael Bock und dem Goldschmied Jörg Lang bezeugt, also nicht von Bildhauern, weshalb die Zürn und die Weilheimer Meister ihn für ungültig erklärten. Noch schlimmer war, daß Jacob Bendel in Konstanz bei dem Steinbildhauer Hans Bock nur zwei Jahre in die Lehre gegangen und dabei zum Teil für Lohn gearbeitet hatte. Offenbar erfüllte zudem sein Lehrbrief nicht im Geringsten die üblichen formalen Anforderungen.

Es gab über die Erfordernisse der Lehre weder Gesetze noch allgemeingültige Handwerksordnungen. Jörg Zürn hat wohl deshalb und auch im Zusammenhang der Handwerksstreitigkeiten der Zürn kurz vor 1625 in Überlingen den Entwurf einer Ordnung für Bildhauer verfaßt, in der insbesondere verzeichnet ist, daß der Lehrling vier bestimmte „Meisterstücke" abliefern und insgesamt vier Jahre lernen muß. Diese Ordnung hat aber wohl keine Rechtskraft erlangt, denn in den Streitigkeiten wird sie nie zitiert. Vielmehr werden die Kontrahenten aufgefordert, ihre jeweiligen Lehrbriefe vorzuweisen und darüber hinaus unabhängige Zeugnise darüber beizubringen, was in der Bildhauerlehre üblich ist.

Hierbei waren die Zürn nun ausnehmend geschickt. Sie holten die „unabhängigen“ Zeugnisse von ehemaligen Lehrlingen von Jörg Zürn ein, die folglich in ihrem Sinne ausfielen. Außerdem schrieben sie an weitere Bildhauer in anderen Städten, zum Beispiel 1630 in Dillingen, und formulierten ihre Anfrage offenbar so, daß sie als perfekter Rufmord gegen die Bendel wirkte.

Hans Zürns Schreiben an die Bildhauerzunft in München, hatte die Wirkung, daß die Bendel in ganz Bayern, also auch in Weilheim keinen Fuß mehr auf die Erde bekamen. So zieht der Münchener Bildhauer Neumeier 1623 seinen bereits angedingten Lehrling von Melchior Bendel in Weilheim zurück, weil das Münchener Handwerk Lehrlinge von Bendel nicht als Bildhauer anerkenne.

Die Taktik der Zürn war so erfolgreich, daß sie sie mehrmals anwandten, so auch David Zürn ab 1630 in Wasserburg am Inn. Er bezeichnete den seit dreißig Jahren dort angesessenen und tätigen Bildhauer Jeremias Hartmann als „Fretter“, weil er nur eine Schreinerlehre vorweisen könne. Die Zünfte in Wasserburg und in München gaben David Zürn Recht, obgleich Hartmann mit einer Gegenbeschwerde konterte. Er beklagte sich beim Rat von Wasserburg, daß des David Zürn „beede brieder nit allein vor sich selbsten ein sonderbare Hauswohnung gestifft, darinnen ein Werckstatt aufgericht, umb aigne Kost gesechen und noch darzue sambt ihnen zween Lehrbuben halten, mir und eben ihrem aignen Brueder selbsten ...... über den Hals herein in die Statt sizen, die verhandne Arbeith aus den Henden nemmen und hierdurch das Prott vor dem Maul abschneiden..“ aber keine Wacht und Steuer leisten!

Wie in Waldsee der Erzherzog von Österreich sich für Bendel verwandte, so tat gleiches für Hartmann in Wasserburg der Kurfürst von Bayern. Er entschied am 31. August 1637, daß man Jeremias Hartmann das Bildhauerhandwerk ungeschoren ausüben lassen und ihm gestatten solle, Lehrjungen aufzunehmen und Gesellen zu beschäftigen.

Doch der streitbare David Zürn ließ nicht locker. Am 23. Oktober 1645 beschwert sich der Wasserburger Bildhauer Jacob Laub, daß David Zürn ihm einen Gesellen vertrieben habe durch die Behauptung, er, Laub, sei leibeigen und kein Bürger. David Zürn bestreitet das. Jacob Laub war ehemals Lehrling von Jeremias Hartmann, dann sein Geselle und nach seinem Tod und Heirat der Witwe 1643 sein Werkstattnachfolger und Lehrherr von dessen Sohn Michael Hartmann. Jacob Laub war als Bauernsohn tatsächlich leibeigen und damit nicht bürgerfähig gewesen, konnte sich aber 1645 freikaufen und das Bürgerecht in Wasserburg erwerben. Er war als Bildhauer in Wasserburg wesentlich erfolgreicher als David Zürn. Und dieser gab keine Ruhe. Im Sommer 1661 nannten David Zürn und einer seiner Söhne den Bildhauer Michael Hartmann einen „Fretter und Stimpler“. Sie erhalten darauf eine Geldstrafe, und der Sohn Zürn wird „wegen seiner verübten Indiskretion und Grobheit“ im Turm an eine eiserne Kette gelegt.

Die Ironie des Schicksals wollte es, daß der Hochaltar der Wasserburger Jacobskirche, den Martin und Michael Zürn 1638 begonnen und dann unfertig liegengelassen hatten, 1655 bis 1663 von der Werkstatt Hartmann/Laub vollendet wurde. Möglicherweise war David Zürns Ärger darüber, daß er den Auftrag nicht erhielt, der Grund für seine neuen Anwürfe gegen Michael Hartmann. Zu Beginn der Wiederaufnahme der Arbeit an dem Hochaltar wird ein Bildhauer „N. Lauer“ beauftragt, die beiden großen Figuren „zu seiten des Altars“ (von Martin Zürn geschnitzt und ungefaßt zurückgelassen) herzurichten. Wahrscheinlich wurde der Name mit Jacob Laub verwechselt. Dieser starb 1662, sodaß die Rechnung für die Arbeit an dem Altar dann an seinen Stiefsohn Michael Hartmann bezahlt wurde. (Die Vorgänge sind ausführlich beschrieben und belegt in der Monografie von 1969: ZM)

Zum Schluß muß noch eine Richtigstellung erfolgen. Im Brustkasten der Jacobsfigur auf der Wasserburger Kanzel wurde bei einer Restaurierung 1946 ein Zettel gefunden und wie folgt gelesen: „1638 diese Kanzel von mir gemacht Martin und Michael Ziernen Gebrieder, Veit und Balthauser Gesellen, von Waldse. Gott gebe ihnen das ewige Leben. Amen“. Der Zettel wurde in der Figur belassen und konnte nicht kontrolliert werden, sodaß die zitierte Lesart in die Literatur einging (ZM GW 10 und U 161). !978/79 wurde die Kanzel erneut restauriert, und zwar in der Werkstatt des Landesdenkmalamts in München. Dabei wurde der Zettel neu entziffert. Der Text lautet richtig: „Anno 1638./ Diesse Cantzell durch miech gemacht Martein und Micheln Zeirnen Gebrödr Stain und Beilthauwer gesellen von Waldsee in Schwaben gebiertig Gott gebe ihnen daß Ewige Leben / Ammen“ (Die Bildhauerfamilie Zürn, Ausstellungskatalog Braunau am Inn 1979, S. 162).

Die angeblichen „Gesellen Veit und Balthasar“ von Martin und Michael Zürn hat es also nicht gegeben. Sie hätten als Gesellen auch keine Gesellen halten dürfen, nicht einmal Lehrlinge, wie es Ihnen Jeremias Hartmann vorwarf (s.o.).

Zürnwerke und ihre Standorte

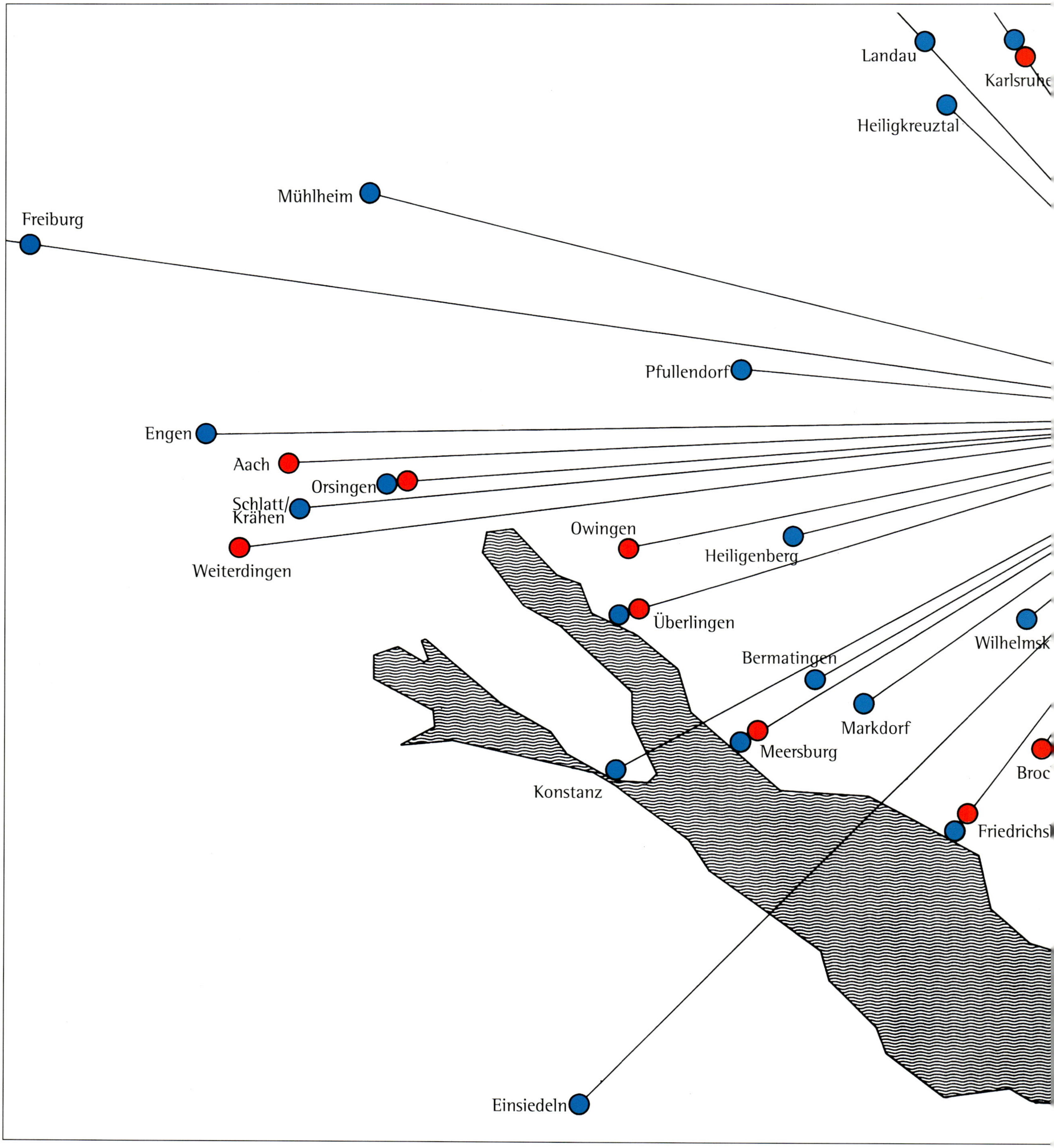

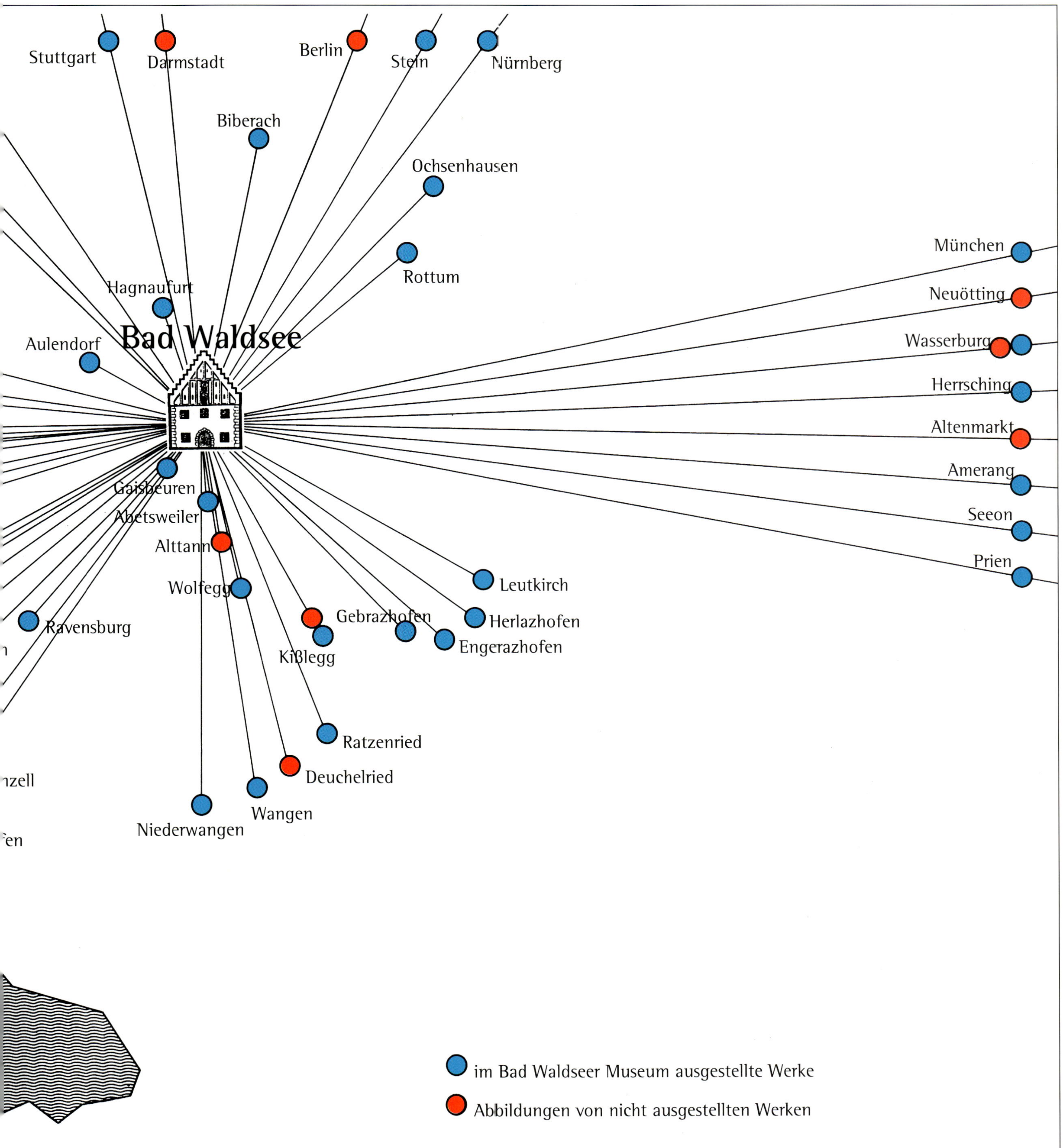
Stuttgart
Darmstadt
Berlin
Stein
Nürnberg
Biberach
Ochsenhausen
Rottum
Hagnaufurt
Bad Waldsee
Aulendorf
München
Neuötting
Wasserburg
Herrsching
Altenmarkt
Amerang
Seeon
Prien
Gaisbeuren
Abetsweiler
Alttann
Wolfegg
Ravensburg
Leutkirch
Gebrazhofen
Herlazhofen
Engerazhofen
Kißlegg
Ratzenried
Deuchelried
Wangen
Niederwangen
im Bad Waldseer Museum ausgestellte Werke
Abbildungen von nicht ausgestellten Werken

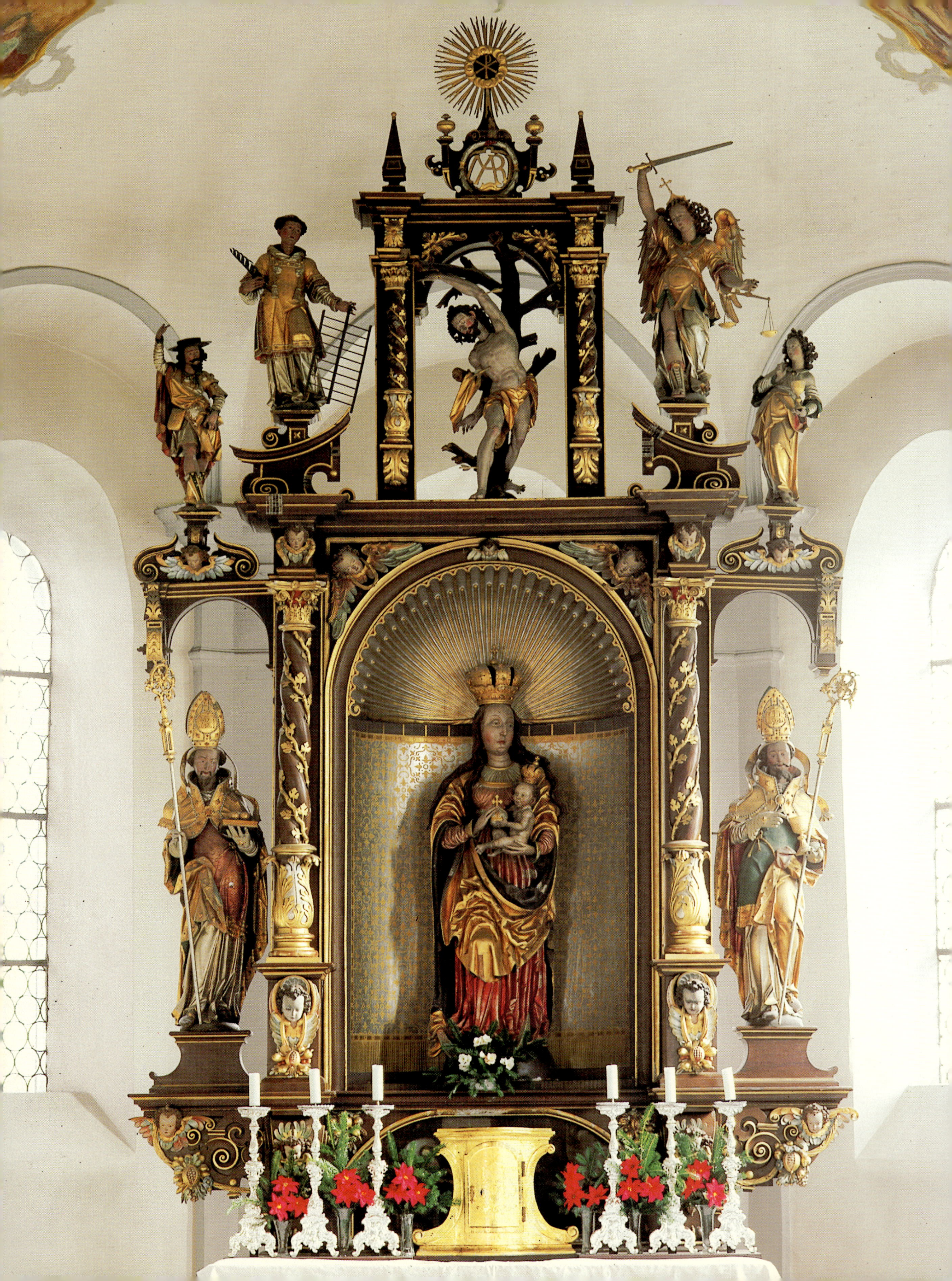

Hans Zürn der Ältere

Geboren um 1555 wohl in Waldsee, vielleicht Sohn eines gleichnamigen Bildhauers in Waldsee, siehe HZ a,b. Dort als Meister nachweisbar 1582-31. Tätig in Waldsee und am Bodensee.

Wichtigste Werke:

um 1613	Wangen i. Allgäu, Kruzifix am Isnyer Tor	HÄ a
um 1613	Nürnberg, Germanisches Nationalmuseum, Hl. Jacobus	HÄ b
1613/16	Überlingen, Münster, Kruzifix auf dem Hochaltar	
1619/20	Ehemals Orsingen, Hochaltar	HÄ c
1624	Bad Waldsee, Frauenbergkapelle, Hochaltar, Hll. Nikolaus und Konrad	
um 1625	Gebrazhofen, Hl. Katharina	HÄ d

Der Stil von Hans Zürn d. Ä. ist noch ganz gotisch, mit zart gestimmtem Ausdruck

Abb. 5
Hochaltar der Frauenbergkapelle, Hans Zürn d. Ä. mit zwei Söhnen, 1624. Maria: Kopie einer älteren Figur um 1520, Bischofsheilige Nikolaus und Konrad von Hans Zürn d. Ä., Hl. Sebastian von Martin Zürn, Hll. Johannes Ev. und Jakobus von Michael Zürn. Holz gefaßt, Gesamthöhe ca. 8,50 m. Bad Waldsee, Frauenbergkapelle (ZM GW 2).

Hans Zeirn

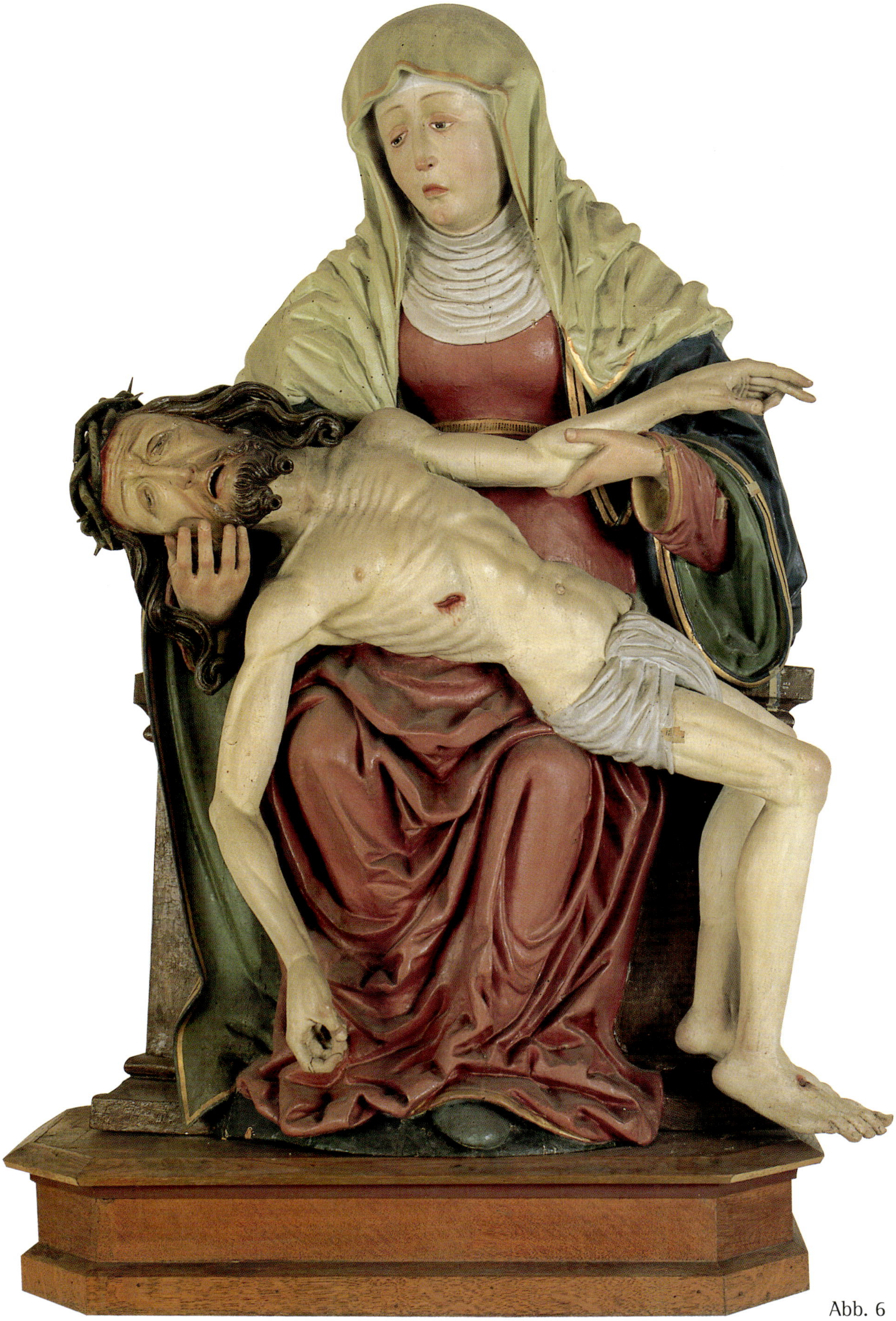

Abb. 6

HZ a

Pietà

Hans Zeirn (Ziern ?), 1587

Holz, neu gefaßt (um 1900), H. 104 cm

Wolfegg, Kreis Ravensburg, Schloß

An der (ausgehöhlten) Rückseite ist das Werk in schwarzer Farbe bezeichnet: „Hans Zeirn / bildhauger / 1587“. Die Beschriftung könnte (teilweise) nachgezogen sein, dürfte aber authentisch sein. Da die Gruppe aus Hopfenweiler bei Bad Waldsee stammt, liegt die Vermutung nahe, daß mit „Zeirn“ Zürn gemeint ist, zumal sich die Familienmitglieder häufig „Zirn“ oder „Ziern“ schrieben. Auch auf dem Zettel in der Wasserburger Kanzel von 1638 schrieben sich die Brüder „Martein und Micheln Zeirnen“ (siehe Text „Hexen, schlechte Frauen ...). Da Hans Zürn d. Ä. um 1555 geboren sein dürfte, ist nicht auszuschließen, daß er 1587, also mit 32 Jahren, diese Pietà geschaffen hat.

Allerdings läßt sich stilistisch keine überzeugende Verbindung erkennen zwischen dieser Pietà und den Werken ab 1613 (HÄ a - d), die höchstwahrscheinlich von Hans Zürn d. Ä. stammen und auch nicht zum Hochaltar der Waldseer Fraubergkapelle von 1624, deren Hauptfiguren er geschaffen haben muß. Lediglich die „hängenden“ Augen sind verwandt. Es ist unvorstellbar, daß sich der Stil von Hans Zürn d. Ä. von 1587 bis 1613, also von seinem 32. bis zu seinem 58. Lebensjahr, so verändert haben sollte.

Daraus ergibt sich folgende Alternative: Entweder ist die Hopfenweilerer Pietà von Hans Zürn d. Ä., dann sind alle unsere weiteren Zuschreibungen falsch. Oder die Pietà stammt von einem anderen Hans Zürn, vielleicht dem Vater von unserem Hans Zürn d. Ä. Diese Lösung hat alle Wahrscheinlichkeit für sich.

Die Kenntnis der Pietà verdanke ich Herrn Reichwald vom Landesdenkmalamt Baden-Württemberg.

Unpubliziert

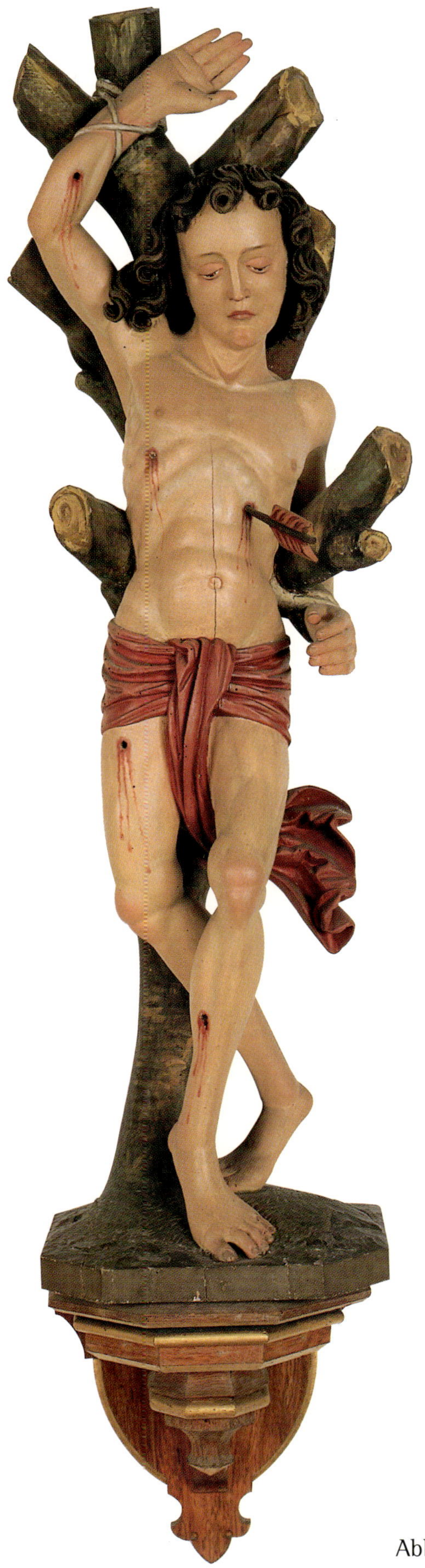

Abb. 7

HZ b

Hl. Sebastian

Hans Zeirn (Ziern ?), um 1587

Holz, neu gefaßt (um 1900), H. ca 105 cm

Die Figur stammt aus derselben Kapelle in Hopfenweiler wie die Pietà (HZ a) und zeigt denselben Stil. Sie dürfte also auch von Hans Zürn, dem Vater (?) von Hans d. Ä. sein.

Unpubliziert

Hans Zürn d. Ä.

HÄ d

Heilige Katharina (?)

Hans Zürn d. Ä. um 1625

Holz, neu gefaßt
H. ohne Krone 149 cm

Gebrazhofen, Stadt Leutkirch, Kreis Ravensburg, Pfarrkirche Himmelfahrt Mariae

Die „gotische“ Schlankheit der Figur und die sonstigen Ähnlichkeiten mit den Bischöfen am Hochaltar in der Frauenbergkapelle in Bad Waldsee und dem Kruzifix vom Isnyer Tor in Wangen begründen die stilistische Zuschreibung an Hans Zürn d. Ä.

Lit. ZM, HdÄ 6

HÄ a

Kruzifix

Hans Zürn d. Ä. 1613

Holz, neu gefaßt; Dornenkrone und Knoten des Lendentuchs mit herabhängender Partie erneuert.
H. bis zum Scheitel 180 cm

Wangen im Allgäu, Kath. Pfarrkirche St. Ulrich, Eigentum der Stadt Wangen.

Am 23. 3. 1613 erhielt „Meister Hans von Waldsee für das Kruzifix an der Isnyer Brücke 17 Gulden“. Es muß sich um Hans Zürn d. Ä. und um dieses Kruzifix handeln, das sich noch bis 1979 in der Kapelle am Isnyer Tor in Wangen befand und dort jetzt durch eine Kopie ersetzt ist. Zusammen mit den Bischofsheiligen des Hochaltars der Frauenbergkapelle in Bad Waldsee bietet dieses Werk die Grundlage für die Ermittlung des Stils von Hans Zürn d. Ä., der noch deutlich der Gotik verhaftet ist.

Lit.: ZM, HdÄ 3

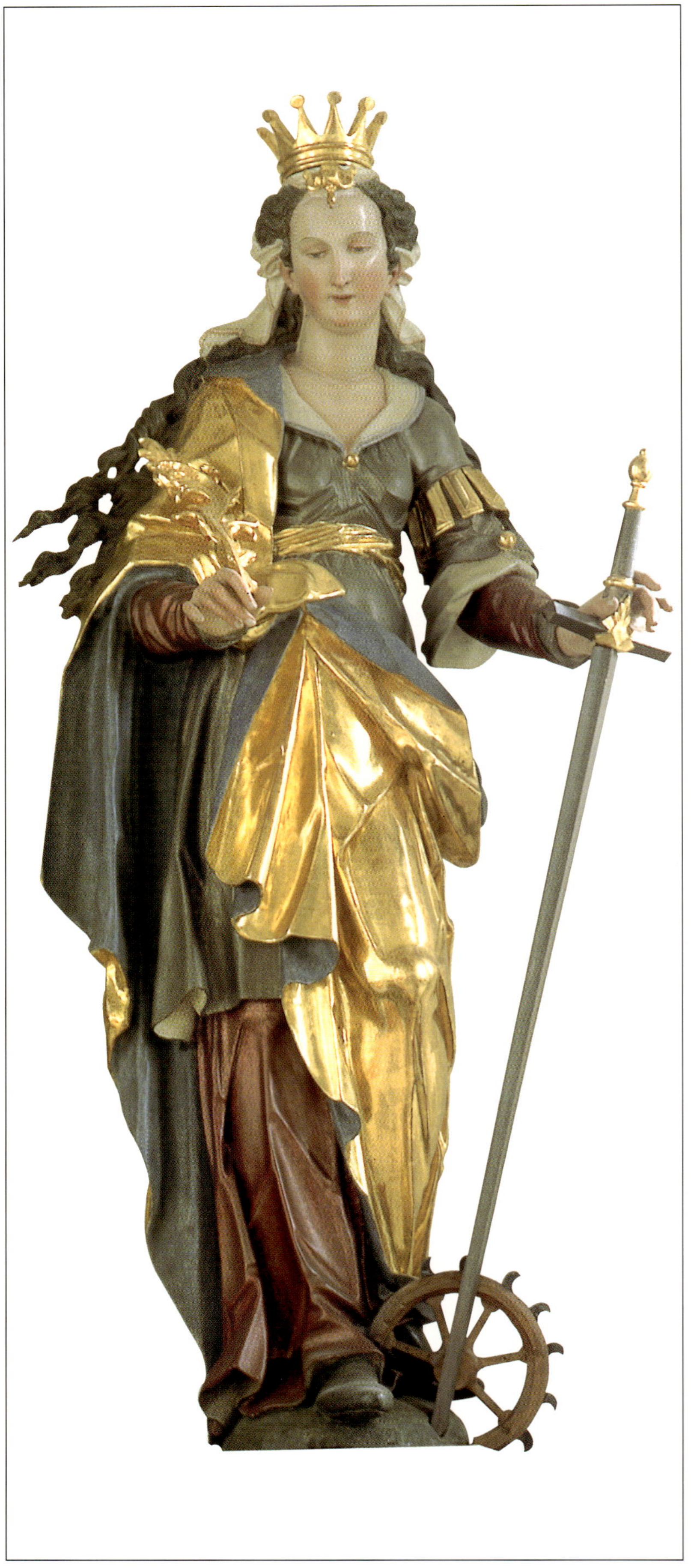

Abb. 8

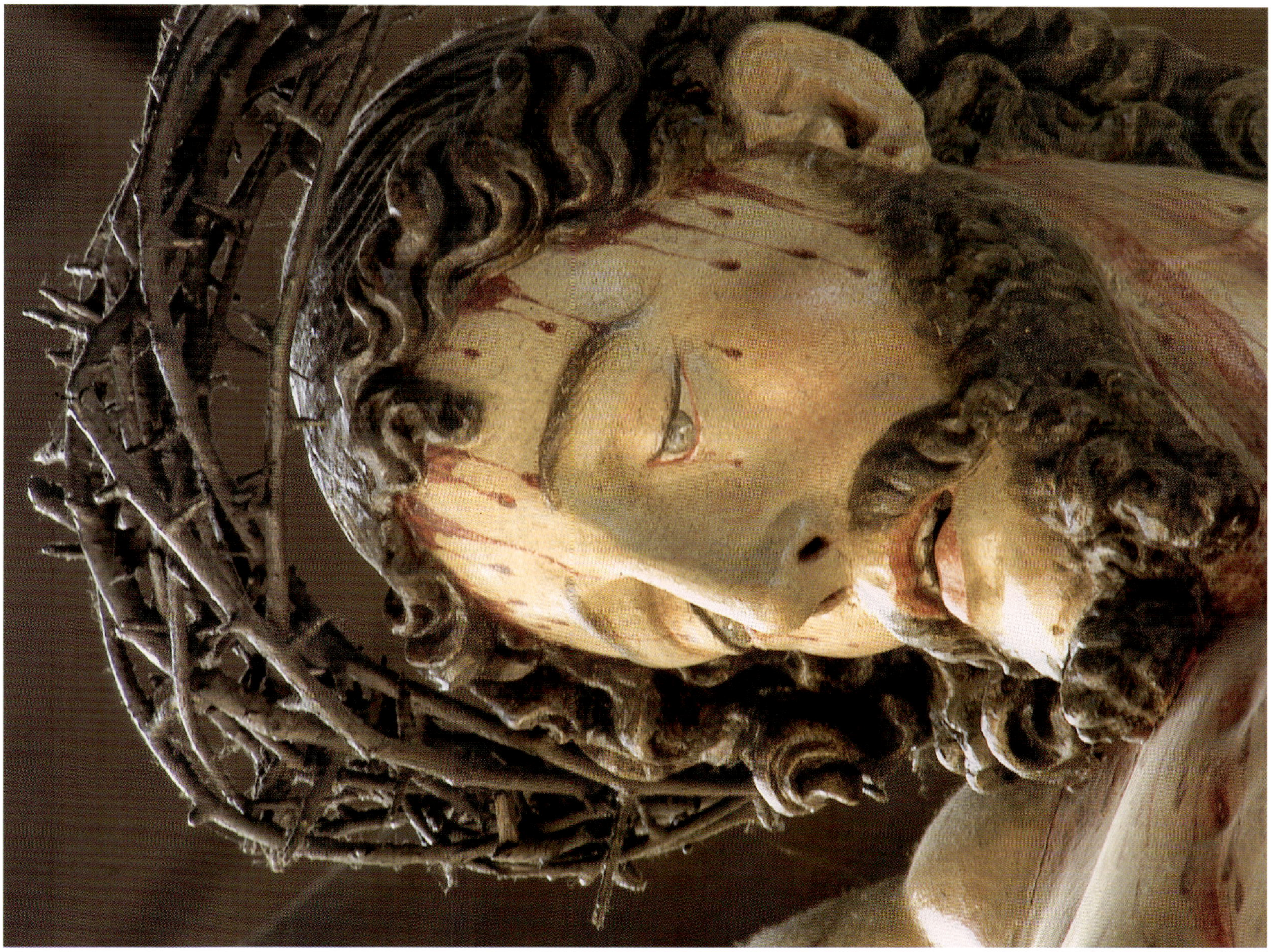

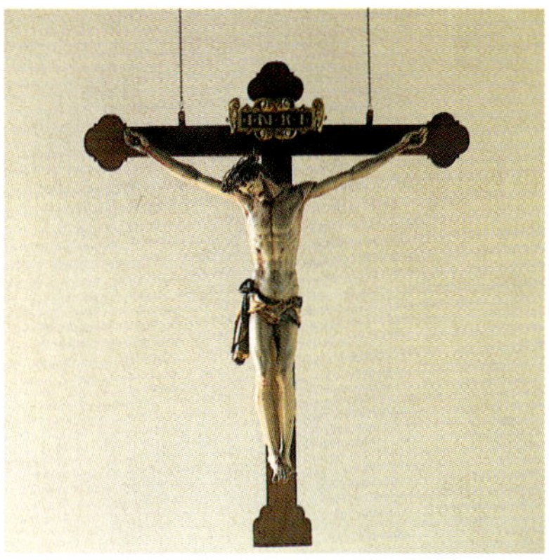

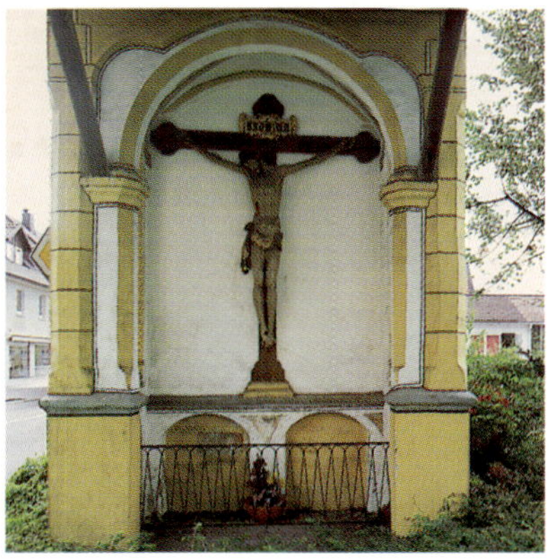

Abb. 9, 10, 11

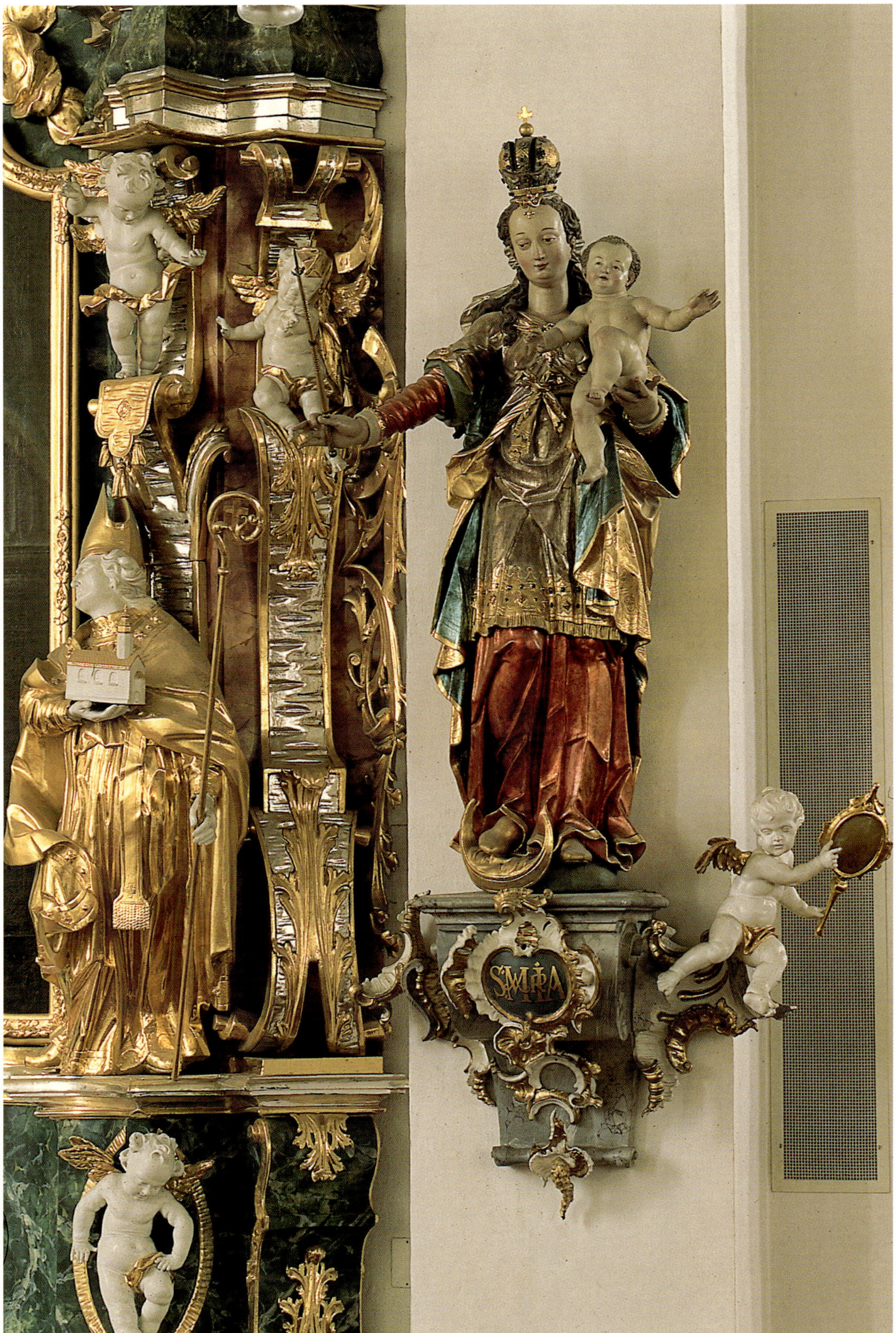

Abb. 12
Muttergottes, Hans Zürn d. Ä., wohl 1623. Holz, neu gefaßt, H. 165 cm. Kißlegg, Pfarrkirche St. Gallus und St. Ulrich (ZM HdÄ 5).

HÄ b

Heiliger Jacobus

Hans Zürn d. Ä. um 1613

Büste, Lindenholz mit alter Fassung, Inkarnat: ursprüngliche Fassung, H. 46 cm, mit Sockelplatte 54 cm, Breite 45,4 cm

Nürnberg, Germanisches Nationalmuseum, Inv. Nr. Pl. O. 2937

Die Zuschreibung dieser Büste an Hans Zürn d. Ä. beruht auf ihrer Ähnlichkeit mit dem Kruzifix vom Isnyer Tor in Wangen (K 32)

Lit. ZM HdÄ 4, Katalog Die Renaissance im Deutschen Südwesten, 1986, Nr. I 30

Abb. 13

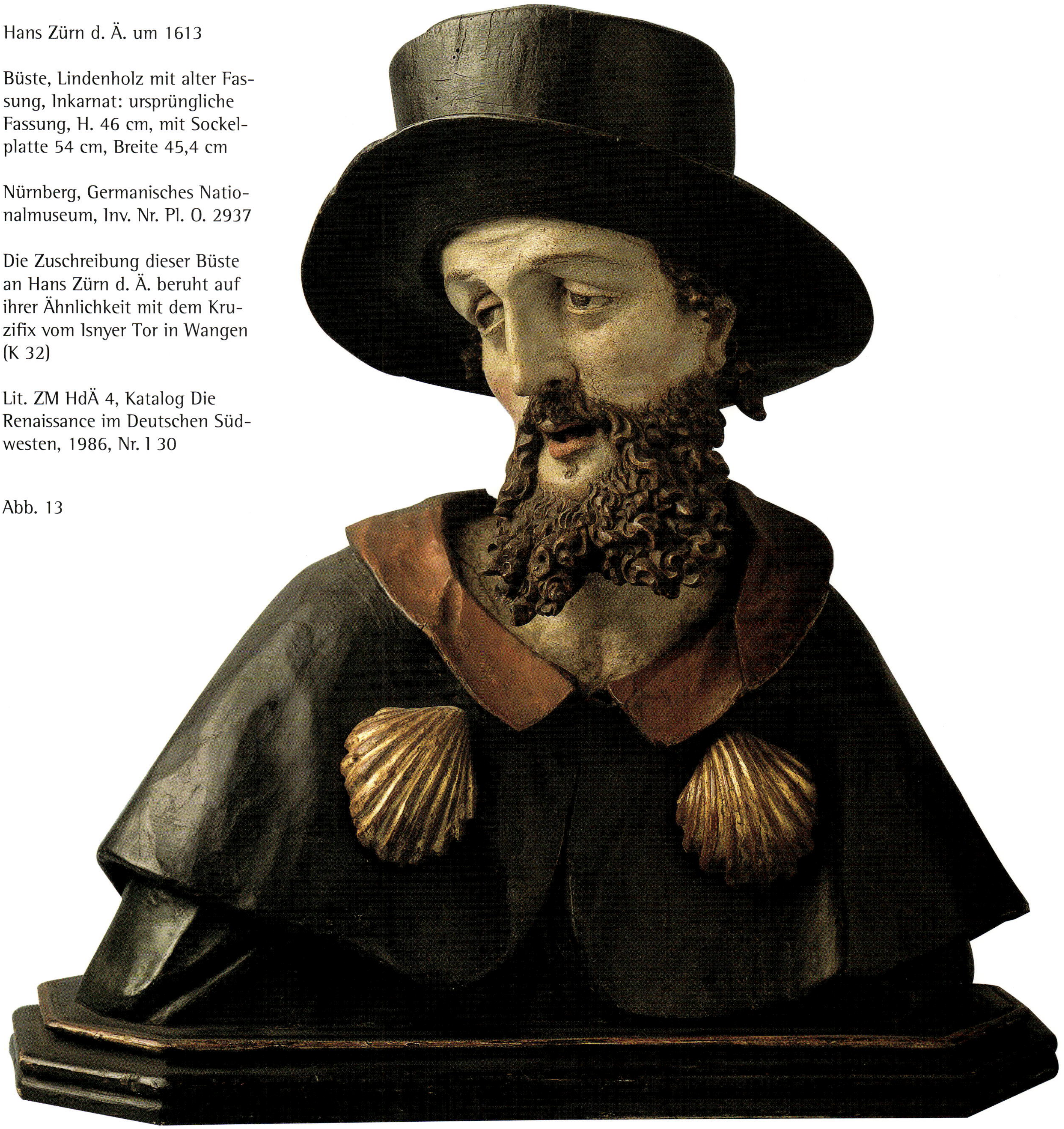

Hans Zürn d. Ä.

HÄ c

Ehemaliger Hochaltar der Kath. Pfarrkirche von Orsingen, Kreis Konstanz

Hans Zürn d. Ä. und Werkstatt Jörg Zürn, 1619/20

Holz, weitgehend neu gefaßt; Peter und Paul 1982 neu gefaßt, rechter Predella-Engel ursprüngliche Fassung, linker Predella-Engel abgelaugt. Höhe des verlorenen Altars ca. 530 cm, H. der Hauptfiguren Peter und Paul 140 cm, Johannes Ev. und T. 92 cm, Predella-Engel 61 cm

Orsingen, Kreis Konstanz, Kath. Pfarrkirche St. Peter und Paul, Sakristei (Figuren Hll. Peter und Paul), Engen im Hegau, Städtisches Museum (die übrigen Figuren, als Leihgaben)

In den Jahren 1619 und 1620 erhielten Jörg Zürn und seine Gesellen mehrmals Zahlungen von Schloß Langenstein, zu dem Orsingen gehörte, im Oktober 1620 ausdrücklich für den Altar zu Orsingen, der „von Zell nach Orsingen herausgeführt" worden ist. Damit ist sicher, daß der Altar von der „Firma" Jörg Zürn in Überlingen geliefert wurde. Unsicher ist, wer an ihm arbeitete, denn Jörg Zürn hatte eine relativ große Werkstatt, in der neben Gesellen und Lehrlingen gelegentlich - so zum Beispiel beim Überlinger Hochaltar - sein Vater Hans und seine Brüder mitarbeiteten.
Durch stilistischen Vergleich ist zu erkennen, daß die beiden Haupttheiligen Petrus und Paulus höchstwahrscheinlich von dem Gesellen gefertigt wurden, der am Überlinger Hochaltar die Hl. Jacobus und Andreas geschaffen hat. Sein Stil erinnert etwas an den von Virgil Moll, von dem Jörg Zürn die Werkstatt in Überlingen übernommen hatte. Vielleicht kommt dieser Geselle noch von daher. 1619 wird bei einer Zahlung aus Langenstein ein Geselle Hans Jacob, genannt, in Überlingen wird bis 1625 zweimal ein Bildhauergeselle Hans Jacob Tabert oder Dabbert aus Danzig genannt, der offenbar schon älter war.
Er könnte der Meister der Figuren von Petrus und Paulus sein. Die Gottvater-Büste in der Bekrönung und alle anderen Figuren zeigen mit gewissen Qualitätsabstufungen, die auf schwächere Gesellen schließen lassen, den Stil von Jörgs Vater Hans d. Ä., wie er am Frauenbergaltar in Waldsee und an dem Bekrönungskruzifix vom Überlinger Hochaltar zu erkennen ist. Charakteristich sind die schmalen hängenden Augen und das feine differenzierte Relief der Oberflächen bei geringerer Plastizität.
Der Altarbau wirkt gegenüber den Werken von Jörg Zürn altertümlich. Die unterschiedlichen Größen und Proportionen erinnern an Virgil Moll, was vielleicht ebenfalls auf Hans Jacob Tabert zurückgeht.

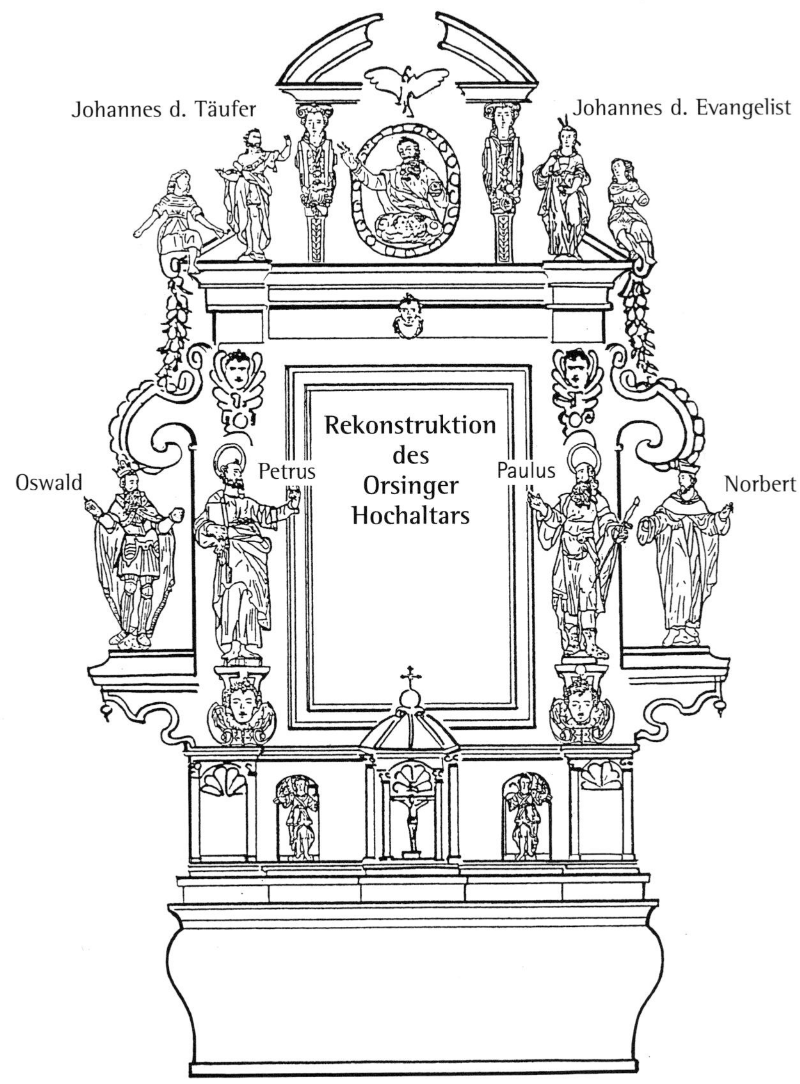

Zeichnung: Landesdenkmalamt Stuttgart

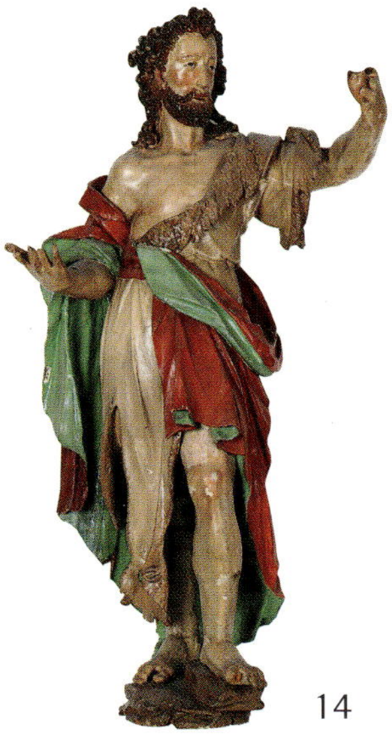
14

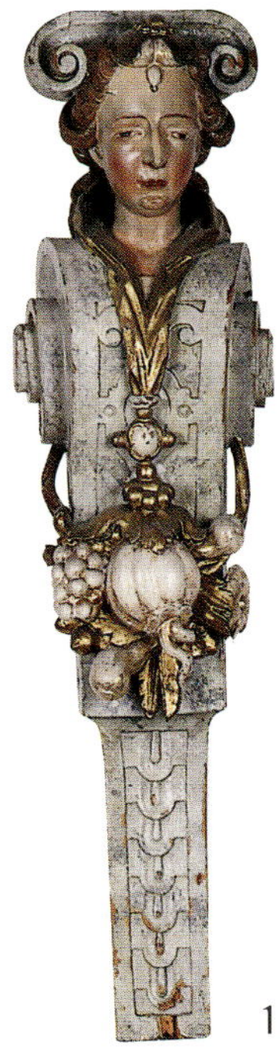
15

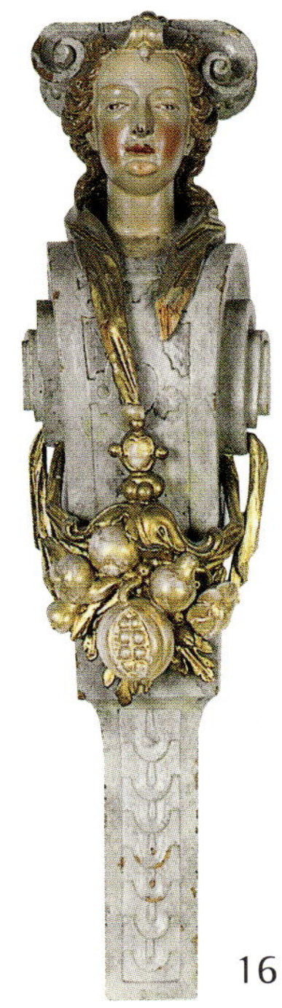
16

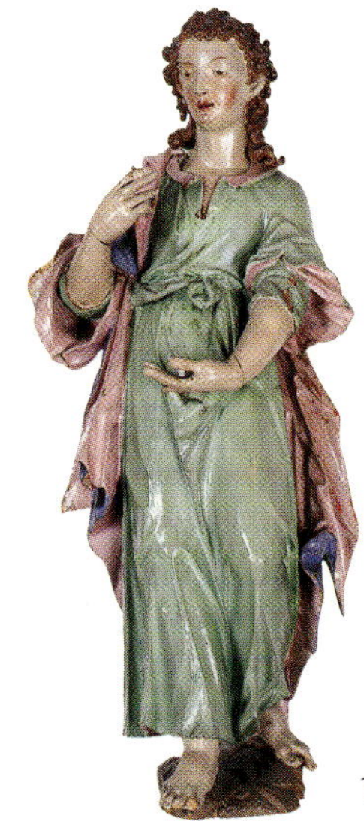
17

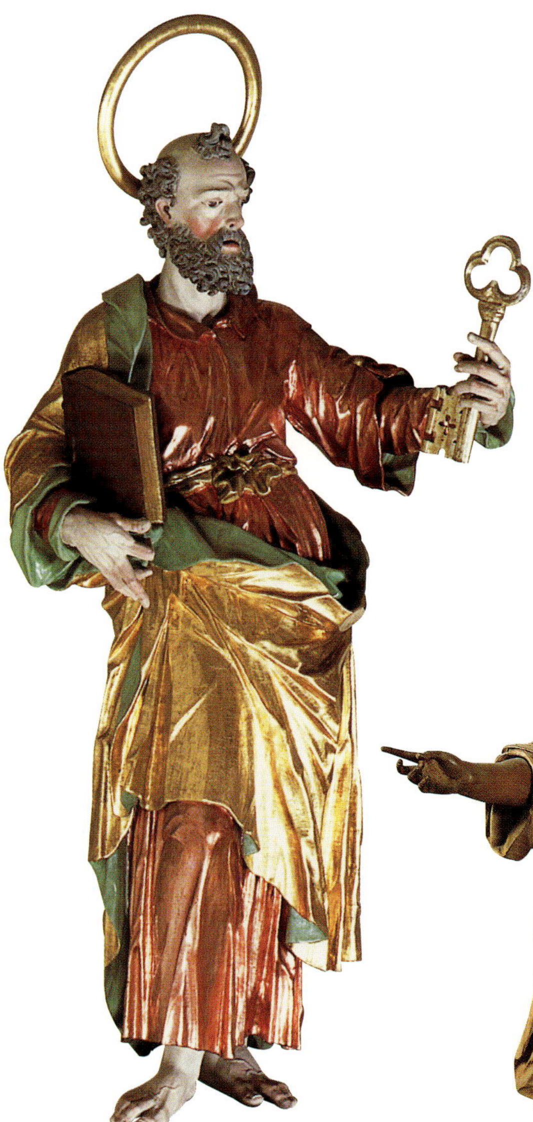
18

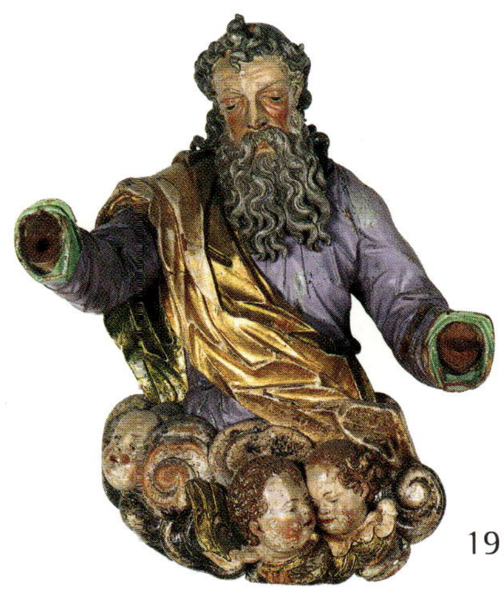
19

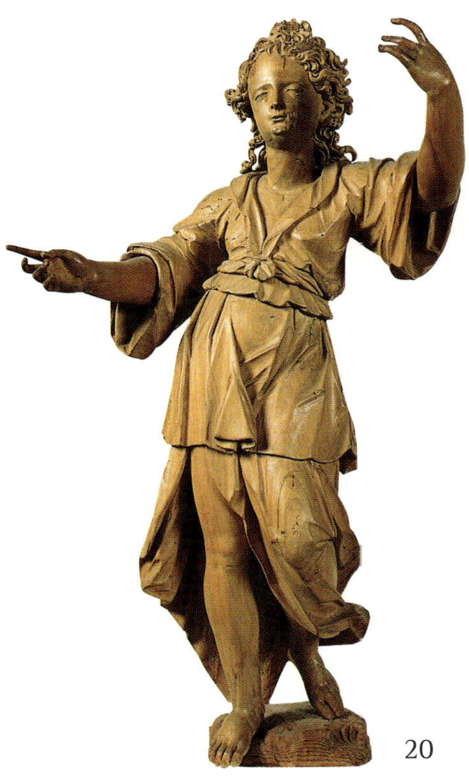
20

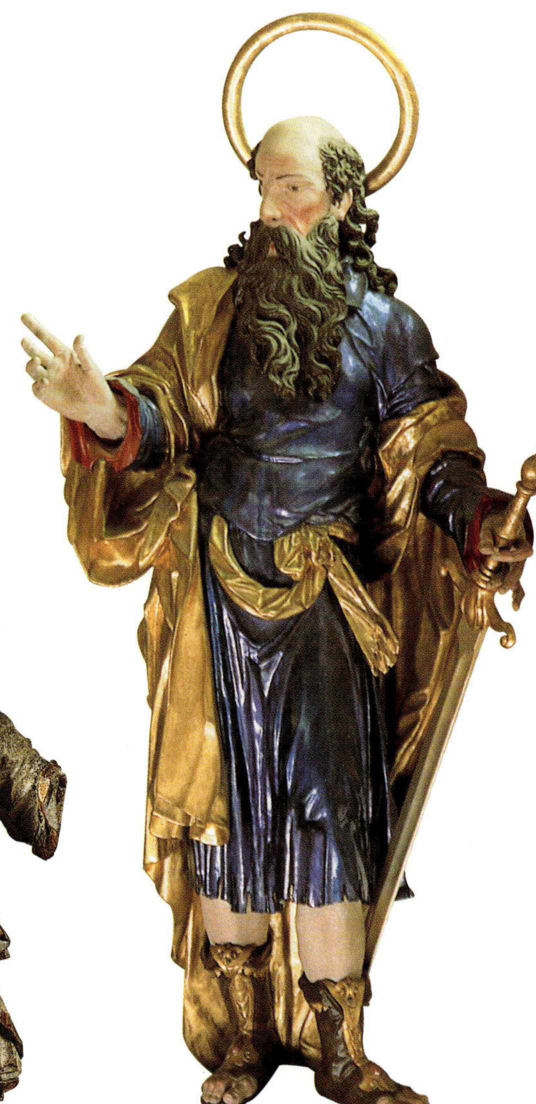
21

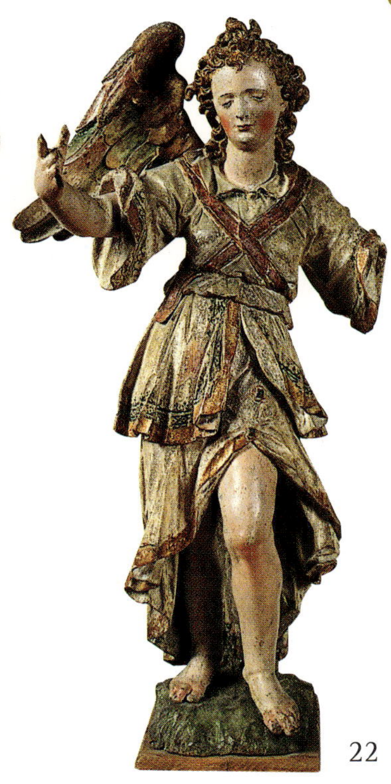
22

Jörg Zürn

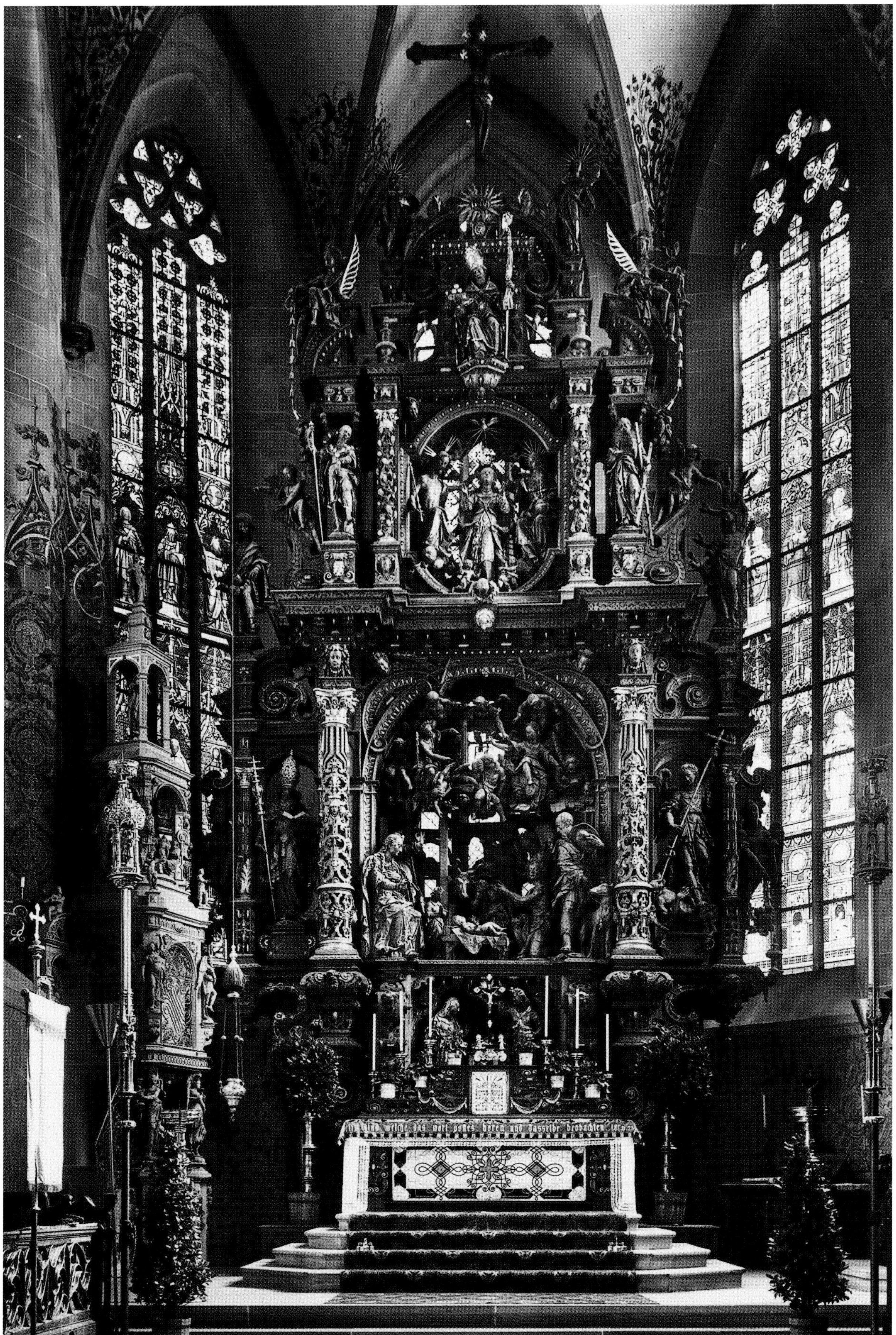

Abb. 23
Hochaltar zu Überlingen, Jörg Zürn mit Familie und Werkstatt, 1613/16. Gesamtentwurf, Verkündigung, Anbetung, Hl. Silvester und Hl. Michael von Jörg Zürn; Hl. Rochus und Marienkrönung von Martin Zürn; Hll. Sebastian und Nikolaus von Michael Zürn; Kruzifix von Hans Zürn d. Ä.; das übrige von Gesellen. Schreinwerk Nadelholz, Figuren Lindenholz, original ungefaßt, Gesamthöhe 15,29 m. Überlingen, Münster St. Nikolaus.

Jörg Zürn

Sohn von Hans Zürn d. Ä. Geboren um 1583 wohl in Waldsee. 1606-35 in Überlingen als Meister genannt, gestorben vor 1638.

Wichtigste Werke:

1607/10	Überlingen, Münster, Marienaltar der Familie Betz	
um 1611	Überlingen, Münster, Sakramentshaus	
um 1613	Heiligenberg, Kruzifix	Jörg c
1613/16	Überlingen, Münster, Hochaltar (mit Familie und Werkstatt)	
um 1620	Mühlheim/Donau, Museum, Kruzifix	Jörg h
1620/25	Orsingen, Pfarrkirche, Kruzifix	Jörg l
um 1625	Privatbesitz, Hl. Sebastian	Jörg n

Jörg ist der bedeutendste Bildhauer Zürn in dieser Generation. Nach Lehre bei seinem Vater hat er den italoflämischen Renaissancestil bei Hans Morinck in Konstanz erlernt und zu prall gespannter Plastizität weiterentwickelt. Verbunden mit drastischem, individuellem Ausdruck und lebhafter Bewegung kommt er zu dramatischen Inszenierungen, besonders deutlich an den von ihm selbst geschnitzten Mittelfeldern des Überlinger Hochaltars: der Verkündigung und der Geburt Christi, sowie den Heiligen Silvester und Michael.

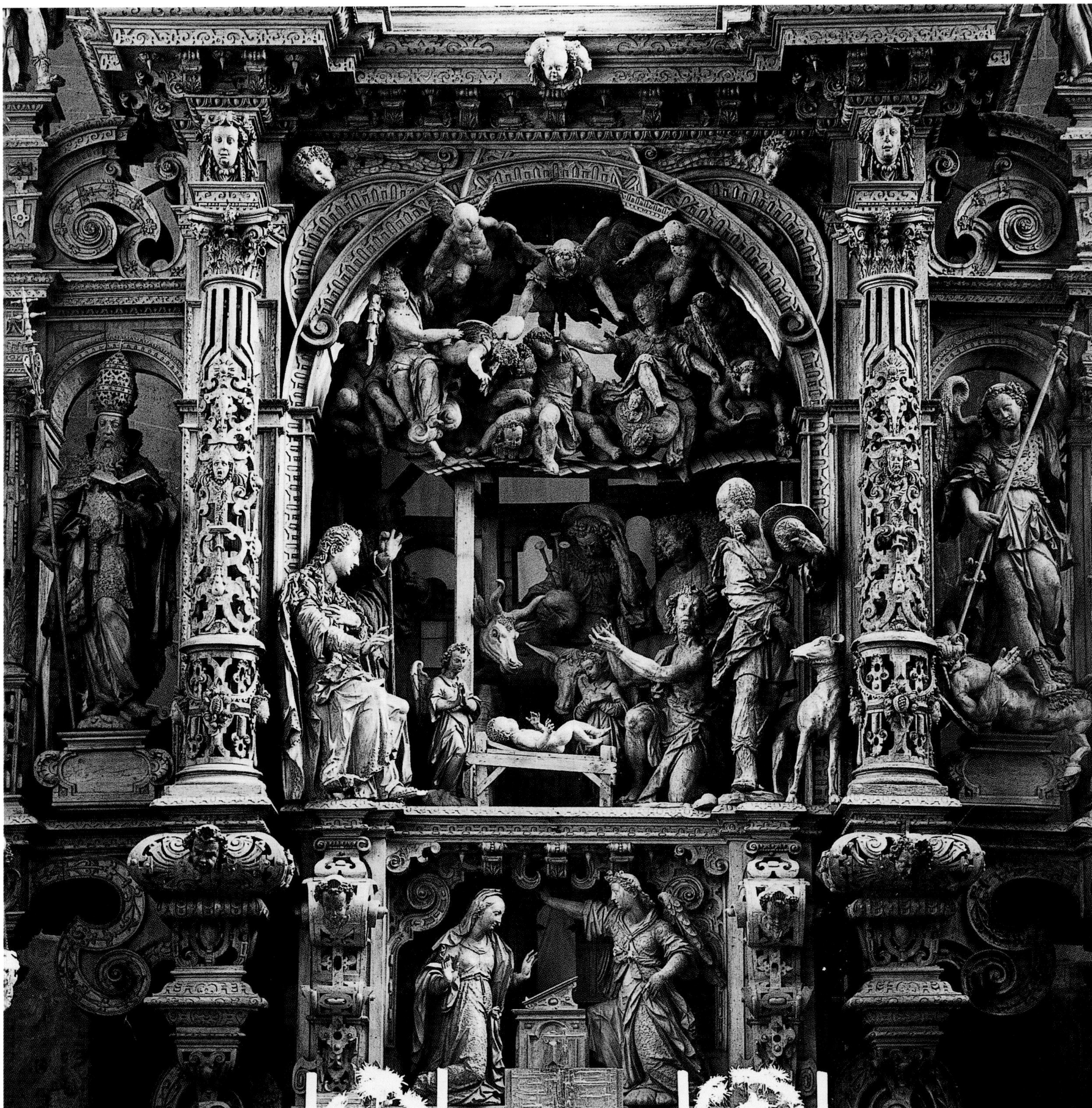

Abb. 24
Anbetung des Kindes und Verkündigung an Maria im Hochaltar zu Überlingen, Jörg Zürn 1613/16. Lindenholz, original ungefaßt, Figuren der Anbetung etwa lebensgroß. Überlingen, Münster St. Nikolaus (ZM GW 1).

Abb. 25
Heiliger Nikolaus im Hochaltar zu Überlingen, Michael Zürn 1613/16. Lindenholz, Original ungefaßt. Überlingen, Münster St. Nikolaus (ZM GW 1).

Abb. 27
Heiliger Joseph in der Anbetung des Kindes, im Hochaltar zu Überlingen, Jörg Zürn 1613/16. Lindenholz, Original ungefaßt, etwa lebensgroß. Überlingen, Münster St. Nikolaus (ZM GW 1).

Abb. 26
Maria der Verkündigung in der Predella des Hochaltars zu Überlingen, Jörg Zürn 1613/16. Lindenholz, original ungefaßt, unterlebensgroß. Überlingen, Münster St. Nikolaus (ZM GW 1).

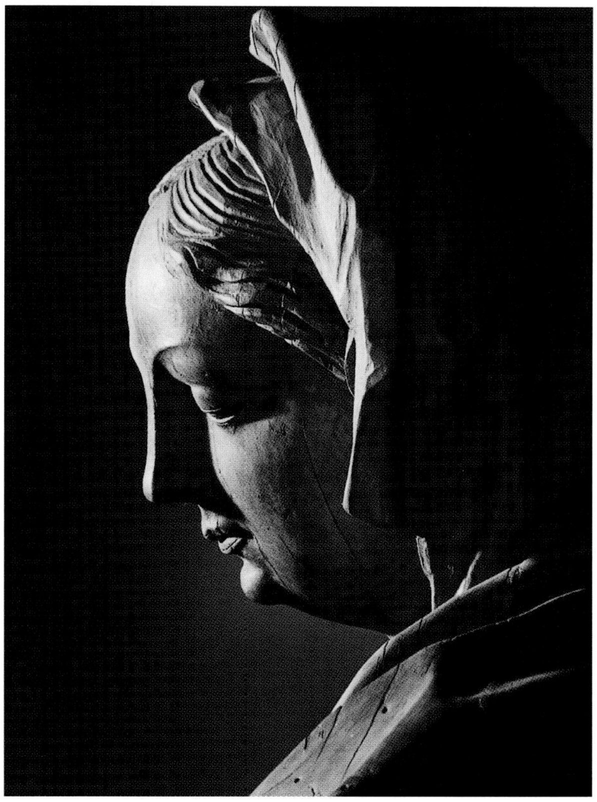

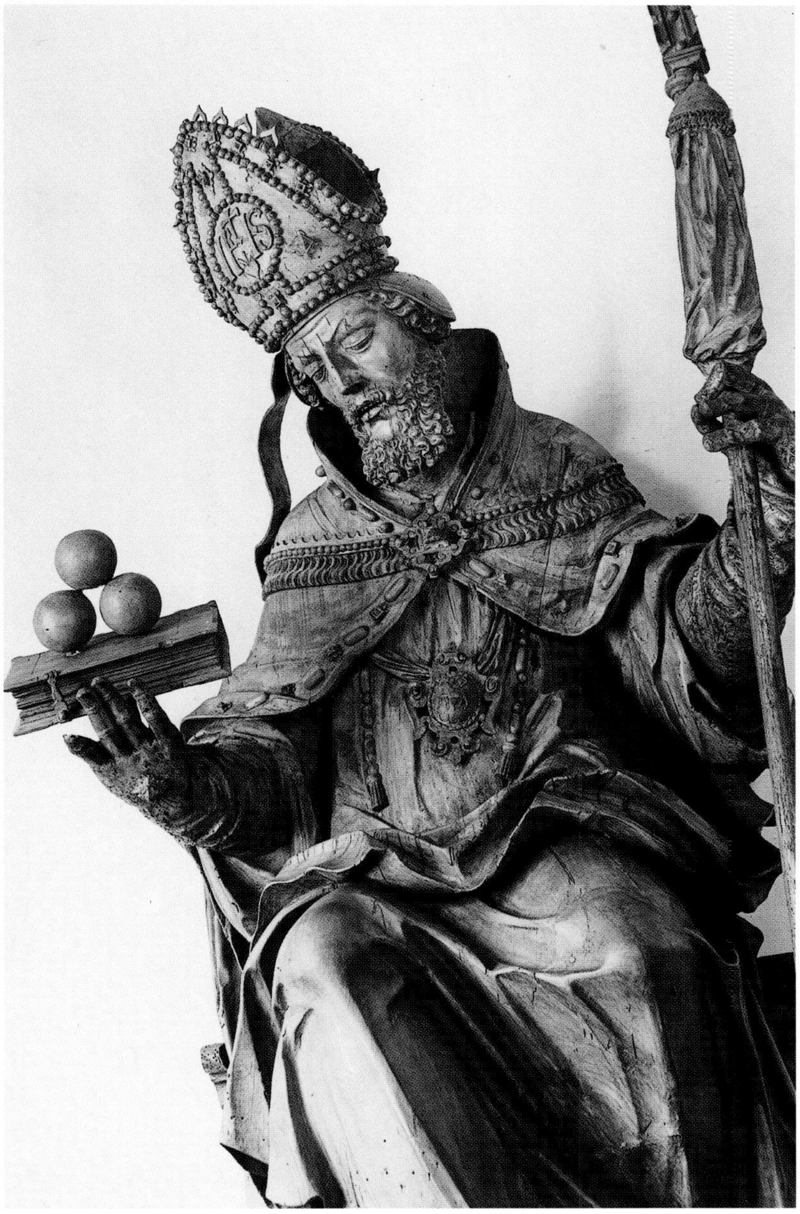

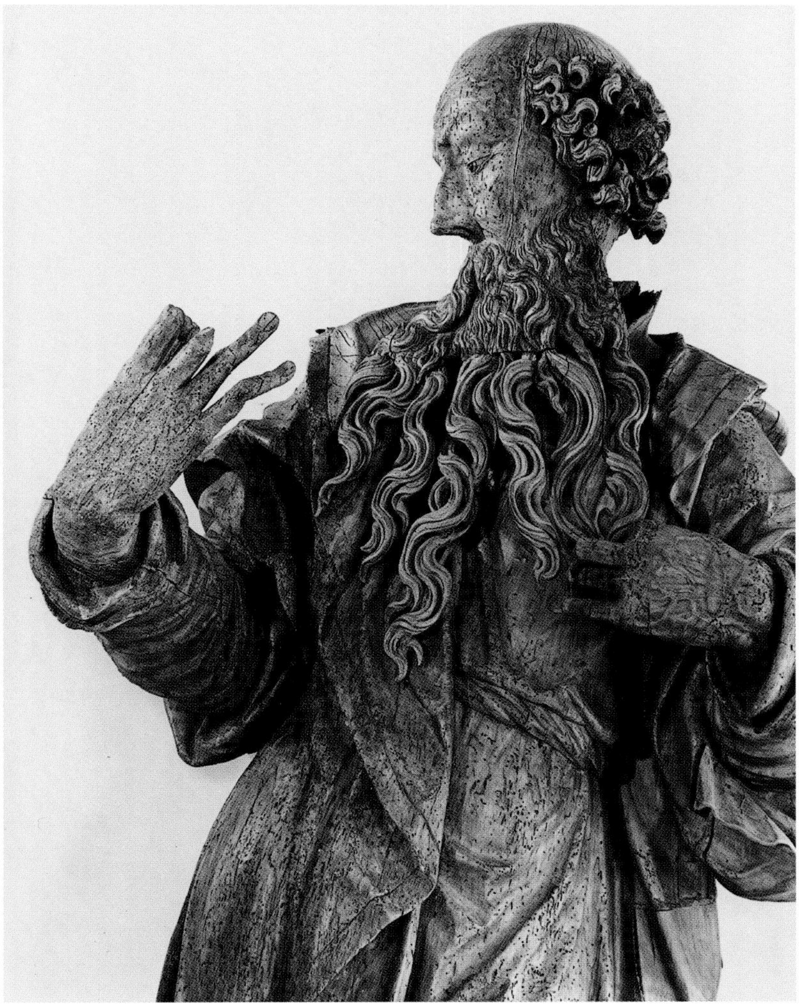

Abb. 28
Heiliges Abendmahl im Sakramentshaus zu Überlingen, Jörg Zürn 1611 (eventuell Beteiligung Hans Zürn d. J. bei Reparatur 1619/24). Kalkstein, Gesamthöhe des Sakramentshauses ca. 7 m. Überlingen, Münster St. Nikolaus (ZM J 3)

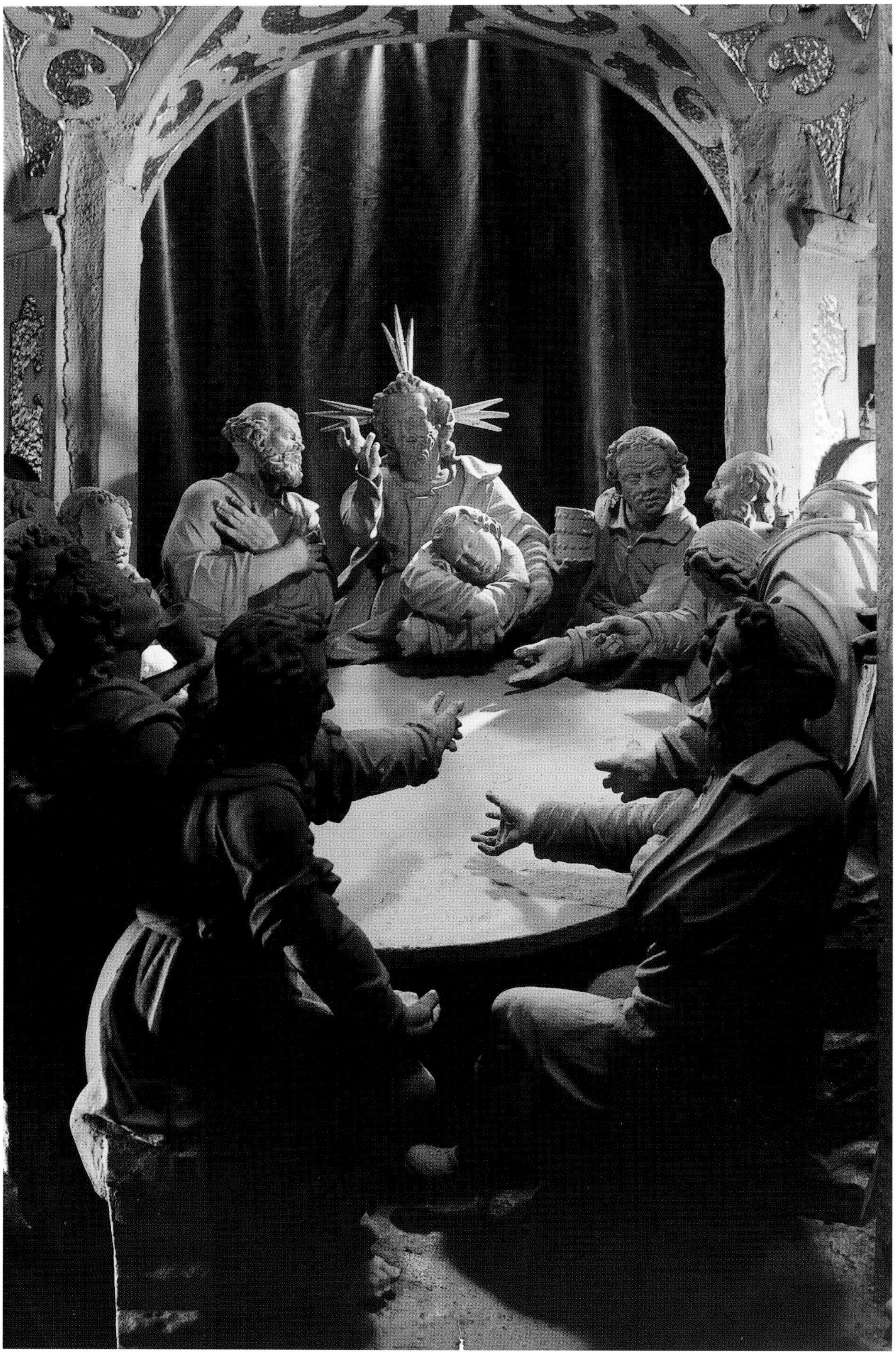

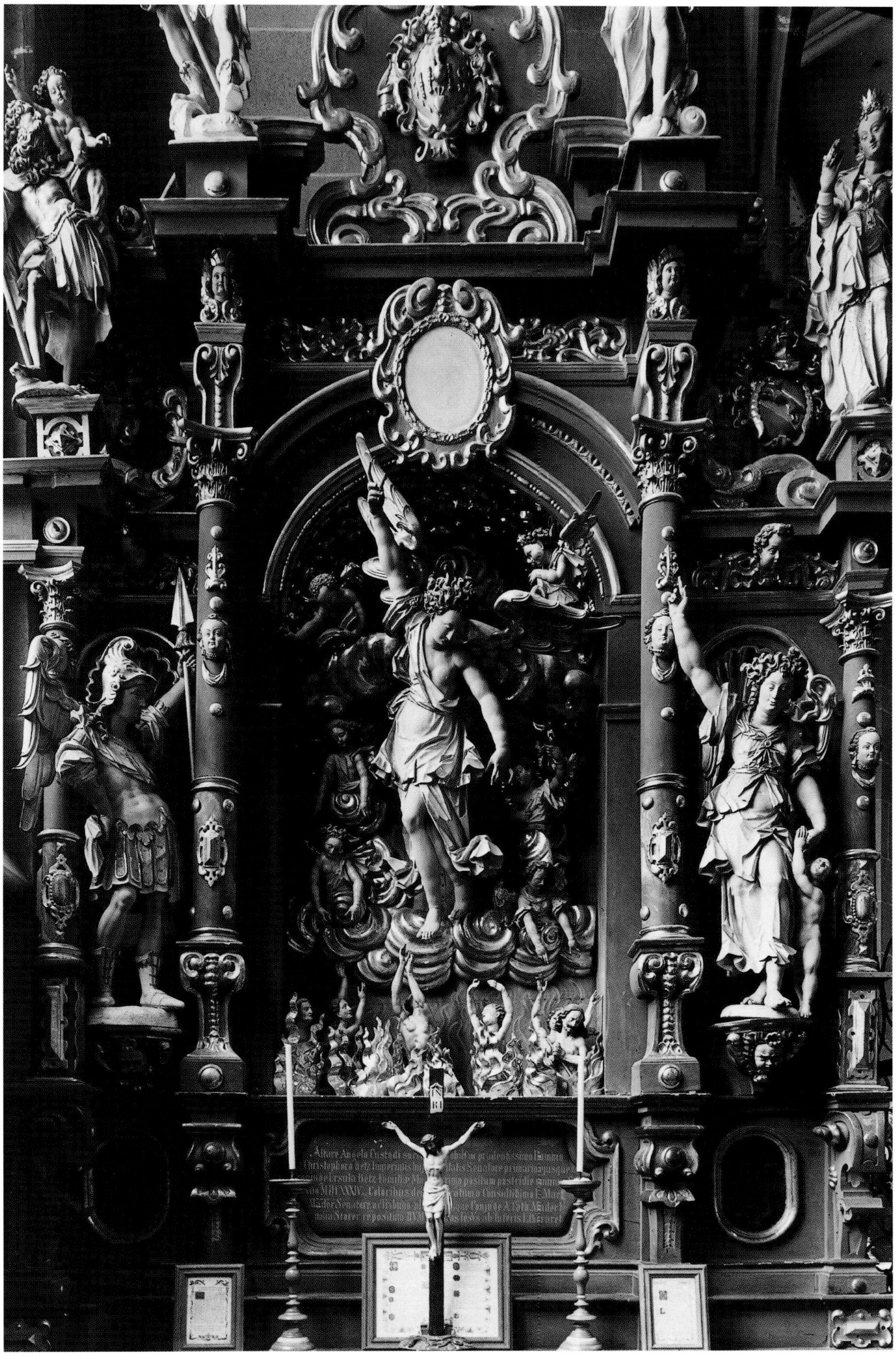

Abb. 29
Allerseelen- oder Schutzengelaltar zu Überlingen, Werkstatt Jörg Zürn mit Martin Zürn, 1634. Von Martin Zürn die Hll. Christophorus und Ursula in der Bekrönung, alles andere Gesellenwerk. Holz, neu gefaßt, Gesamthöhe ca 7 m. Überlingen, Münster St. Nikolaus.

Jörg Zürn

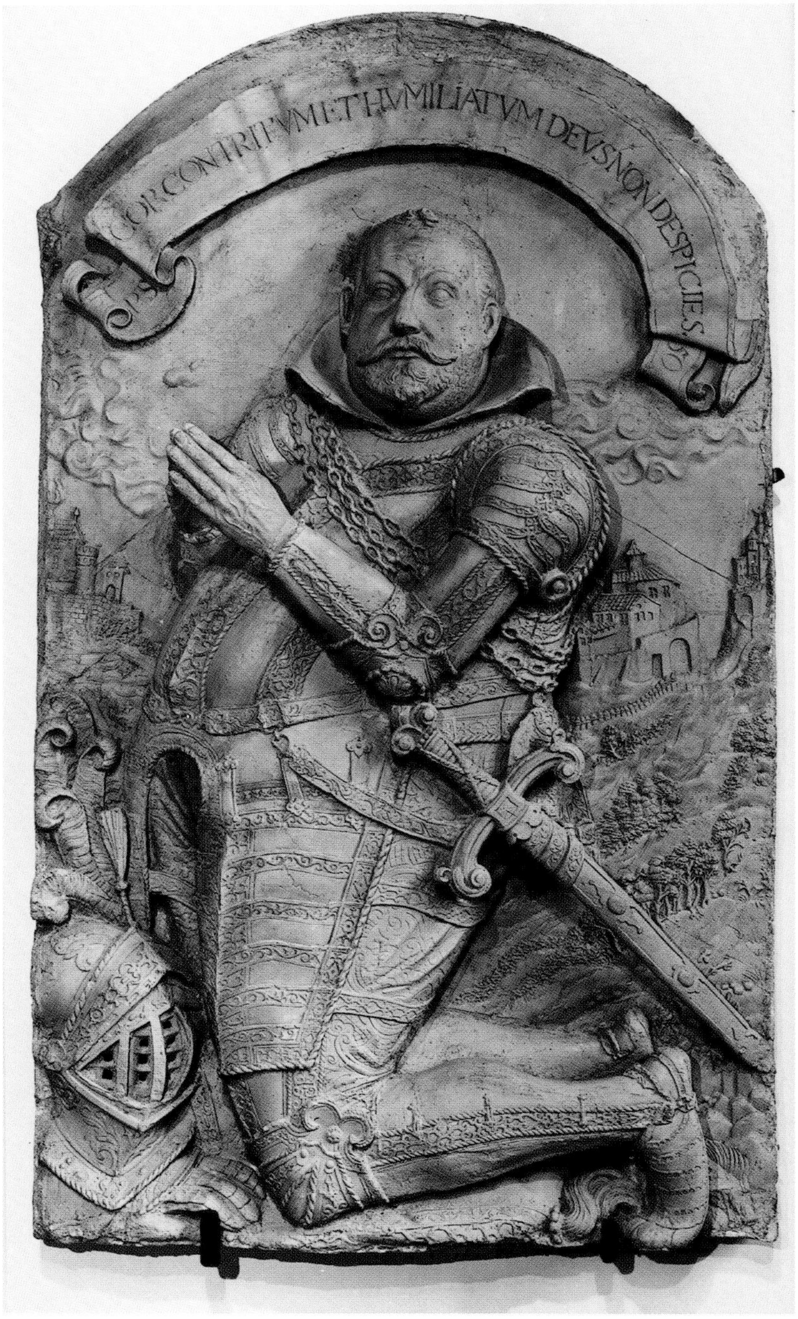

Jörg a

Grabstein des Junkers Hans Werner von Reischach (1566 - 1623), Abguß

Jörg Zürn, vollendet 1610

Original: Rorschacher Kalkstein in zwei Färbungen; grün: Rahmen mit Löwenköpfen, gelb: Relief, Schrifttafel, Wappen, figürlicher Aufsatz, am Rahmen eingesetzte halbkugelige, eiförmige und diamantförmige Ornamente,
H. ca 400 cm, Breite ca 200 cm; Wappen der Bekrönung und einige Teile erneuert

Original in Schlatt unter Krähen, Kreis Konstanz, Schloß der Freiherren von Reischach, Abguß Konstanz, Rosgarten-Museum

Der Grabstein befand sich ursprünglich in der Kapelle der Freiherren von Reischach im Kloster Petershausen in Konstanz (abgebrochen 1836) und wurde 1831 nach Schloß Schlatt überführt. In den Baurechnungen von Petershausen ist nach Juni 1610 aufgeführt, daß das „Epütavio" (Epitaph) mit 200 Gulden (fl.) bezahlt wurde und von Überlingen nach Konstanz transportiert worden ist. Zu der Zeit war Jörg Zürn der einzige Steinbildhauer in Überlingen. Zudem ergibt die Ähnlichkeit des Grabsteins mit dem Marienaltar der Familie Betz in Überlingen, daß Jörg Zürn ihn geschaffen haben muß. Der Ritter ist charakterisiert durch seine enorme Leibesfülle, seine prächtige Rüstung und die Darstellung der drei Burgen von Stoffeln im Hintergrund. Der Grabstein wurde zu Lebzeiten des Hans Werner von Reischach aufgestellt; sein Todesdatum 1623 wurde nachträglich eingemeißelt.

Lit. ZM J 2 Abb. 30 Mittelteil

Abb. 31
Grabstein Balthasar von Hornstein, Jörg Zürn um 1626. Sandstein. Weiterdingen Kreis Konstanz, Pfarrkirche St. Mauritius (ZM J 18)

Abb. 32
Grabstein Hans Erhard von Hornstein, Jörg Zürn um 1626/28. Sandstein. Weiterdingen Kreis Konstanz, Pfarrkirche St. Mauritius (ZM J 19)

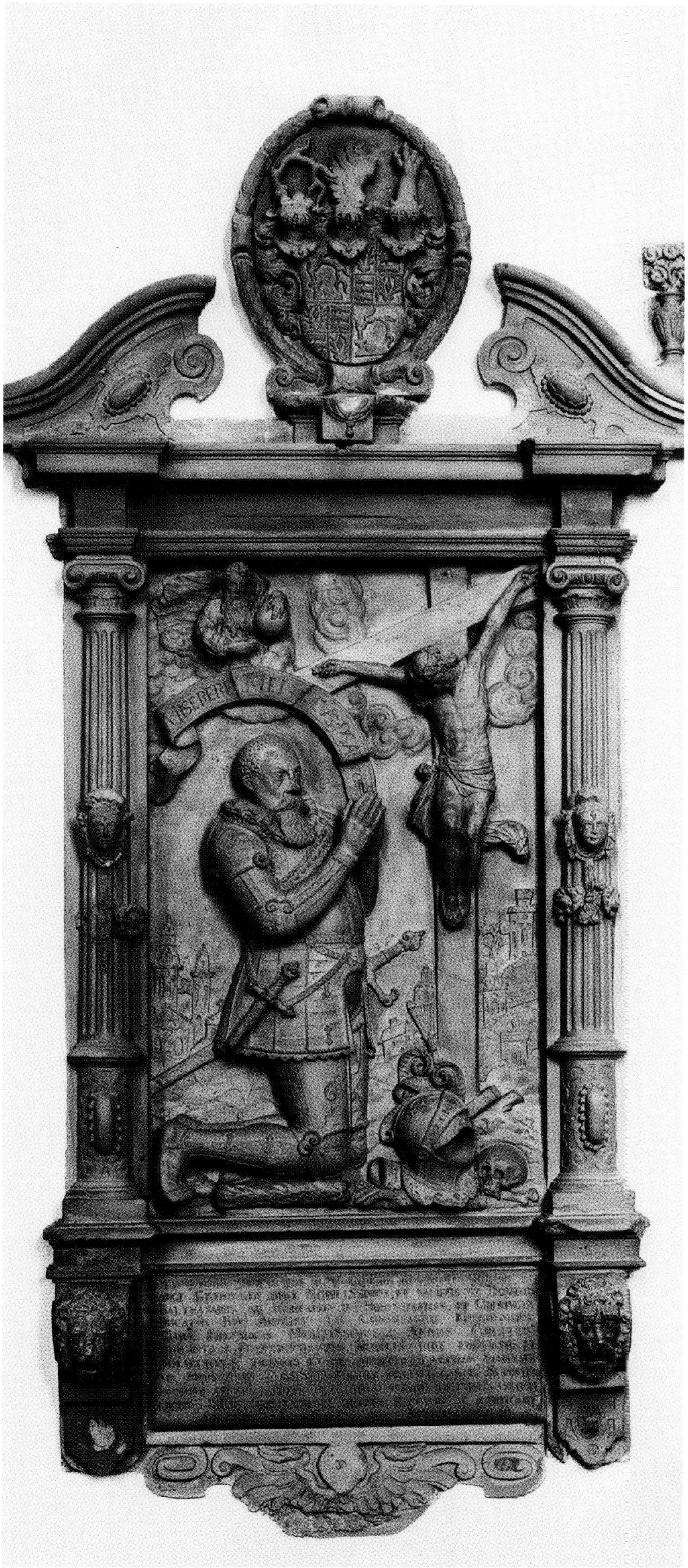

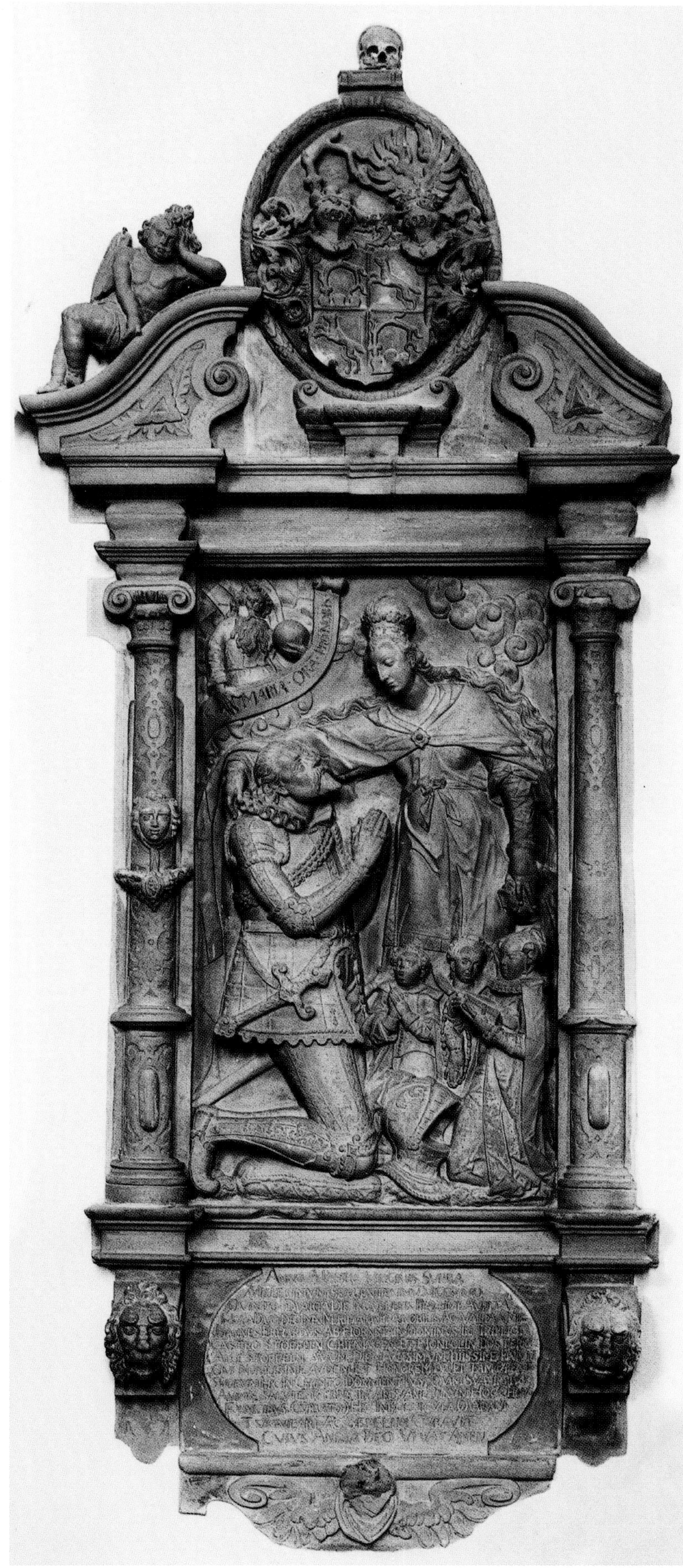

Jörg Zürn

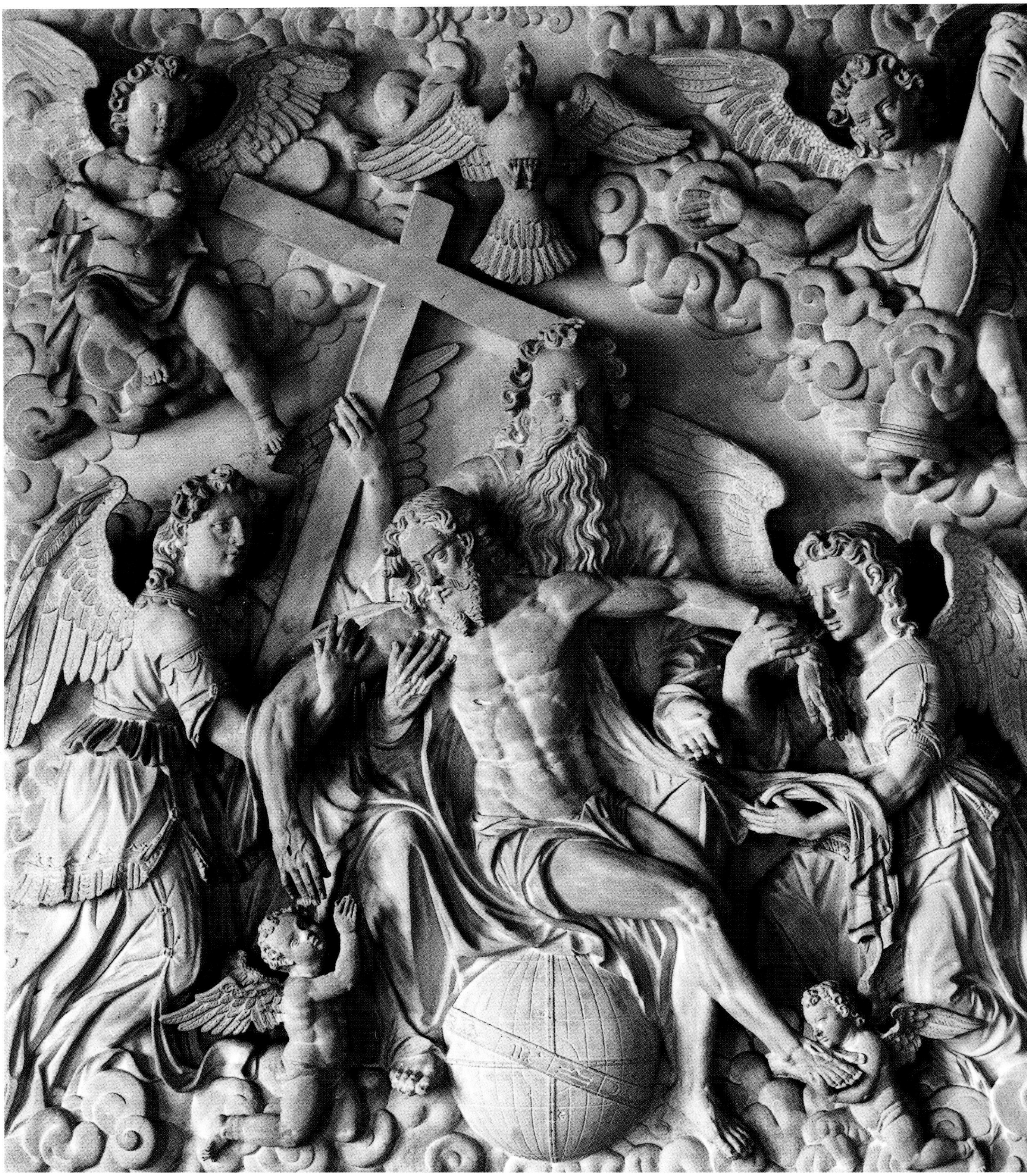

Jörg o

Kruzifixus

Jörg Zürn, um 1620/30

Lindenholz, ursprünglich ungefaßt, eine Brustwarze eingesetzt, die andere verloren, Reste einer späteren Fassung, Oberfläche stark ausgelaugt, Arme und Zehen fehlen, H. 31,5 cm.

Privatbesitz

Viele Ähnlichkeiten mit den Hirten am Überlinger Hochaltar sichern die Zuschreibung an Jörg Zürn. Zeitlich dürfte das Kruzifix zwischen dem in Orsingen und dem im Überlinger Spital (Jörg l und p) anzusetzen sein.

Lit. ZM J 16 Abb. 34

Abb. 33
Relief mit Gnadenstuhl,
Jörg Zürn (?) um 1610/20.
Kalkstein, H. 104, B. 92 cm.
Aach im Hegau, Rathaus

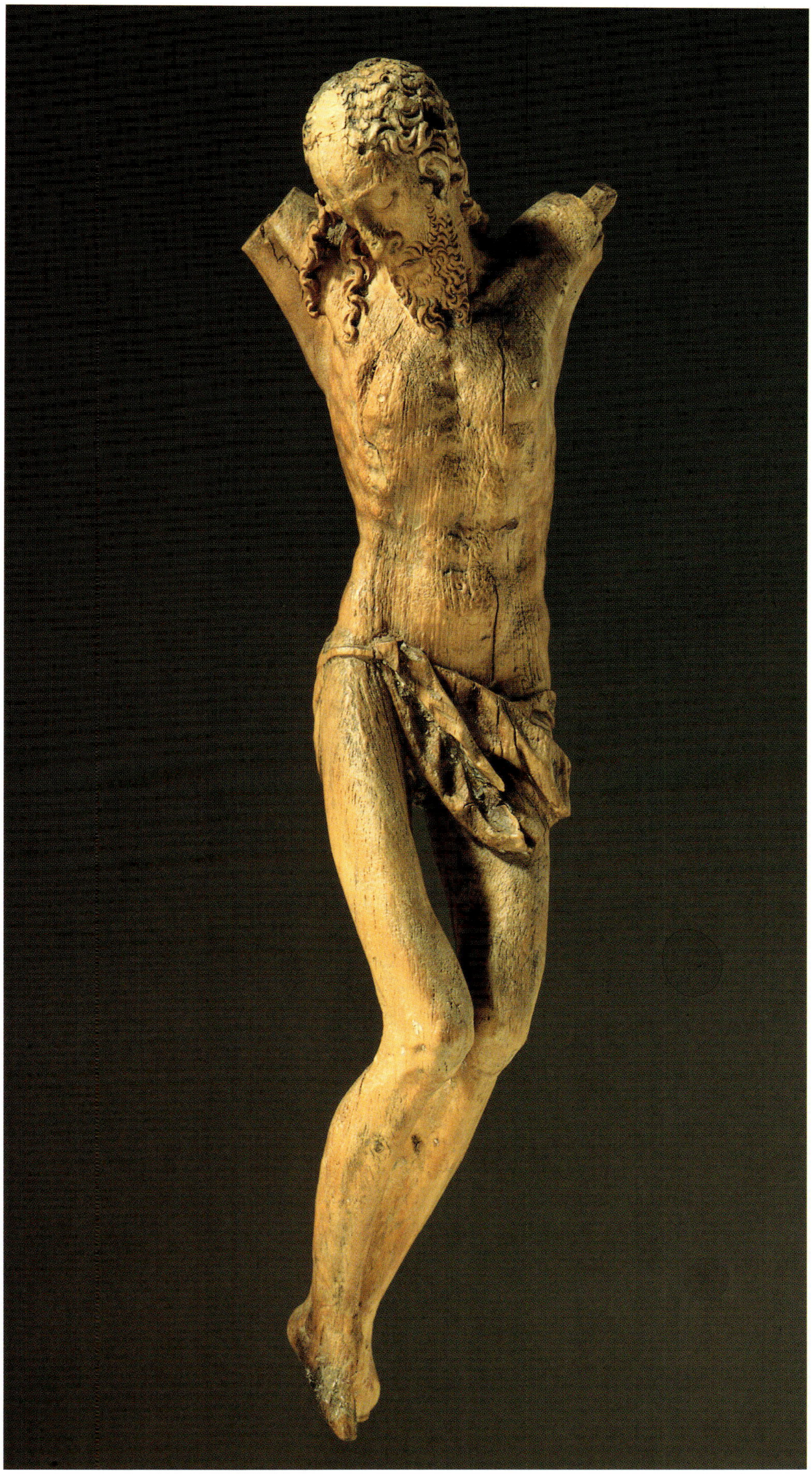

Jörg Zürn

Jörg d

Entwurfsriß für den Hochaltar im Münster zu Überlingen

Jörg Zürn, Mitarbeiter Tischler, 1613-14

Federzeichnung in verschiedenen Tinten, laviert, auf Papier, H. 110 cm, Breite 56 cm

Überlingen, Städtisches Museum

Der Entwurfsriß trägt oben neben der Marienkrönung zwei handschriftliche Beschriftungen, die fast von allen Bearbeitern verschieden entziffert wurden. Wahrscheinlich muß man sie wie folgt lesen; links: „Jerg Zirn / stein Vnd / Buildhawer / In Veberlingen / A 1614 / meister", rechts: „ Cristoff Graf / Schreiner In / Vberlingen / Zuo ......(?)". Die Beschriftung stammt höchstwahrscheinlich von Jörg Zürn, von dem wir nur eine Unterschrift kennen, die einen ganz ähnlichen Duktus hat. Ansonsten erinnern viele Buchstaben der Schrift an diejenige in den Ratsprotokollen von Waldsee, woraus man schließen kann, daß Jörg Zürn beim dortigen Ratsschreiber schreiben gelernt hat. Der Waldseer Schreiber hat einige Besonderheiten in seiner Schrift, die leicht zu Mißverständnissen führen können. Er verwandte eine „1" mit einem wagerechten Anstrich und einem i-Punkt, die also fast wie eine „3" aussieht, wie auf dem Riß, und ein „m" mit einer Unterschlinge, das einem „g" gleicht. Jörg Zürn hat die Beschriftungen bei den Heiligenfiguren Georg und Christoph auf dem Riß angebracht, die den Vornamen der beiden genannten Meister entsprechen, die aber nicht ausgeführt worden sind (ersetzt durch Jakobus und Andreas). Entweder wollte er eine Meister-Inschrift auf dem Altar anbringen, oder er hat nur den Riß signieren wollen. In Überlingen lebte 1622 ein Schreiner Joachim Graf, dessen Vater Christoph hieß und wohl Beziehungen zu Waldsee hatte. Nicht er, sondern Joseph Mutschelenbeck erhielt den Auftrag für das Schreinwerk des Altars; Graf könnte aber Jörg Zürn bei dem Entwurf geholfen haben.

Die Zeichnung besteht aus lauter verschiedenen Teilen und Stücken. Sie wurden nachträglich auf eine Leinwand geklebt. Dabei entstanden Risse und Brüche, die die Zusammenhänge weiter verunklären; der Grund wurde mit Tusche schwarz gemalt.

Das Schreinwerk der rechten Seite ist sehr sorgfältig und technisch genau gezeichnet. Es könnte von einem Schreiner stammen. Die linke Seite wurde von einem anderen Zeichner ergänzt. Dabei wurden die unteren beiden Drittel des Altars verbreitert. Die Figuren hat ein weiterer Zeichner skizziert. Es müßte Jörg Zürn sein. Er hat einiges geändert, z. B. die Hauptszene der Anbetung der Hirten gemäß der Verbreiterung auf ein extra Papier gezeichnet und eingeklebt. Daraus ergeben sich folgende Schlüsse:

Bei dem Riß handelt es sich höchstwahrscheinlich um die Visierung, die Jörg Zürn 1613 für die Auftragserteilung vorlegte und bei der ihm für das Schreinwerk ein Schreiner (Christoph Graf ?) half. Der Riß diente dann als Werkzeichnung, die gemäß der sich ändernden Planung laufend überarbeitet wurde.

Interessant ist, daß die Skulpturen der unteren beiden Geschosse, die Jörg Zürn selbst als Schnitzer zugeschrieben werden können, fast genau so ausgeführt wurden, wie sie auf dem Riß gezeichnet sind. Alle anderen (außer der Marienkrönung) weichen mehr oder weniger von dem Entwurf ab. Man kann daraus rückschließen, daß tatsächlich Jörg Zürn der Zeichner und der Schnitzer der unteren Figuren war, und daß die Schnitzer der oberen veränderten Figuren mehr Selbständigkeit hatten als gewöhnliche Gesellen in der Werkstatt, was die Hypothese stützt, daß es sich um Jörgs Brüder und seinen Vater handelt.

Lit. ZM J 5

Jörg c

Kruzifixus

Jörg Zürn, um 1613

Holz, abgelaugt, H. des Korpus ca. 130 cm

Schloß Heiligenberg, Bodenseekreis, Gruftkapelle

Das Kruzifix, das vom Hörihof bei Heiligenberg stammt, ist das bedeutendste Werk von Jörg Zürn vor dem Überlinger Hochaltar. In der kraftvollen Plastizität und ausgeprägten Muskulatur ähnelt es sehr den Steinfiguren am Marienaltar der Familie Betz im Überlinger Münster (1607-10). Das rechtfertigt die Zuschreibung an Jörg Zürn. Doch ist die dortige Steifheit überwunden. Die natürliche Haltung steigert den menschlichen Ausdruck.

Lit. ZM J 4

s. Abb. 2 Seite 5 und Abb. 148 S. 139

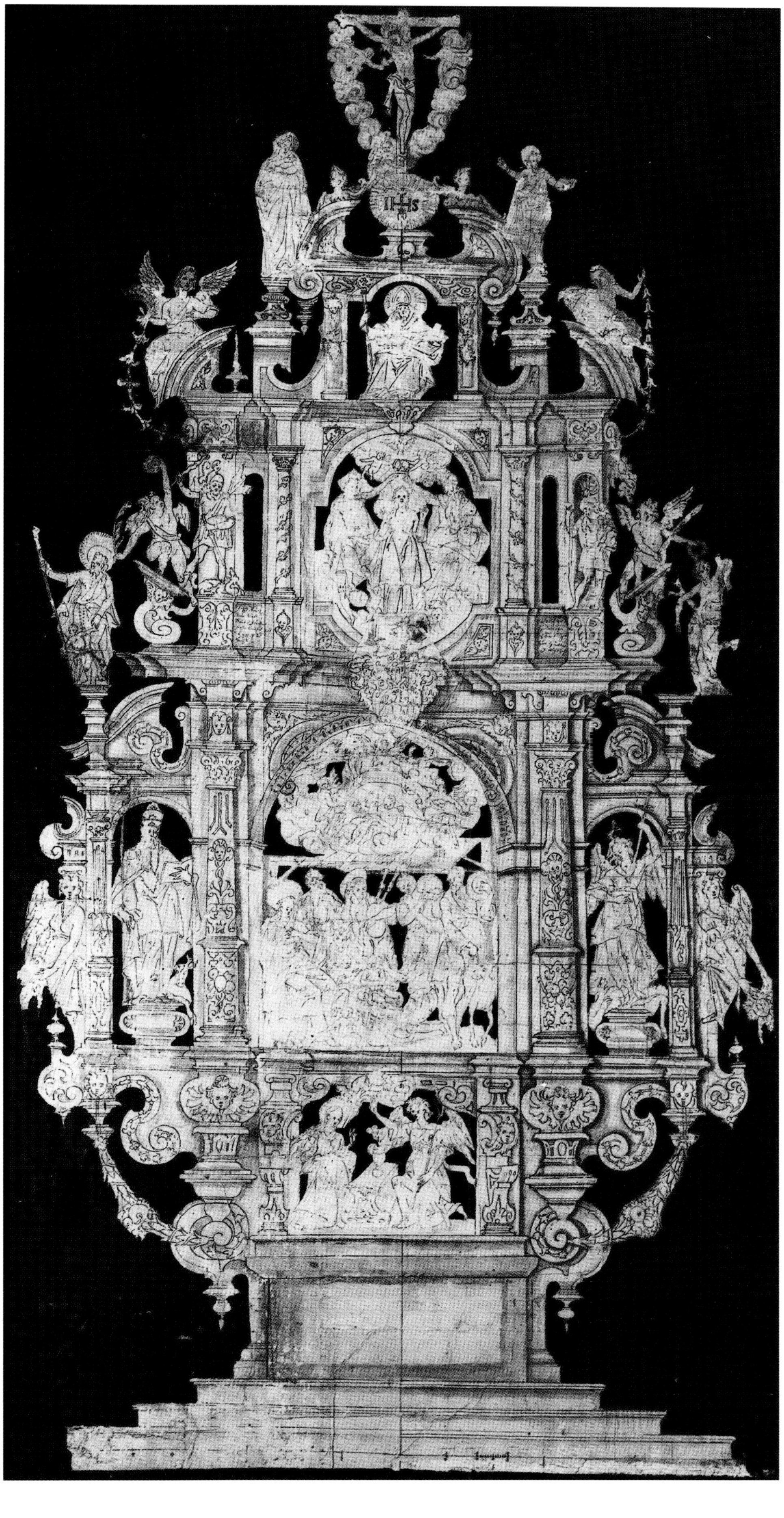
Abb. 35

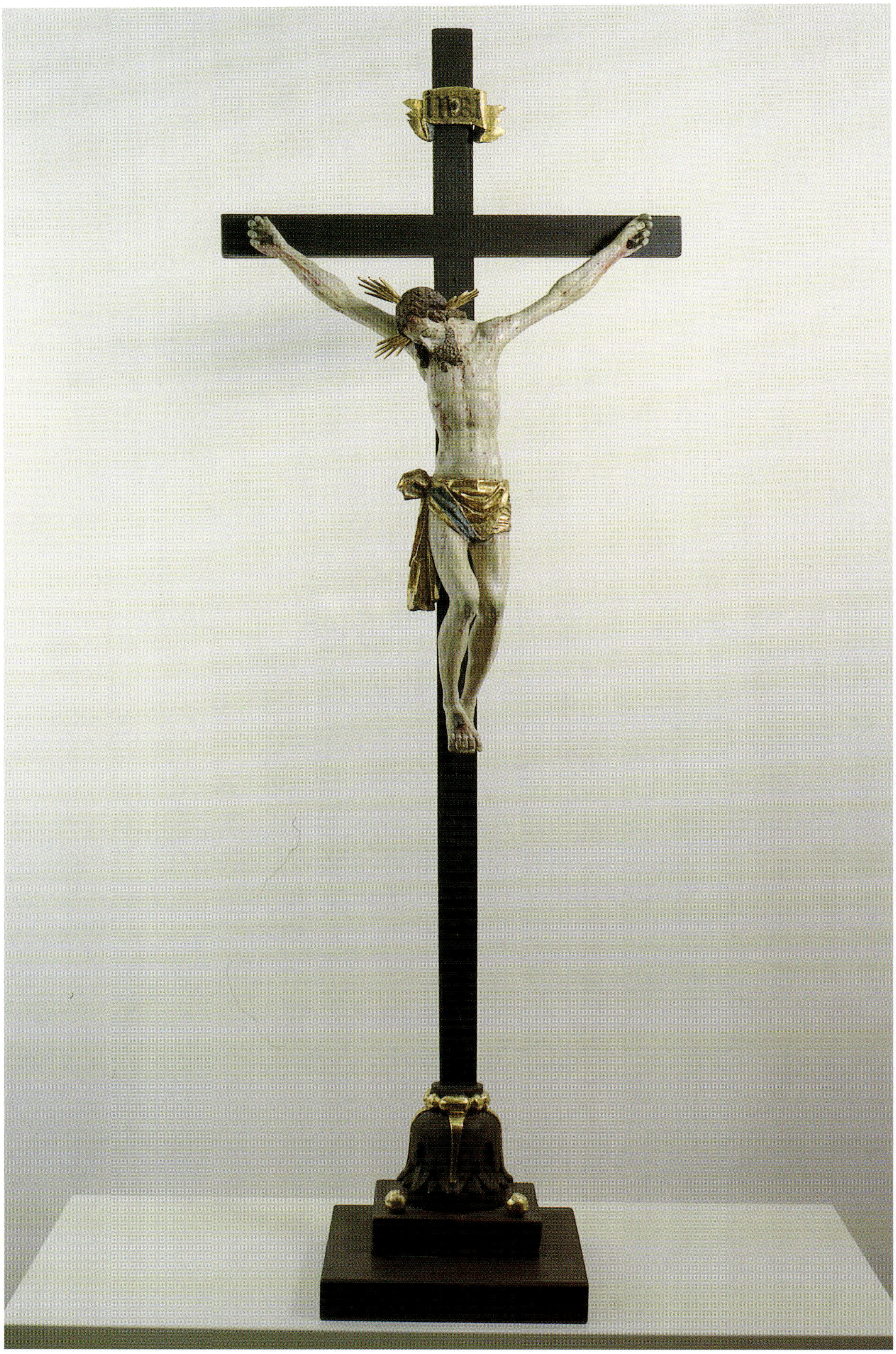

Jörg h

Kruzifixus

Jörg Zürn, um 1620

Holz, neu gefaßt, H. bis zum Scheitel 46 cm, Finger teilweise ergänzt.

Mühlheim an der Donau, Kreis Tuttlingen, Museum im Vorderen Schloß.

Das Kruzifix zeigt die gleiche differenzierte Ausbildung der Muskulatur und denselben ernsthaften Ausdruck wie die anderen eigenhändigen Kruzifixe von Jörg Zürn aus dieser Zeit (Jörg c, l, o, p). Die Kopfform erinnert zudem an den Hirten mit Hund im Überlinger Hochaltar.

Auf das Werk machte Frau Dr. Angelika Müller-Scherf aufmerksam.

Unpubliziert Abb. 36

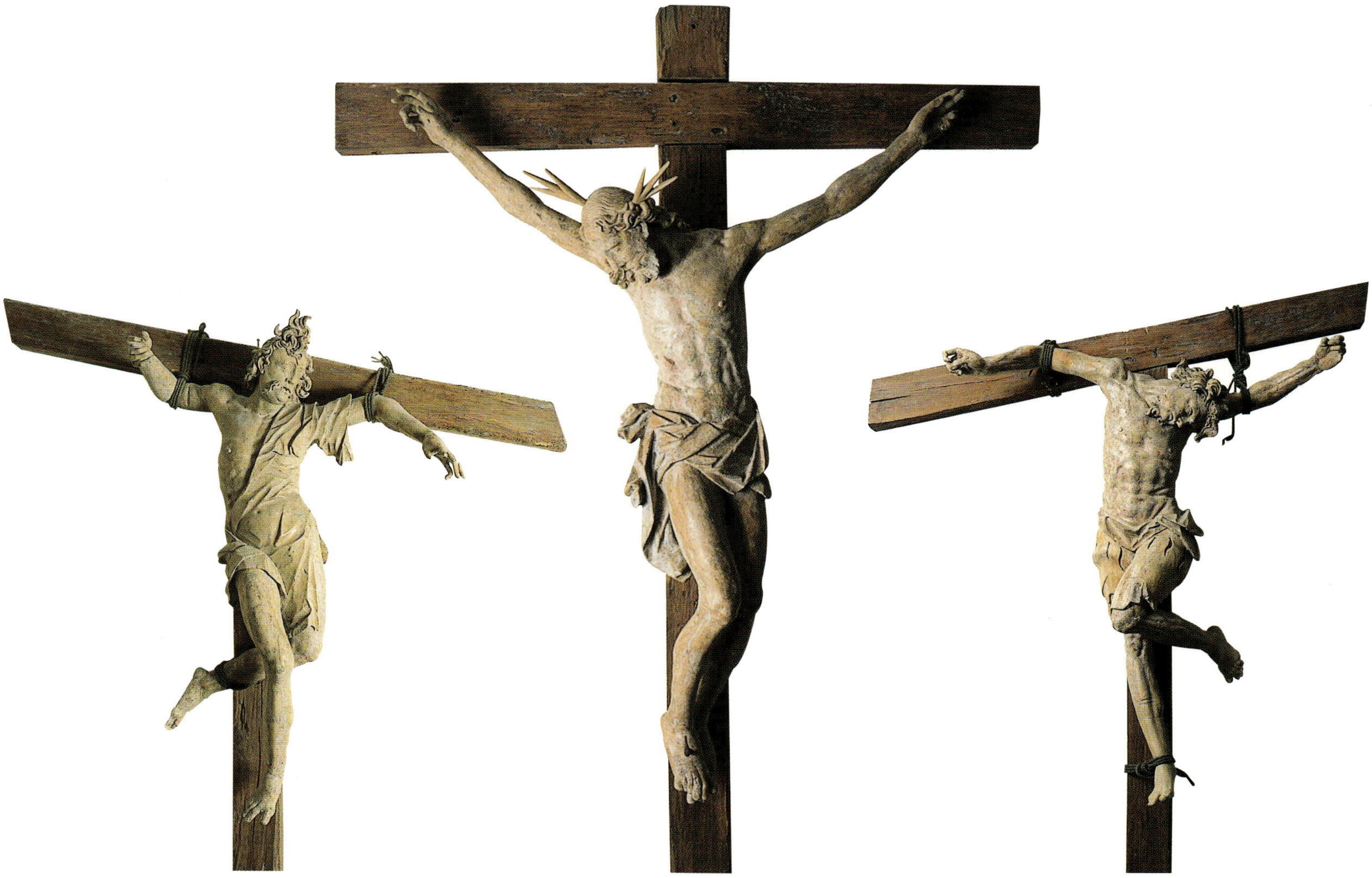

Jörg g

Kreuzgruppe mit Schächern

Jörg Zürn mit Werkstatt, 1617/20

Holz mit Resten alter Fassung, H. Christus 118 cm, H. Guter Schächer 118 cm, H. Böser Schächer 105 cm

Überlingen, Städtisches Museum

Die Gruppe stammt aus Goldbach, einem westlichen Vorort von Überlingen, aus einer offenen Kapelle, die zu dem sogenannten Maiengericht gehörte. Dort wurden jeweils nach Pfingsten jährlich Flur- und Weidestreitigkeiten geschlichtet. In den 1980er Jahren wurden die Figuren durch Abgüsse ersetzt und ins Überlinger Museum verbracht. Die schlichte Ausdruckskraft des Christus und besonders die dramatische Bewegtheit der Schächer lassen erkennen, daß die Konzeption der Figuren von Jörg Zürn stammt und sie in seiner Werkstatt verfertigt wurden. Die Ähnlichkeiten mit Figuren des Überlinger Hochaltars legen die Datierung unmittelbar nach dessen Vollendung nahe (später ließ in Jörg Zürns Werk der Schwung bald nach). Der Kruzifixus steht stilistisch zwischen dem in Heiligenberg, um 1613 (Jörg c), und dem kleinen in Orsingen, um 1620/25 (Jörg l). Die Schächer schließen mit ihren grotesken Bewegungen, manierierten Handhaltungen, differenzierten Gewändern und wilden Haarlocken unmittelbar an die Hirten des Überlinger Altars an. Originell ist die Idee, den Bösen Schächer mit dem Rest einer geschlitzten Hose zu bekleiden, wie sie die Landsknechte der Zeit trugen. Dieser Einfall stammt sicher von dem erfindungsreichen Meister Jörg selbst. Sonderbar ist die extra geschnitzte, aufgetürmte Stirnlocke des Guten Schächers. Ansätze solcher Locken, aber nicht so unorganisch, finden sich am Überlinger Altar bei mehreren Hirten und beim Hl. Sebastian. Einen ähnlich unmotivierten Schopf hat der Hl. Johannes unter dem Kreuz in der Bekrönung des Altars. Diese Figur ähnelt auch in der Haltung und der Gesichtsbildung den Goldbacher Schächern, so daß man annehmen kann, daß der gleiche Geselle in Jörgs Werkstatt beide Werke schuf.

Lit. Wolfgang Woerner, Die Schächerkapelle und das Maiengericht bei Überlingen-Goldbach, In: Denkmalpflege in Baden-Württemberg. 16 (1987) II 112-115.

Abb. 37, 38, 39

Jörg Zürn

Jörg p

Kruzifixus

Jörg Zürn, 1625/30

Holz, neu gefaßt,
H. bis zum Scheitel 77 cm

Überlingen, Spital (Altersheim)

Das Kruzifix ähnelt sehr dem kleinen in Orsingen (Jörg l) und ist deshalb auch Jörg Zürn zuzuschreiben. Vielleicht war bei der Ausführung die Werkstatt beteiligt. Die stark zurückgebogenen Hände deuten darauf, daß das ursprüngliche Kreuz runde Balken wie Äste hatte.

Lit. ZM J 17 Abb. 40

Jörg e

Kruzifixus

Jörg Zürn, 1615/20

Holz, alte Fassung 17/18. Jh., altes INRI-Schild, H. bis zum Scheitel 96 cm

Kißlegg, Schloßkirche, Katholische Kirchengemeinde Kißlegg

Dieser Kruzifixus gehört zu der Reihe ähnlicher Stücke aus der Werkstatt von Jörg Zürn aus der Zeit nach dem Überlinger Hochaltar. Seiner Qualität und seinem Ausdruck nach dürfte er eine eigenhändige Arbeit von ihm sein. Die Kenntnis dieses Werks verdanken wir Herrn Max Scharpf in Kißlegg.

Unpubliziert Abb. 41

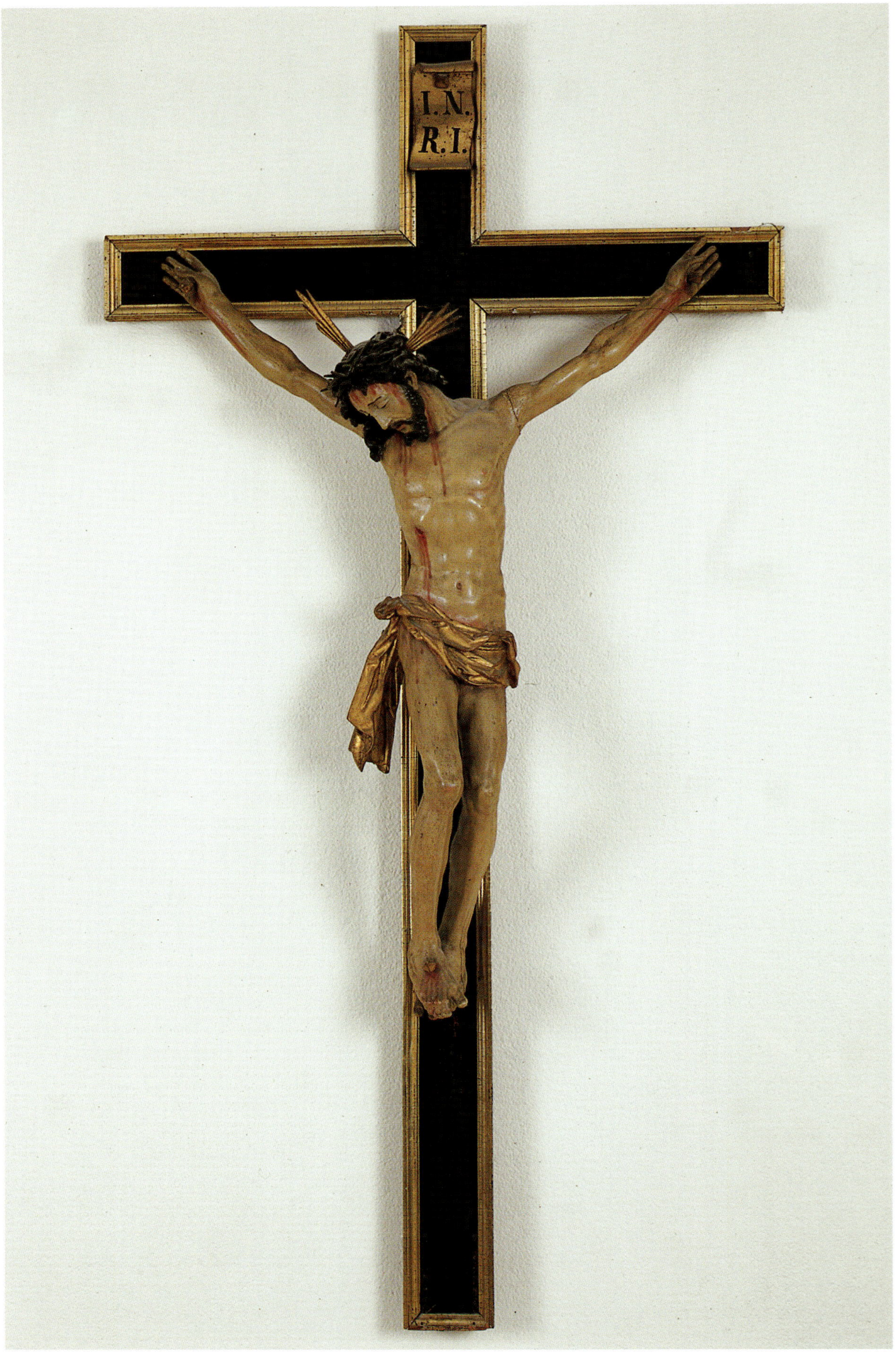

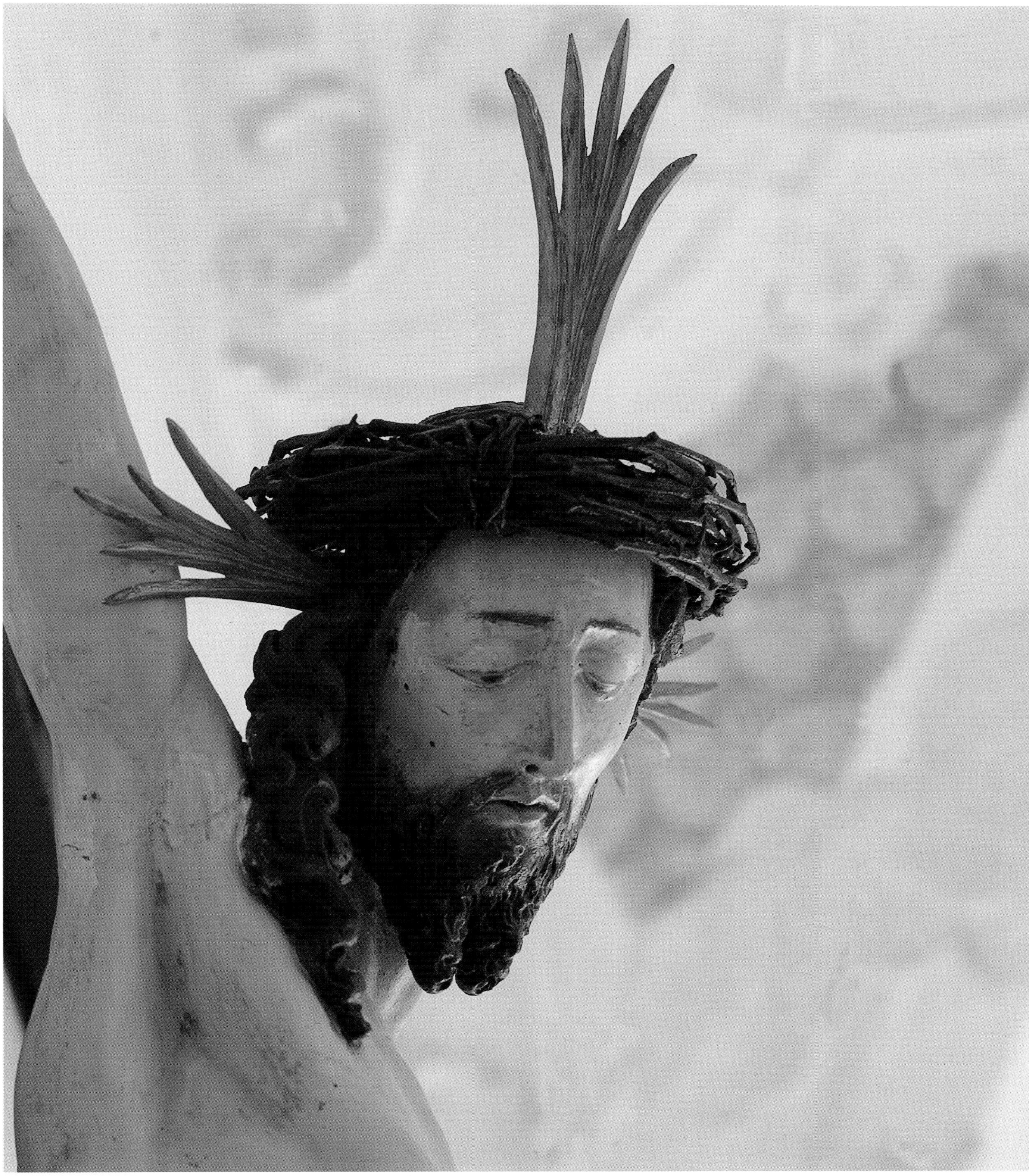

Jörg Zürn

Jörg l

Kruzifixus

Jörg Zürn, um 1620/25

Holz, wohl Obstbaum, H. des Corpus 27 cm, Gesamthöhe mit originalem geschnitztem Kreuzfuß 69,5 cm. Erneuert: Vorderteil des linken Fußes, alle Finger außer dem rechten Zeigefinger, Schriftband INRI. Kreuz vielleicht original

Orsingen, Kreis Konstanz, Pfarrkirche St. Peter und Paul

Das Kruzifix ist das bedeutendste erhaltene Werk Jörg Zürns nach dem Überlinger Hochaltar und ein Nachweis seiner hohen Meisterschaft auch in dieser Zeit, in der offenbar die großen Aufträge ausblieben. Die Darstellung des Körpers mit ihrer detaillierten Muskulatur ist gegenüber dem Heiligenberger Kreuz (Jörg c) lebendiger und natürlicher geworden. In Körpersprache und Gesicht ist das Leiden intensiv ausgedrückt.

Lit. ZM J 14 Abb. 42

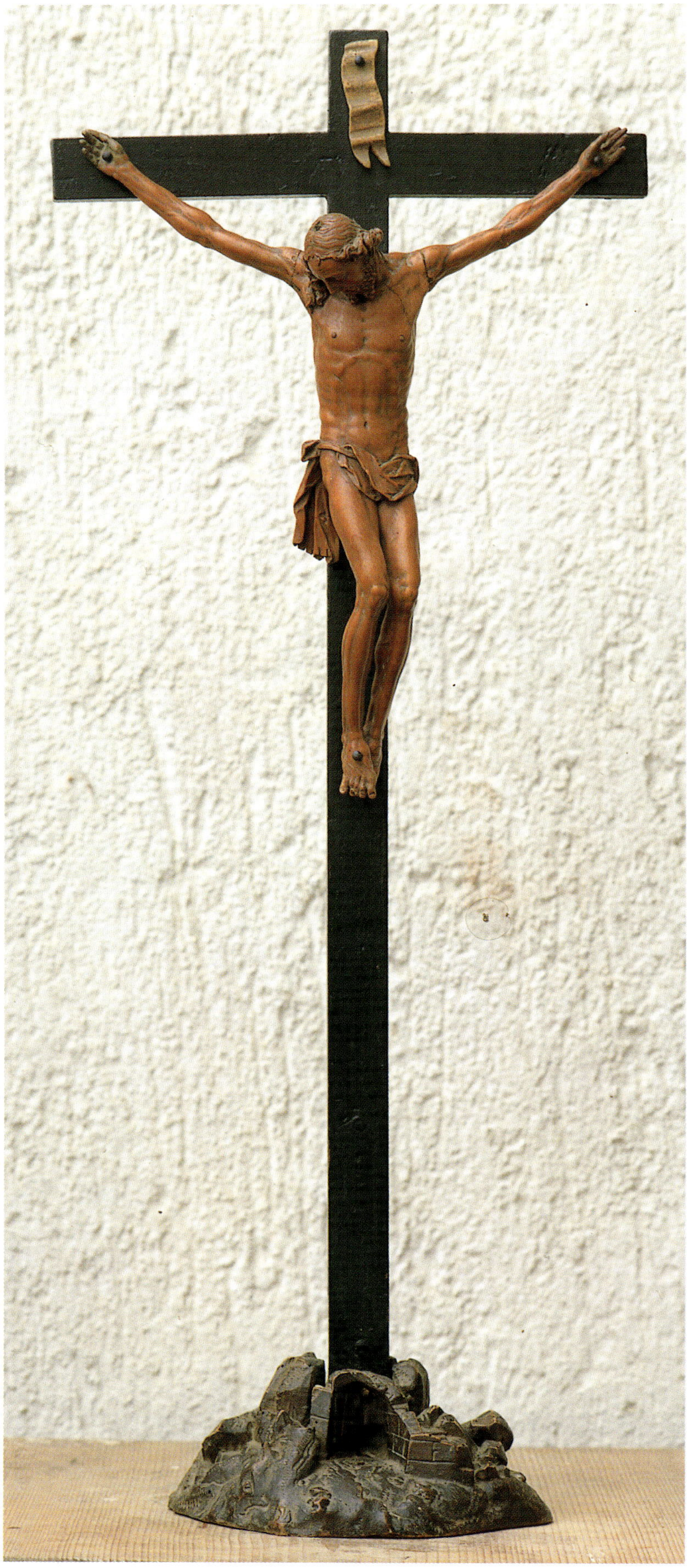

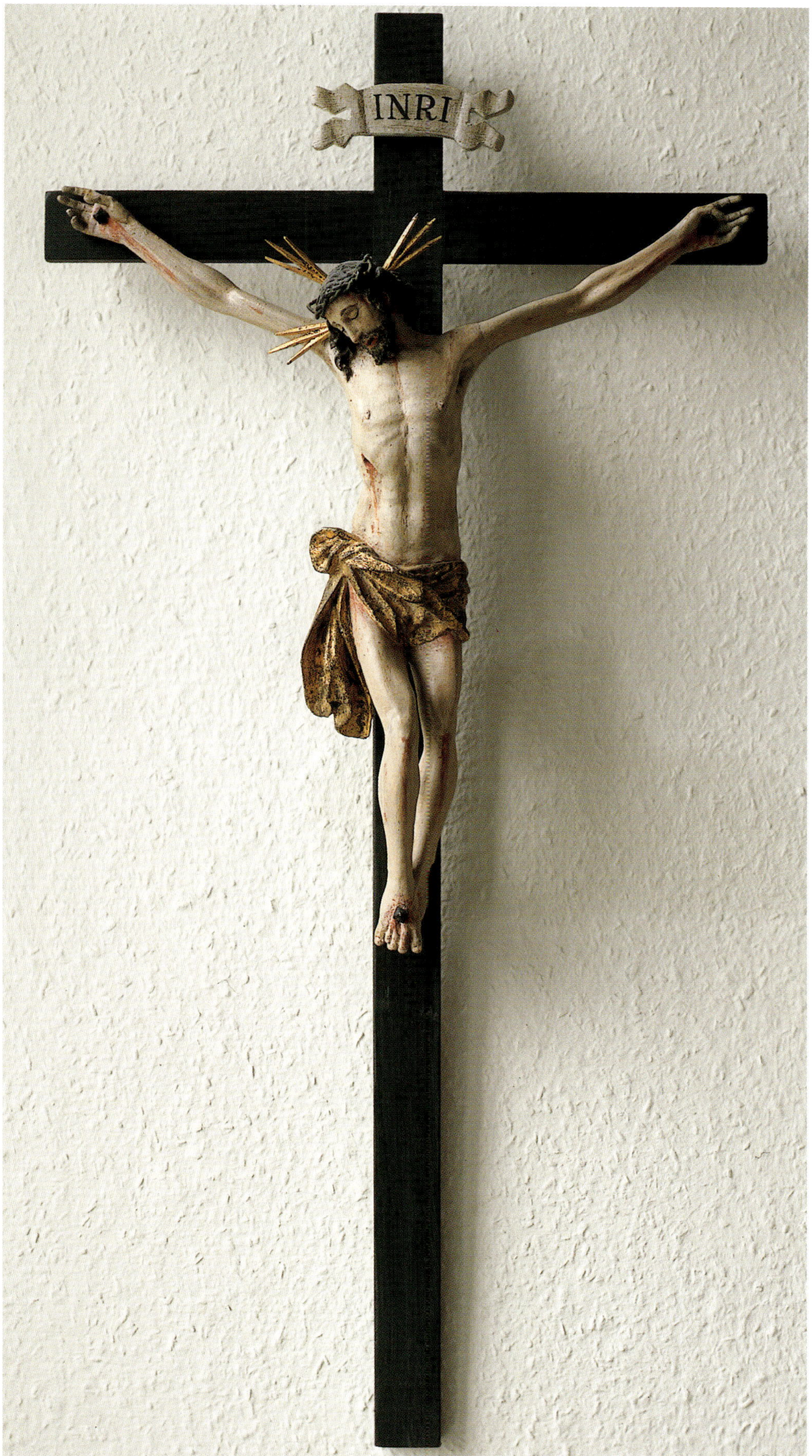

Jörg m

Kruzifixus

Jörg Zürn, um 1620/25

Holz mit wohl ursprünglicher farbiger Fassung, H. 28 cm, rechter Daumen, Mittel und Ringfinger erneuert

Herlazhofen, Kath. Pfarramt St. Stephanus

Das Kruzifix ähnelt sehr dem in Orsingen und dürfte auch von Jörg Zürn eigenhändig sein. Es hat ebenfalls einen starken und ernsthaften Ausdruck. Die Entdeckung ist Dr. Manfred Thierer in Leutkirch zu verdanken.

Unpubliziert Abb. 43

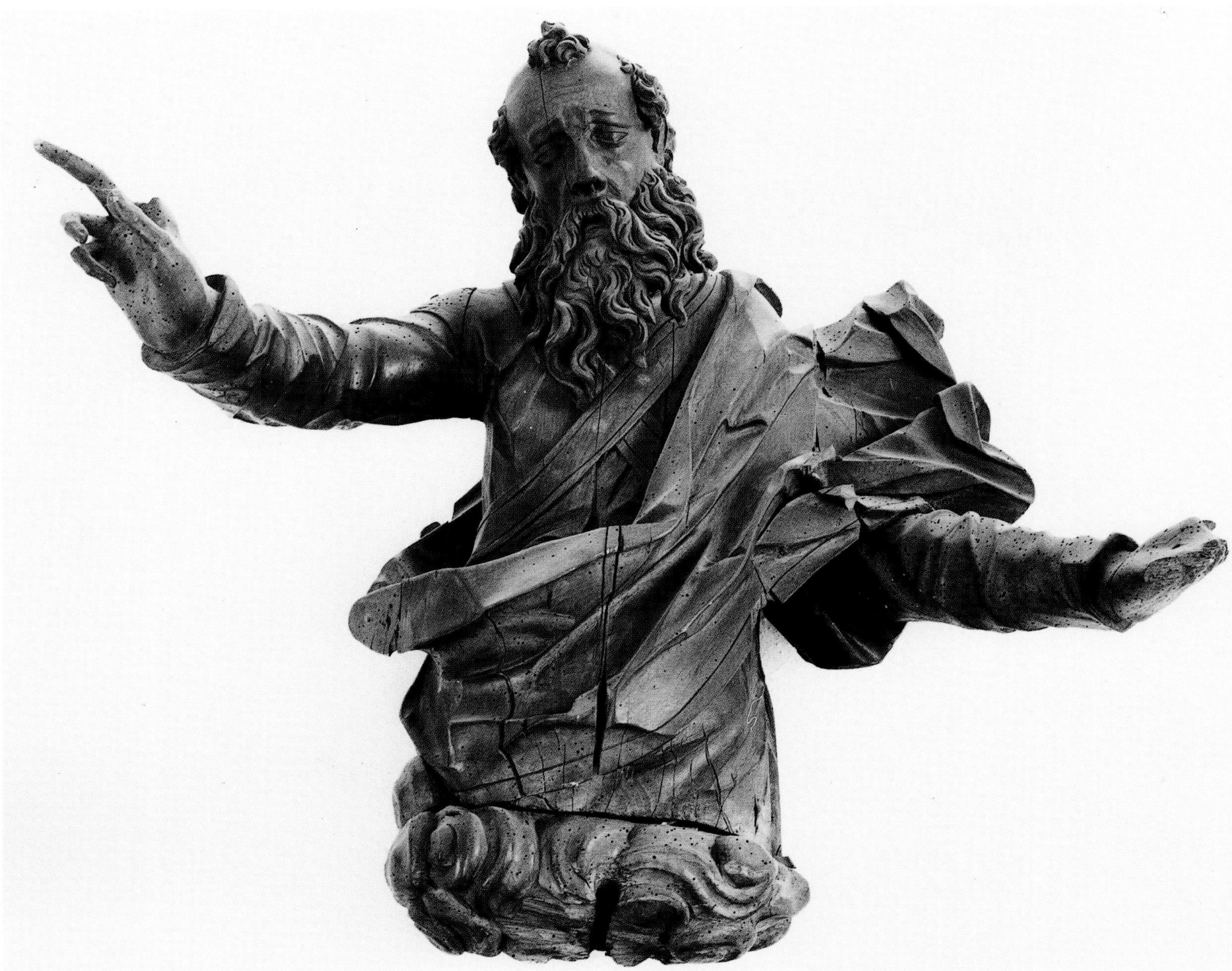

Jörg i

Gottvater

Jörg Zürn, Werkstatt, um 1620

Überlingen, Städtisches Museum

Holz, dunkel gebeizt oder lackiert,
H. ohne Wolkensockel 54 cm, Breite von Hand zu Hand 76 cm, alle Finger der linken Hand, Zeigefinger und Daumen der rechten Hand fehlen.

Die Halbfigur könnte von der Bekrönung eines Altars stammen. Sie zeigt Verwandschaft mit den Figuren vom Orsinger Hochaltar, die wir Hans d.Ä. Zürn und einem Gesellen von Jörg Zürn zuschreiben (HÄ c), aber auch mit den Hirten vom Überlinger Hochaltar von Jörg und mit dem dortigen Hl. Rochus, den wir Martin Zürn zuordnen. Doch mit keinem dieser Werke stimmt der Stil ganz überein, so daß man sie als qualitätvolle Arbeit aus der Werkstatt Jörg Zürns ohne nähere Präzisierung bezeichnen muß.

Lit. ZM, J 12 Abb. 44

Jörg q

Hl. Johannes der Täufer

Jörg Zürn, Nachfolge, um 1630/40

Holz ohne Fassung, Dreiviertelfigur, H. 52 cm, rechter Arm und linker Unterarm fehlen.

Friedrichshafen, Zeppelinmuseum

Der Typus folgt den Vorbildern am Überlinger Hochaltar und an der Schächergruppe in Überlingen (Jörg g). Doch ist das Werk im Detail schematischer und wird wohl nicht in der Überlinger Werkstatt entstanden sein.

Lit. ZM WU 46 Abb. 45

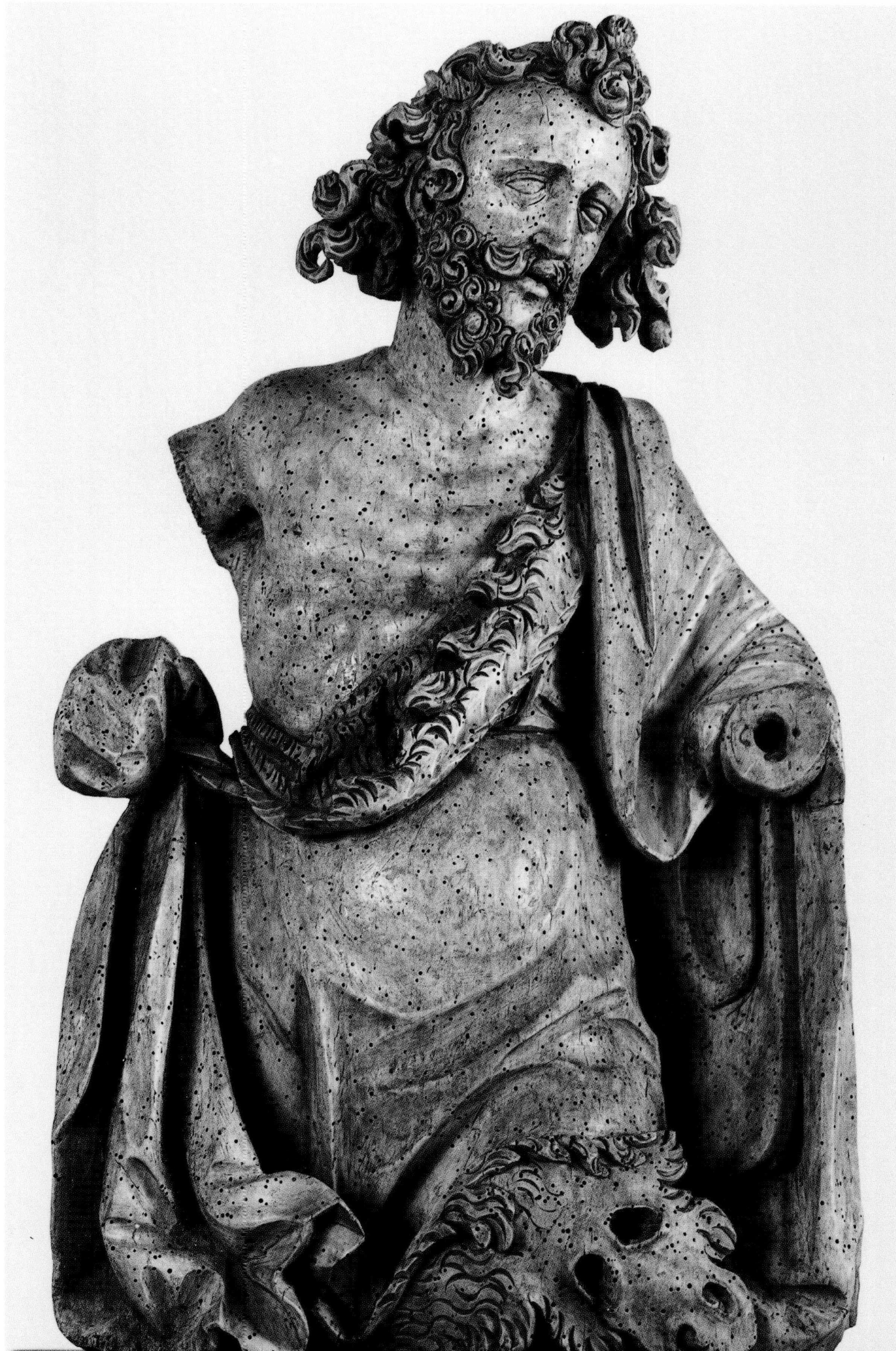

Jörg Zürn

Jörg n

Heiliger Sebastian

Jörg Zürn, um 1625

Alabaster, ursprüngliche farbige Fassung, H. 40 cm

Privatbesitz

Der Typus des Hl. Sebastian, den Jörg Zürn im Marienaltar der Familie Betz in Überlingen (ZM, J 1) sozusagen klassisch formuliert hatte, ist hier zu größerer Beweglichkeit und Lebensnähe weiterentwickelt. Das entspricht dem Stil und der Ausdruckskraft des Orsinger Kruzifixus (Jörg l). Die vergleichbaren Sebastiansfiguren der Brüder Zürn bleiben dagegen insbesondere in der Muskulatur schematischer; siehe insbesondere die Martin Zürn zugeschrieben Sebastians-Figur in der Bekrönung des Hochaltars der Waldseer Frauenbergkapelle (ZM, GW 2). Sogar der fast barocke Sebastian in St. Georgen an der Mattig, 1645/49, dem Michael Zürn zugeschrieben (ZM, GW 13), gehorcht noch einem starren anatomischen Typus. Das Engelchen zu Füßen des Heiligen ist vergleichbar mit den bekrönenden Engeln auf Jörg Zürns Grabmälern in Orsingen und Weiterdingen (ZM, J 9 und 19).

Der Hl. Sebastian, der in dieser Zeit neben dem Hl. Rochus als Helfer gegen die Pest verehrt wurde, ist hier mit einem Engelchen dargestellt, das seine Fesseln löst. Damit ist angedeutet, daß der Märtyrer durch die Beschießung mit Pfeilen nicht getötet wurde. Er wurde von frommen Frauen gesundgepflegt, trat erneut vor den römischen Kaiser, bekannte seinen christlichen Gauben, und wurde daraufhin mit Keulen erschlagen.

Unpubliziert Abb. 46

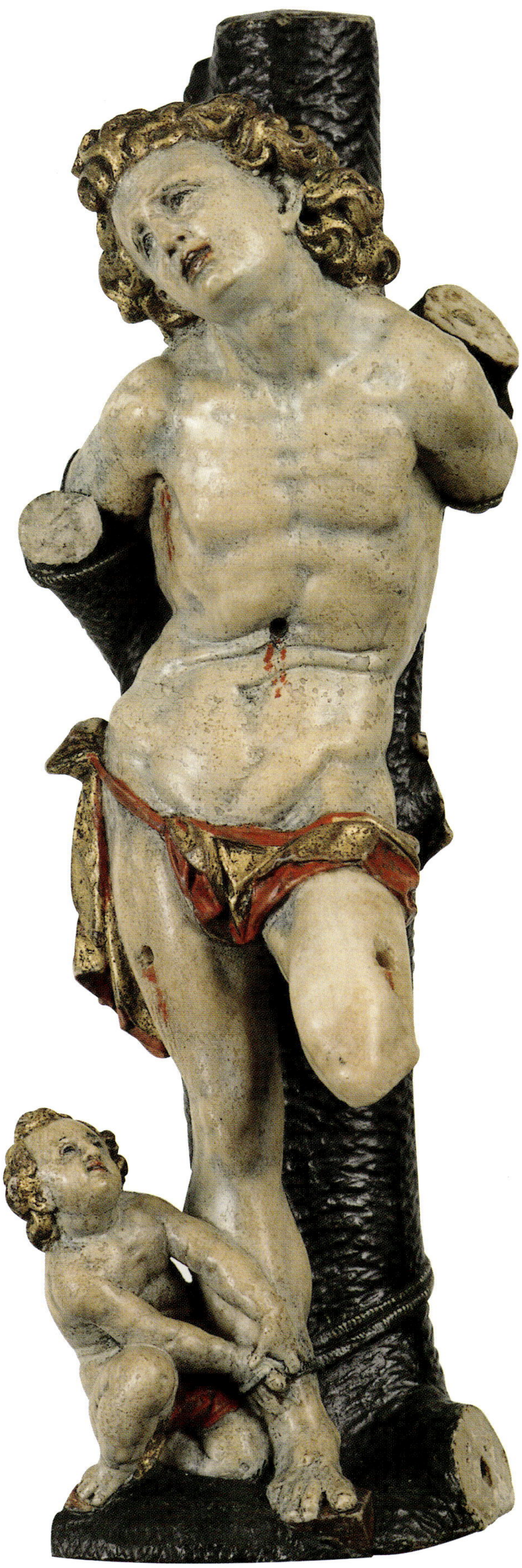

Jörg b

Büttenmann (?)

Jörg Zürn, 1610

Kirschholz, H. 29,2 cm, Stab Silber, rechte Hand ergänzt, Knöchel gebrochen und alt repariert

Privatbesitz

Die Signatur GZ (ligiert) am Wams und das Datum 1610 an der Plinthe weisen die Figur als Werk von Jörg Zürn 1610 aus. Der stilistische Vergleich mit anderen Werken Jörg Zürns aus dieser Zeit bestätigt die Bestimmung. Der Hl. Sebastian in der Bekrönung von Jörg Zürns Marienaltar der Familie Betz in Überlingen von 1607/10 steht in einem ähnlich gewundenen Kontrapost und hat die gleiche abgeknickte Handhaltung, wie sie sich auch mehrmals bei den Hirten und den großen Heiligen Silvester und Michael am Überlinger Hochaltar von Jörg Zürn 1613/16 wiederfindet. Der Kopf- und Frisurtyp ist ebenfalls vergleichbar mit den Hirten, aber auch mit den Abendmahlsfiguren im Überlinger Sakramentshaus von Jörg Zürn um 1611 und mit frühen Arbeiten, die den Brüdern von Jörg Zürn zugeschrieben werden. Diese „Familienähnlichkeit" dürfte auf der engen Zusammenarbeit der Brüder insbesondere 1613-16 am Überlinger Hochaltar beruhen.

Die Statuette ist neben einem (verschollenen) Lüsterweibchen von Hans Zürn d. J. (ZM, HdJ 11) die einzige profane (nichtkirchliche) Figur im Gesamtwerk der Zürn. Die sorgfältige Schnitzerei in kostbarem Kirschholz und der silberne Stab weisen darauf hin, daß es sich um ein Kunstkammerstück für einen Sammler handelt. Seit der Renaissance gibt es im süddeutschen Raum dabei den Typ des „Büttenmannes", eines armen Mannes in zerlumpter Kleidung, der eine Bütte auf dem Rücken trägt, also wohl als Weinbauarbeiter gedacht ist. Es wäre möglich, daß zu dieser Figur ursprünglich auch eine Bütte, wohl aus Silber, gehört hat. Seit der italienische Frührenaissance des 15. Jahrhunderts amüsieren sich reiche Sammler gerne an der Darstellung armer zerlumpter Leute. Bei diesem Mann mit Hund fällt noch dazu auf, daß seine zerrissene Kleidung bürgerlichen oder gar höfischen Typs ist. Es könnte also entweder ein herabgekommener Bürger oder ein höfischer Bediensteter, vielleicht ein Jagdknecht, gemeint sein. Wahrscheinlich hat der Künstler die Figur auf Bestellung für einen vornehmen Sammler geschaffen.

Die Kenntnis der Statuette ist Alfred Schädler zu verdanken, der sie 1978 im Londoner Kunsthandel entdeckte.

Unpubliziert. Abb. 47

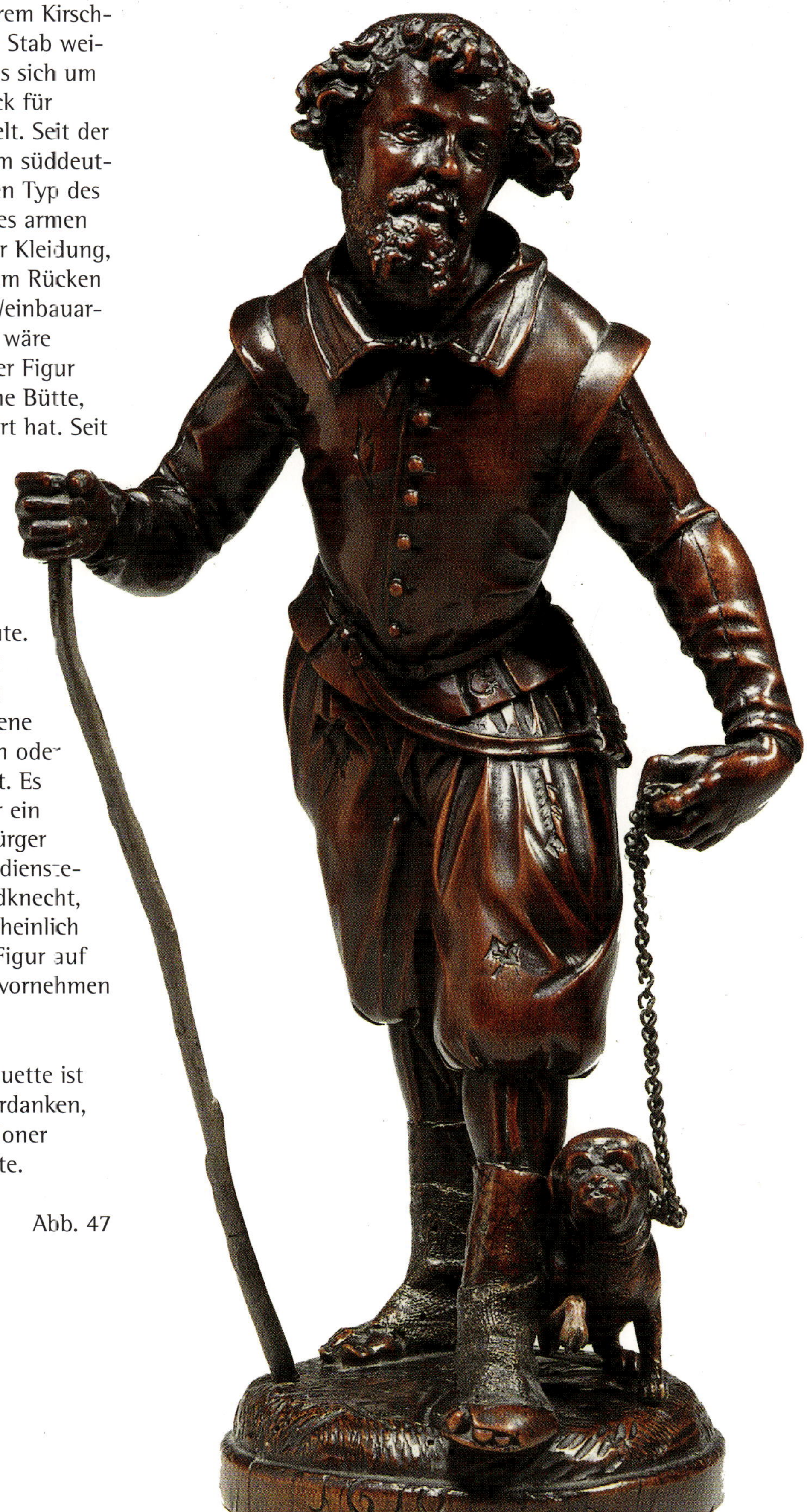

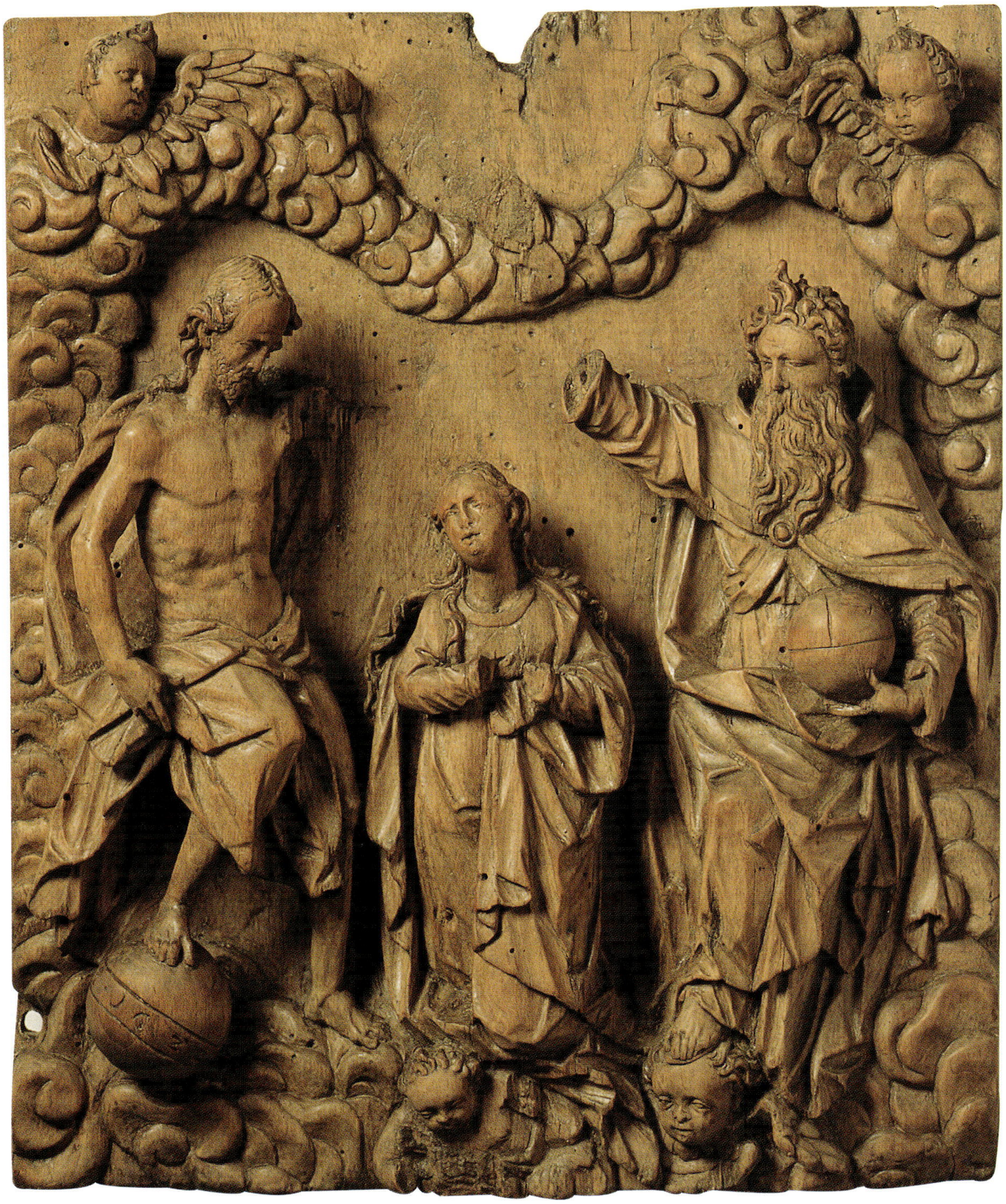

Jörg k

Krönung Mariae

Jörg Zürn, 1622

Relief, Lindenholz, original ungefaßt, mit Spuren einer späteren Farbfassung (abgelaugt). H. 28 cm, Br. 23,5 cm, T. 5 cm. Es fehlen: die Taube des Hl. Geistes, Engelskopf unter der Maria, die Hände Mariae, der linke Arm Christi, die rechte Hand Gottvaters und die Krone

Karlsruhe, Badisches Landesmuseum, Inv. Nr. C 10827

Das Relief ist an der Weltkugel signiert und datiert: G. 1622 Z. Die Signatur stammt fraglos von Jörg Zürn, in dessen Werk das Relief stilistisch zwischen dem Überlinger Hochaltar und dem Kruzifix in Orsingen (Jörg l) einzuordnen ist. Vielleicht ist das Relief ein Angebotsmodell für ein größeres Werk. (womöglich bezieht sich die Beschriftung unter der Signatur darauf: MK 100 R : Mariens Krönung 100 Rhein. Gulden. - ?)

Lit. ZM J 13. Katalog Die Bildhauerfamilie Zürn, Braunau am Inn, 1979, Nr. 59. Katalog Die Renaissance im Deutschen Südwesten, Heidelberg 1986, Nr. l 31.

Abb. 48

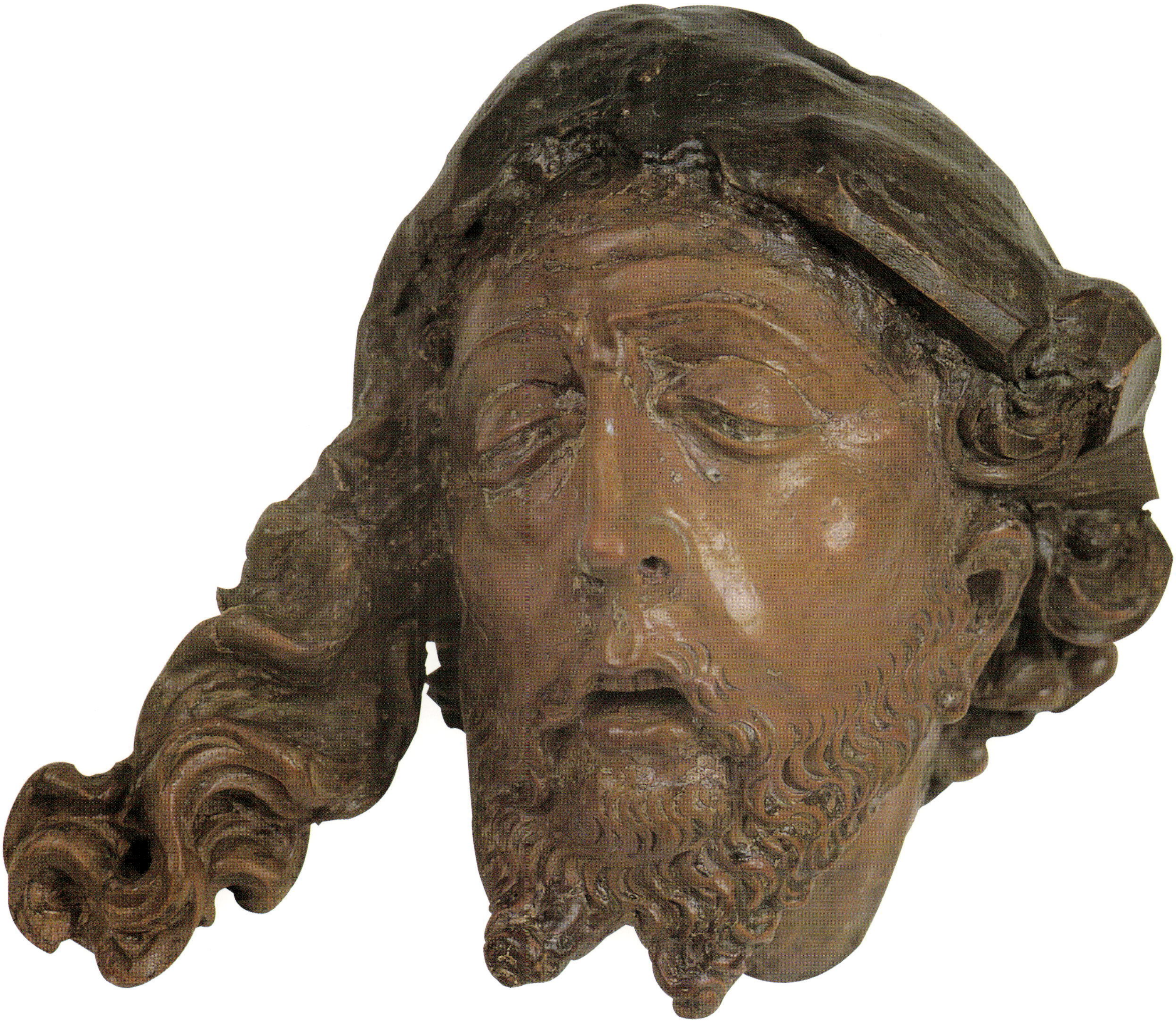

Jörg f

Christuskopf von einem Kruzifix (?)

Jörg Zürn, um 1615/20

Holz mit Spuren alter Grundierung. Zerstörte Haarpartien durch neuere Anstückungen kaschiert. H. 11,5 cm

Privatbesitz

Das Fragment stammt aus der Gegend von Aulendorf. Das Kruzifix, von dem es stammt, hat sich wohl längere Zeit im Freien befunden; daher die Zerstörungen. Die Ähnlichkeit mit dem Gottvater (Jörg i) und dem Kruzifix (Jörg p) begründen die Zuschreibung an Jörg Zürn.

Beindruckend ist der sehr intensive Ausdruck mit den gebrochenen Augen und dem geöffneten Mund. Dieses Werk zeigt die hohe Qualität und das Temperament des Jörg Zürn auch in der Zeit nach dem Überlinger Hochaltar, als er offenbar nur noch kleinere Aufträge hatte.

Unpubliziert Abb. 49

Hans Zürn der Jüngere

Sohn von Hans Zürn d. Ä., geboren um 1585 wohl in Waldsee. 1613-1622 in Buchhorn (heute Friedrichshafen) als Meister nachweisbar. Tätig in Buchhorn und im Allgäu.

Wichtigste Werke

1608	Stuttgart, Württembergisches Landesmuseum, Weiblich Heilige	HJ a
1622	Wangen im Allgäu, Rosenkranzaltar, Reste in Spitalkirche und Gottesackerkapelle	HJ d
um 1620/25	Privatbesitz, Anbetung der Könige	
um 1620/25	Deuchelried bei Wangen, Pietà	
um 1620/25	Ratzenried, Muttergottes	HJ f
um 1620/25	Wangen, Wolfgangkapelle, Kruzifix	HJ h
um 1620/25	Hagnaufurt, Figuren von einem kleinen Altar	HJ i

Hans Zürn d. J. wandelt den Stil der Zürn ins Kleinmeisterliche, Erzählerische und Lyrische ab.

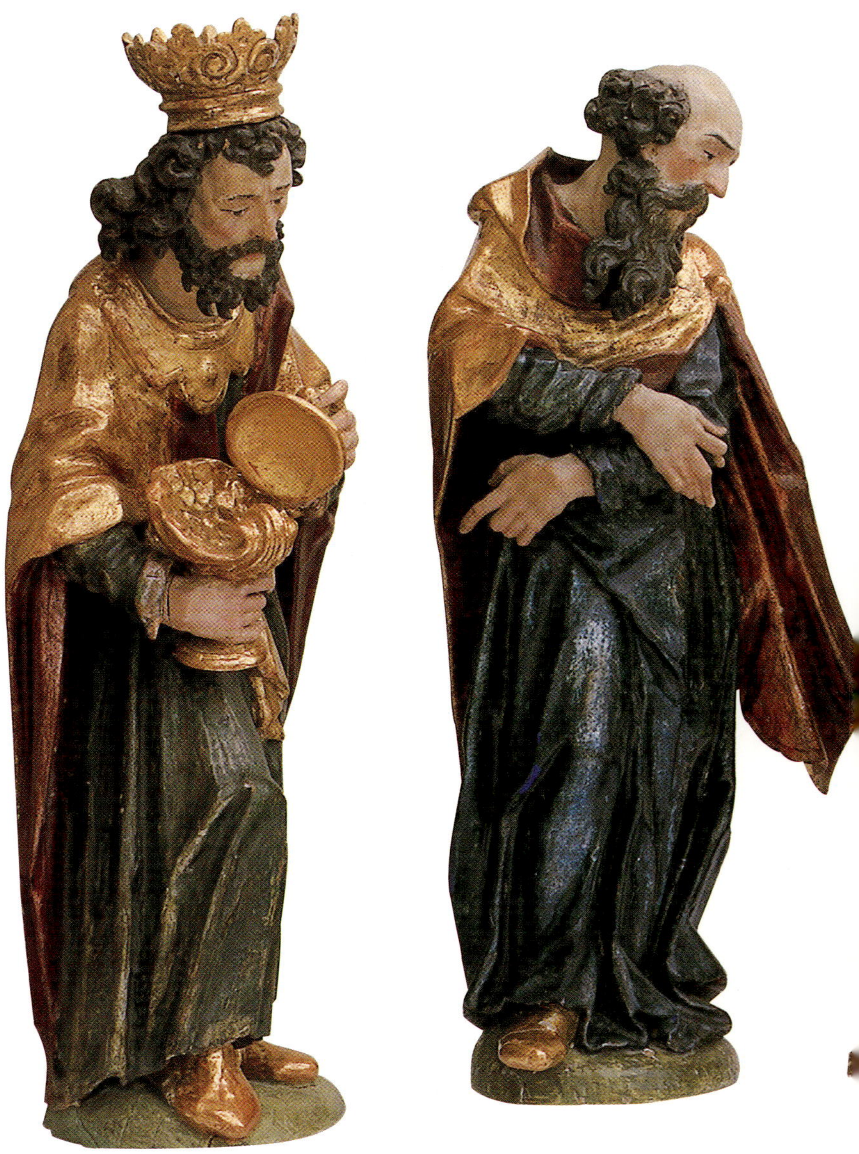

Abb. 50
Anbetung der Könige, Hans Zürn d. J. um 1620/25. Holz, Fassung wohl 18. Jh., darunter ältere Fassung, H. 29-43 cm. Privatbesitz (ZM HdJ 2).

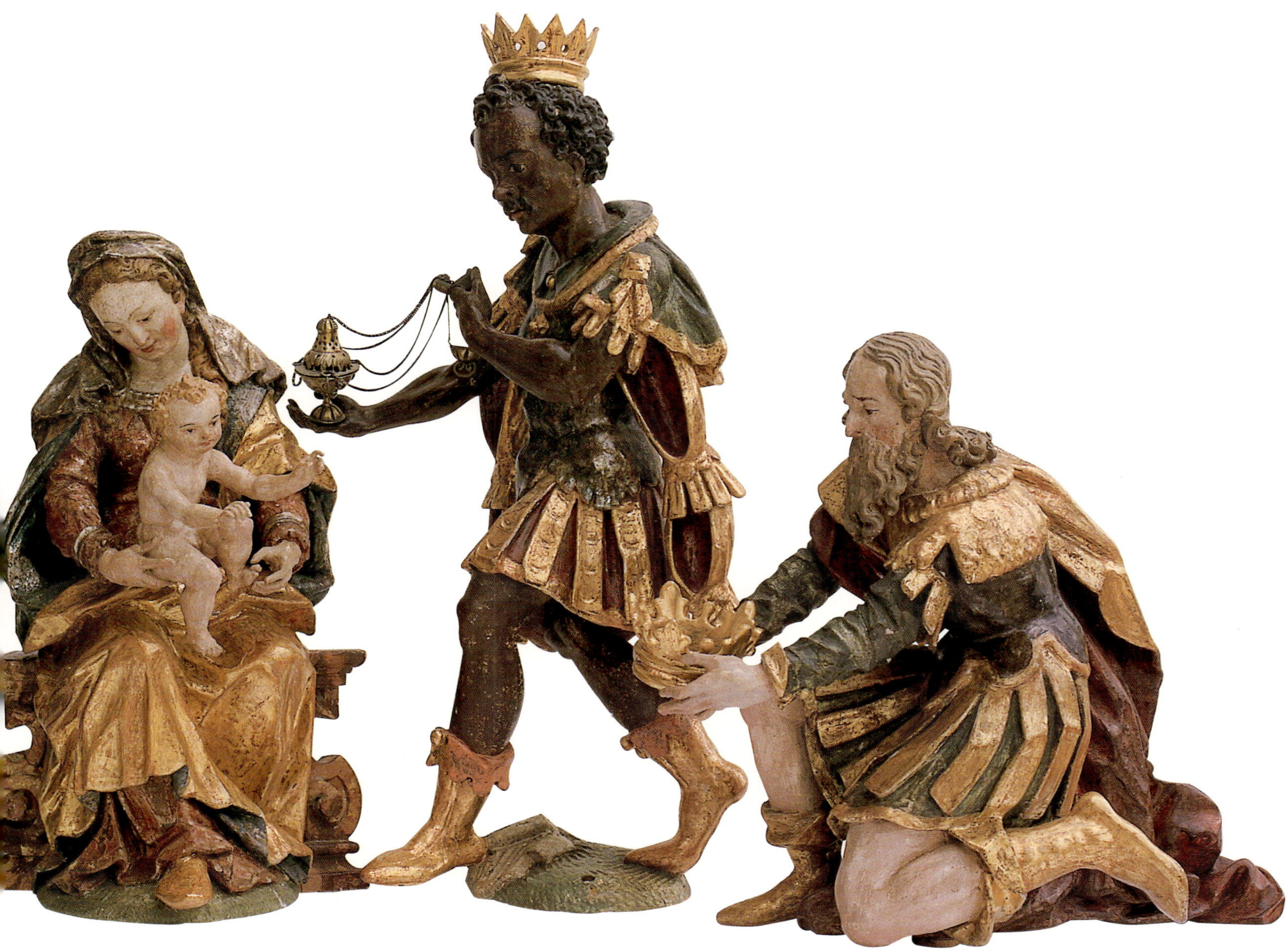

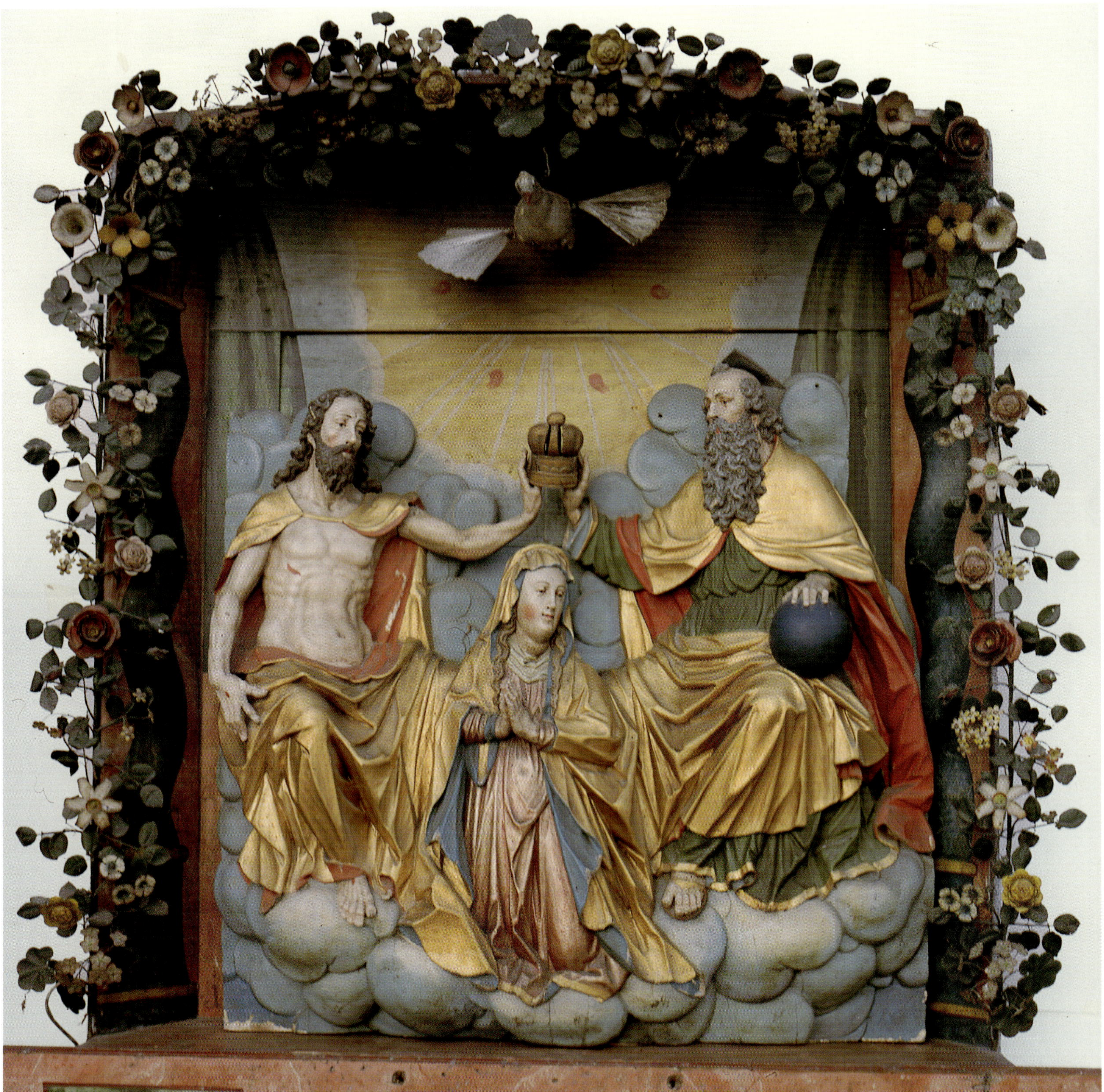

HJ c

Krönung Mariae

Hans Zürn d. J., um 1620

Relief, Lindenholz, Fassung 19. Jh., vermutlich 1830, H. bis zum Scheitel Gottvater 93 cm, bis zum Scheitel Christus 86 cm, Br. 95 cm

Abetsweiler, Gemeinde Bergatreute, Dorfkapelle

Das von A. Kasper neu entdeckte Relief steht im Gewandstil den beiden Figuren sehr nahe, die bisher vermutungsweise dem Rosenkranzaltar in Wangen (HJ d) von 1622 zugeordnet wurden, nämlich der Madonna und dem Salvator in der Spitalkirche in Wangen i. A. (ZM, HdJ 1), desgleichen auch der weiblichen Heiligen von 1608 (HJ a). Auch die Frauenköpfe sind sehr ähnlich. Eine weitere enge Beziehung zeigt sich in der Gestaltung der Köpfe und der Anatomie zu der Pietà in Deuchelried (ZM, HdJ 5) und zu dem Kruzifix in der Wolfgangskapelle in Wangen (HJ h), beide um 1620/25 zu datieren. So ergibt sich ein bereichertes und abgerundetes Bild des großplastischen Werks von Hans Zürn d. J.

Lit. Alfons Kasper, Über die Waldseer Bildhauer-Werkstätten der Zürn, Bendel, Grassender und Reusch, Heilige Kunst, 16/17 (1968/1969) 23 Abb. 51

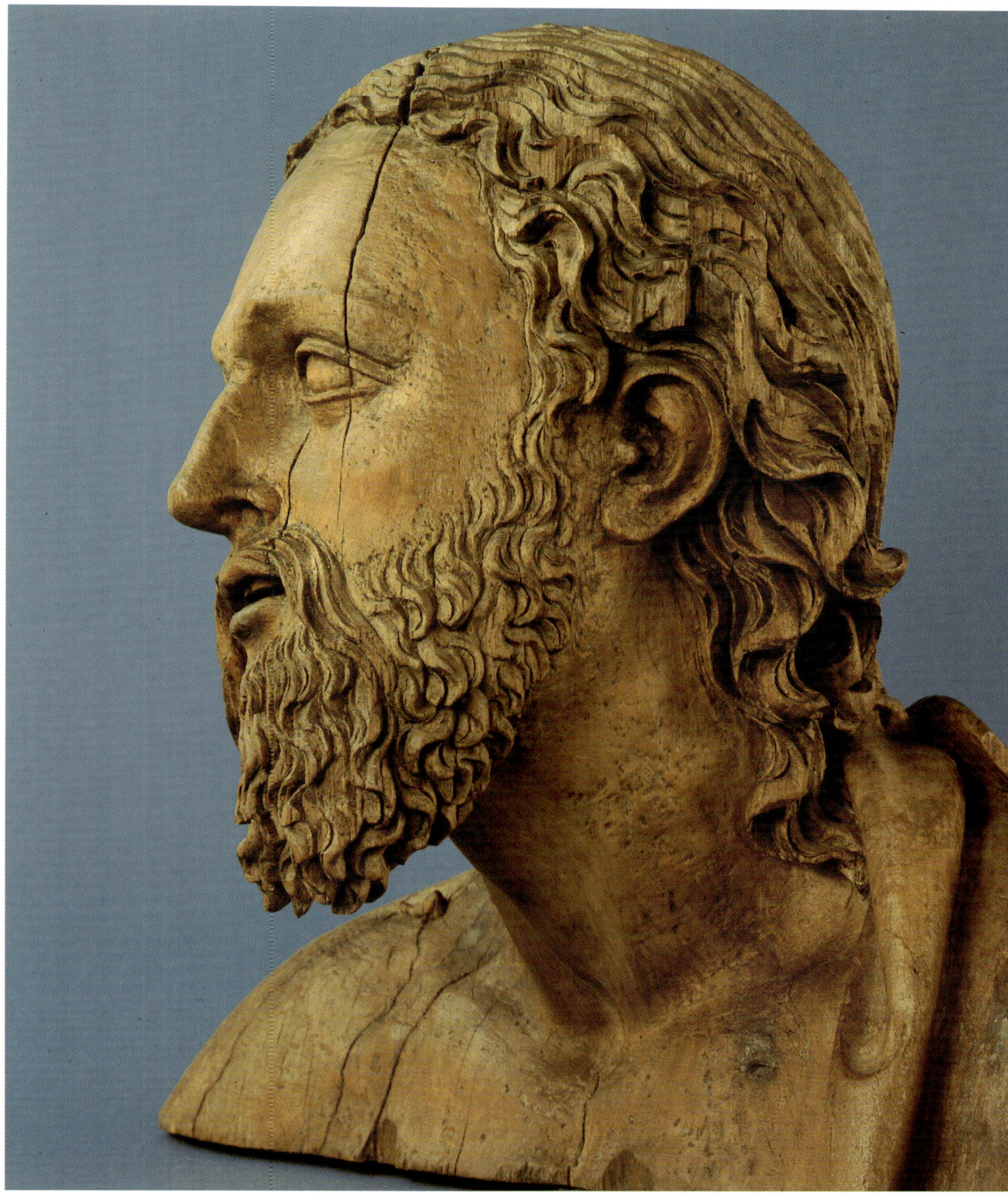

HJ e

Johannes d. T. (?)

Hans Zürn d. J. (?), um 1620/25

Büste (Fragment, wohl von einer ganzen Figur), Holz, H. 30 cm, Br. 34 cm

Konstanz, Rosgartenmuseum

Die Stimmung und viele Details dieses Kopfes stimmen mit den Rosenkranzreliefs aus Wangen (HJ d) und anderen Werken von Hans Zürn d. J. überein.

Lit. ZM, HdJ 3 Abb. 52

Hans Zürn der Jüngere

HJ k

Pietà

Hans Zürn d. J., um 1625

Lindenholz, wohl ursprüngliche Fassung, H. 29,5 cm

Privatbesitz

In den Gewand-Details und den Kopfformen finden sich viele Übereinstimmungen mit den Reliefs vom Wangener Rosenkranzaltar (HJ d), der für Hans d. J. gesichert ist, und mit der Anbetung der Könige in Privatbesitz (ZM, HdJ 2). Gegenüber der Pietà in Deuchelried (ZM HdJ 5), in der das Thema monumental dargestellt ist, ist hier die Trauer intimer und persönlicher erfaßt, insbesondere dadurch, daß Maria den Kopf Christi umfaßt und sich zuwendet. Hans der Jüngere zeigt sich hier wieder einmal als derjenige unter den Brüdern, der das unmittelbar Menschliche im kleinen Format wiederzugeben vermag. Daß er realistisch beobachtet, erweist zum Beispiel der Klotz, auf den Maria ihren Fuß setzt, um den schweren Leichnam halten zu können.

Unpubliziert Abb. 53

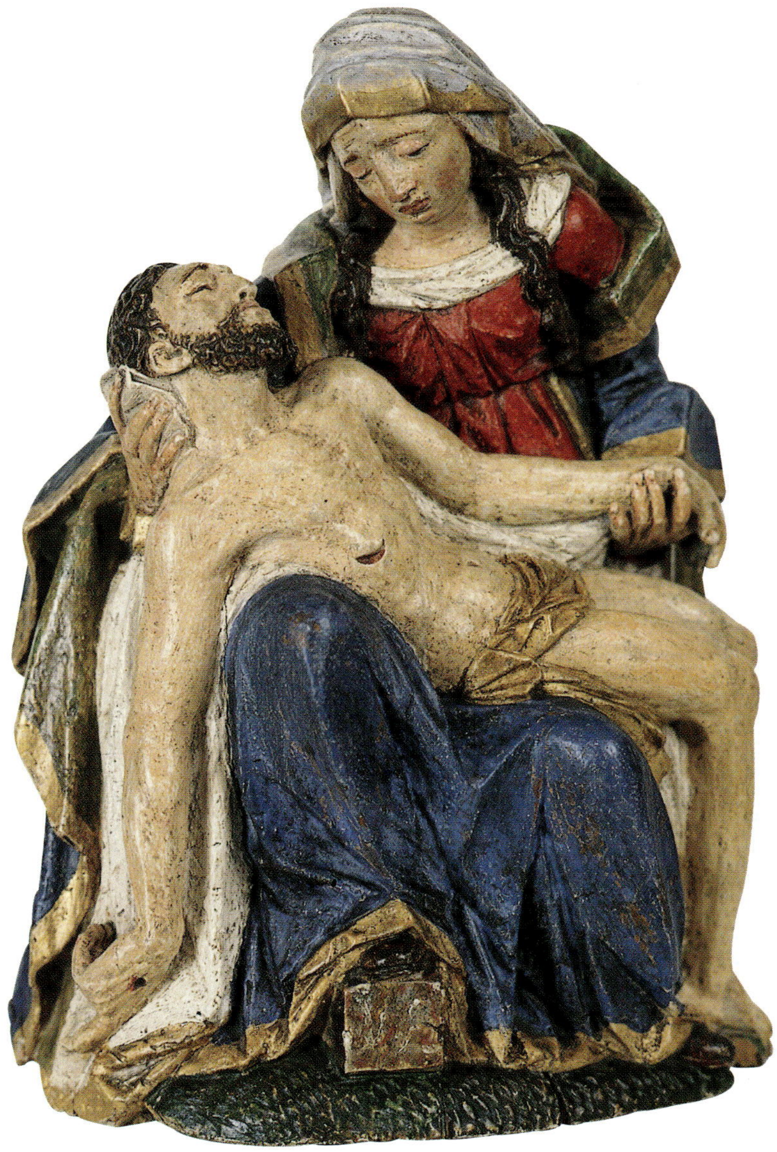

HJ m

Pietà

Hans Zürn d. J., um 1620/25

Holz, Fassung 1966 auf Grund von Resten der ursprünglichen Fassung erneuert, H. 107 cm

Deuchelried bei Wangen im Allgäu, Pfarrkirche St. Petrus

Die Ähnlichkeiten zu der weiblichen Heiligen von 1608 (HJ a), dem Wangener Rosenkranz (HJ d) und insbesondere zu dem Kruzifixus in Wangen (HJ h) begründen die Zuschreibung an Hans Zürn d. J. Mit ihm verbindet diese Gruppe vor allem auch der tiefe Ausdruck und die große Reife des entwickelten persönlichen Stils. Neben jenem ist dies das bedeutendste Werk von Hans Zürn d. J., der damit außer seinem kleinmeisterlichen Talent auch seine Fähigkeit zur Monumentalität erweist.

Lit. ZM HdJ 5 Abb. 54

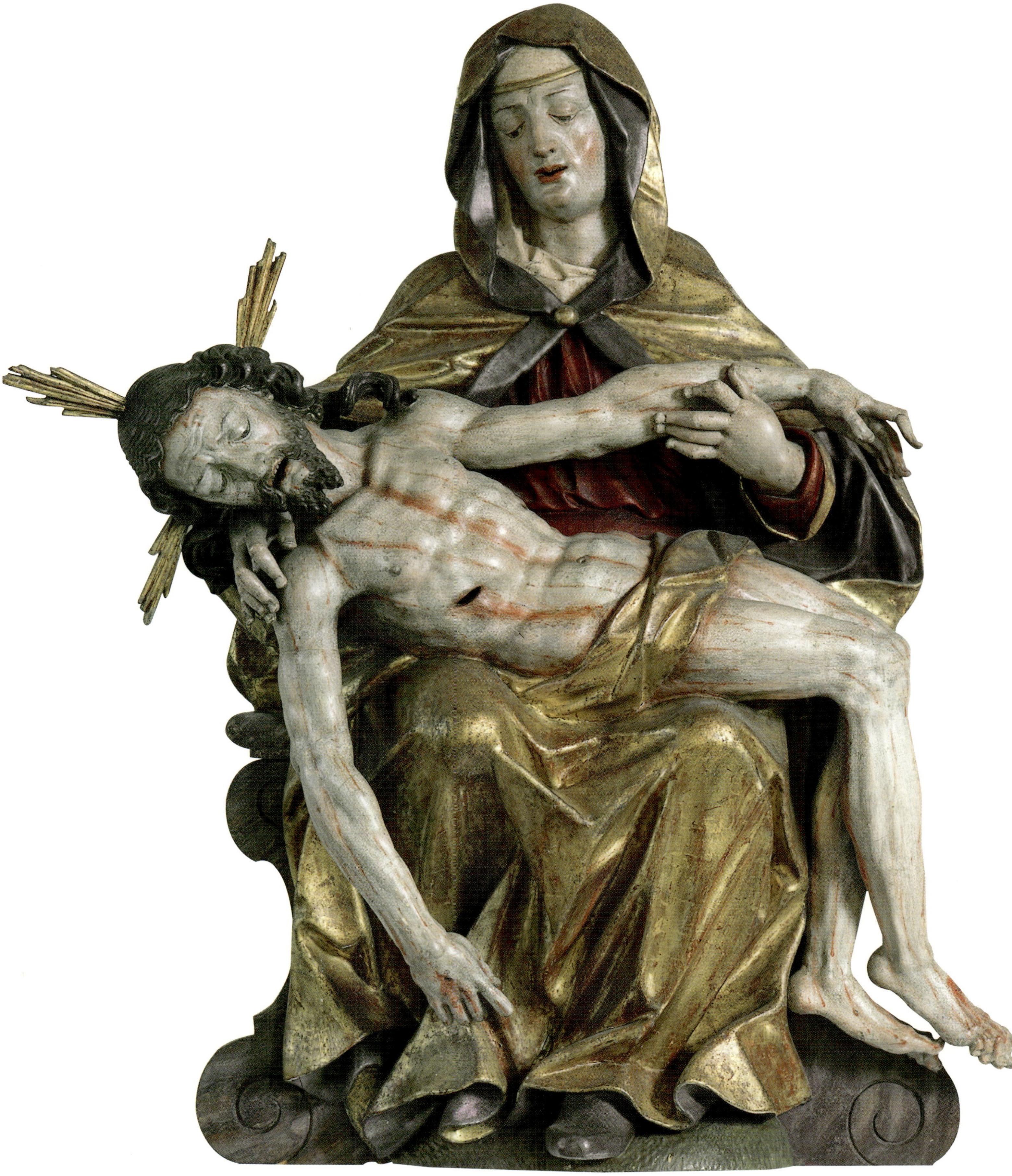

Hans Zürn der Jüngere

HJ f

Muttergottes auf der Mondsichel

Hans Zürn d. J., um 1620/25

Holz, neu gefaßt, H. ohne Krone 92 cm, mit Krone 106 cm, Kronen wohl erneuert

Ratzenried, Landkreis Ravensburg, Pfarrkirche St. Georg

Die Muttergottes läßt sich stilistisch an die Reste des Wangener Rosenkranzaltars von 1622 anschließen (HJ d). Charakteristisch für Hans Zürn ist der Aufbau in großzügigen Faltenzügen und die liebenswürdige Gesichtsbildung. Die Madonna steht in einem Altar von Johann Ruez, um 1725, der ursprünglich die Leprosenkapelle in Wurzach zierte, dann auf Schloß Zeil verwahrt und 1949 vom Fürsten Erich von Waldburg-Zeil der Gemeinde Ratzenried geschenkt wurde.

Lit. ZM, HdJ 4 Abb. 55

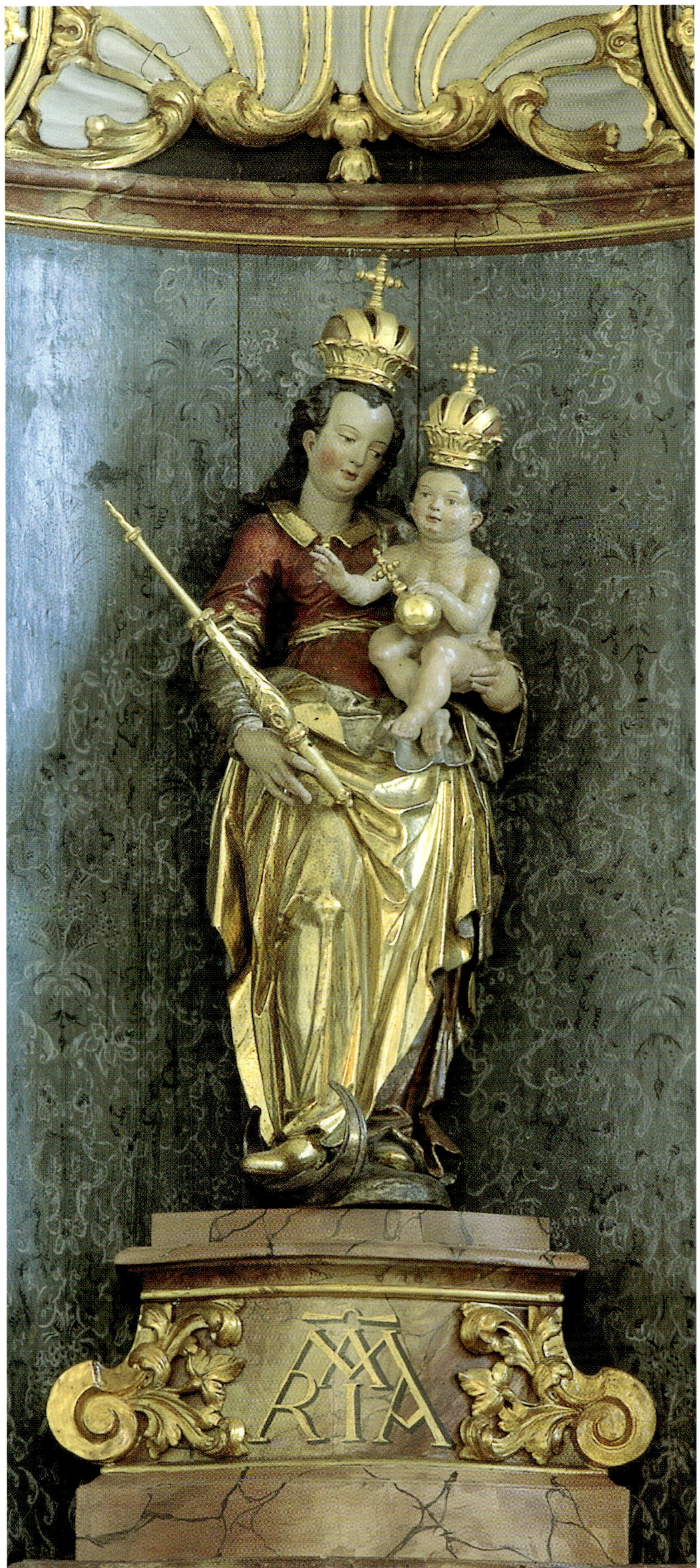

HJ h

Kruzifixus

Hans Zürn d. J., um 1620/25

Holz, neu gefaßt, H. bis zum Scheitel ca 160 cm, Kreuz neu, originale Tafel mit INRI verloren

Wangen im Allgäu, Landkreis Ravensburg, St. Wolfgangskapelle

Dieser Kruzifixus und die Pietà in Deuchelried bei Wangen (ZM, HdJ 5) sind die beiden bedeutendsten großen Werke von Hans Zürn d. J.. Beide zeichnen sich aus durch harmonischen, großzügigen Aufbau, menschlich nahen Ausdruck und tiefen Ernst.Die Zuschreibung ist begründet in der Ähnlichkeit mit dem Rosenkranzaltar in Wangen (HJ d).

Lit. ZM, HdJ 6 Abb. 56

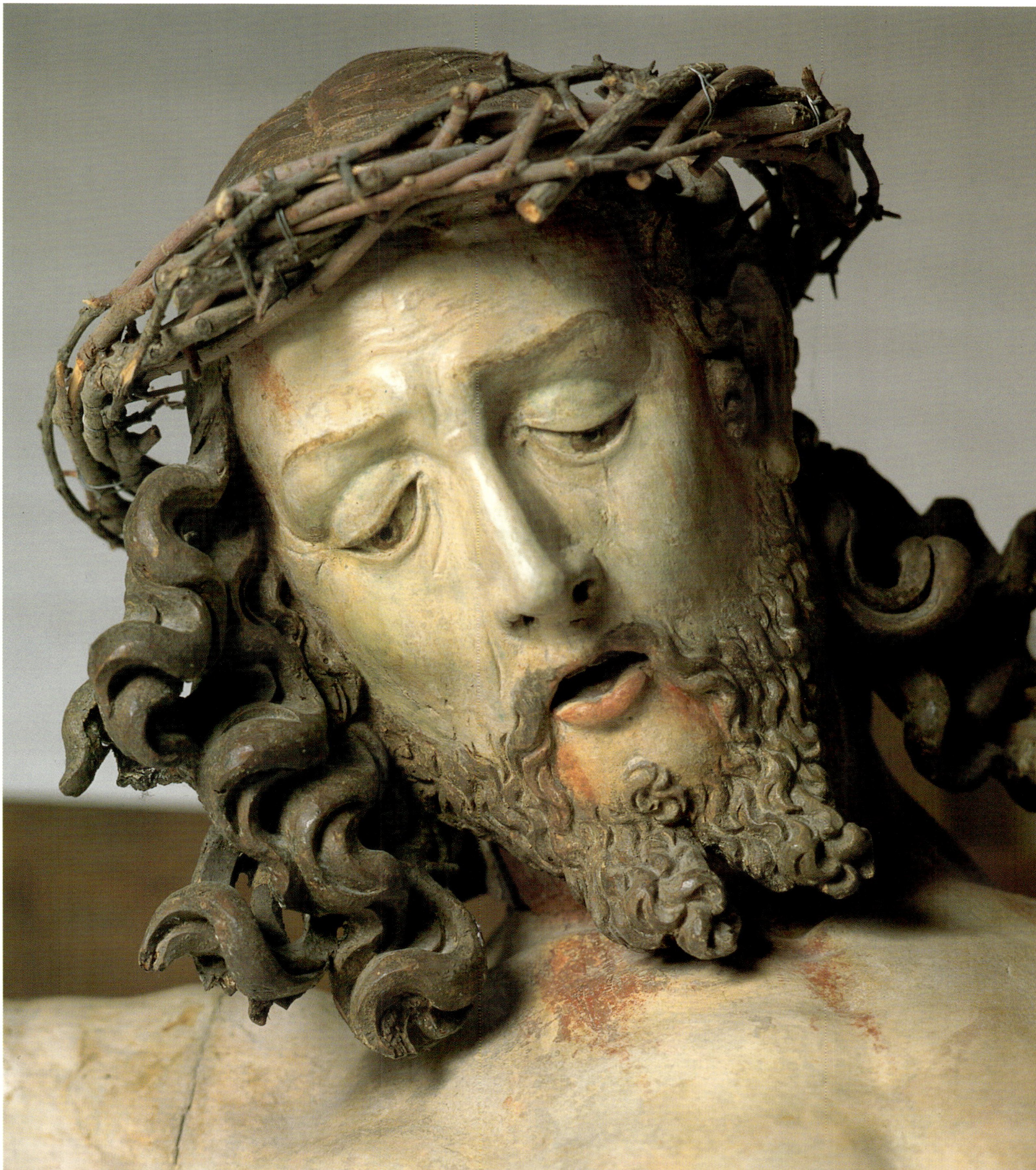

HJ g

Maria aus einer Himmelfahrt

Hans Zürn d. J., um 1620/25

Holz, neu gefaßt,
H. mit Krone 120 cm

Herlazhofen, Stadt Leutkirch, Landkreis Ravensburg, Pfarrkirche

Die Marienfigur ist vom Stil her in ihrer klar geordneten harmonischen Komposition mit dem liebenswürdigen Gesicht Hans Zürn d. J. zuzuschreiben. Vom Typus her ist sie verwandt mit den Himmelfahrtsmarien in den Rosenkranzaltären der Zürn und mit der Muttergottes in Bermatingen von David Zürn (David b). Die Figur stammt aus Bettelhofen und kam 1948 nach Herlazhofen. Die gute Neufassung im Stil des 17. Jh. stammt von Restaurator Josef Lutz in Leutkirch.

Lit. ZM, HdJ 7 Abb. 57

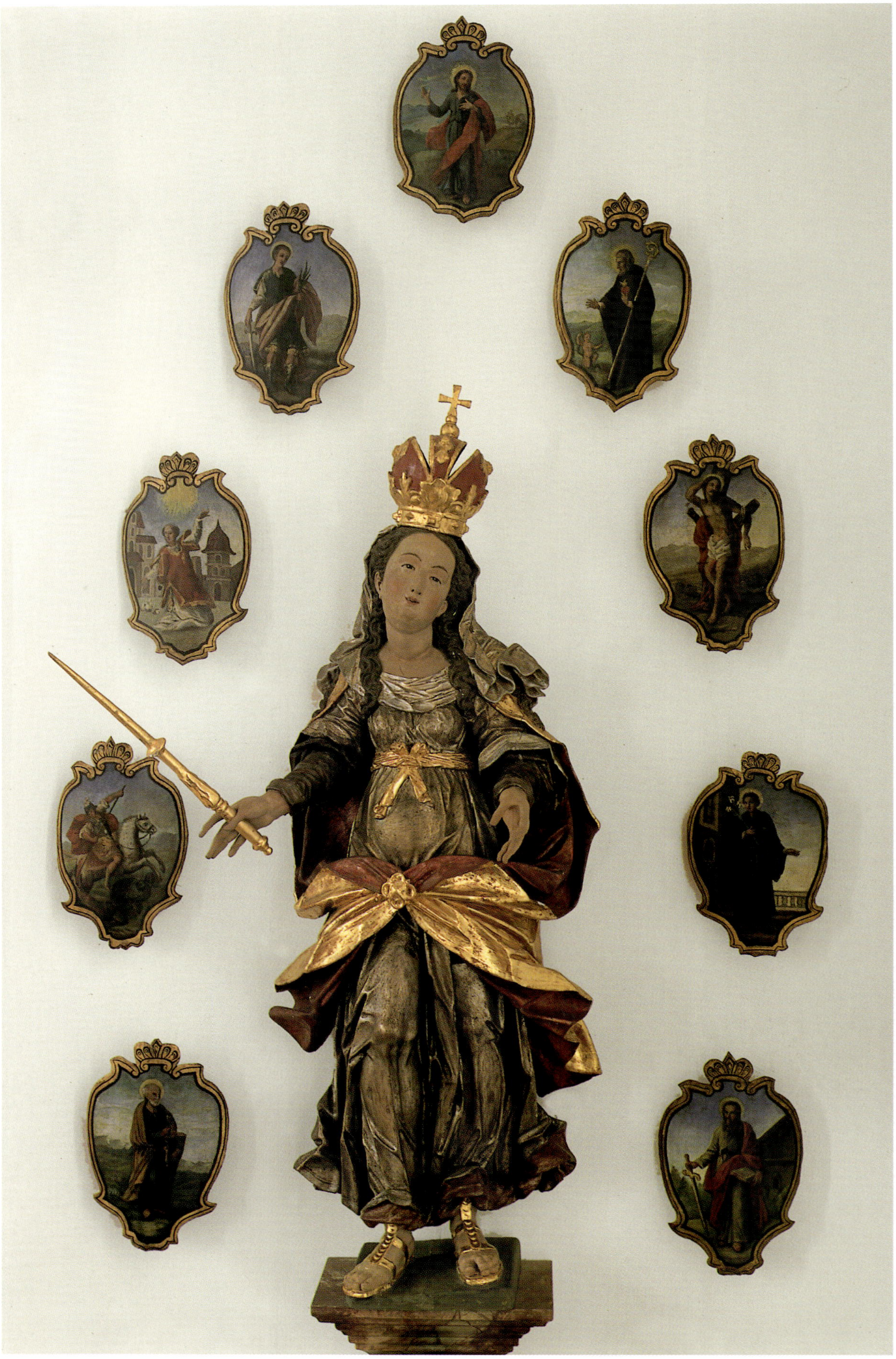

HJ l

Hl. Sebastian

Hans Zürn d. J., Werkstatt, um 1620/30

Holz, neu gefaßt,
H. bis zum Daumen 99 cm,
Brustreliquiar und Pfeil 1. Drittel
18. Jh., Kinn wohl überschnitzt

Niederwangen, Stadt Wangen,
Pfarrkirche St. Martin

Die Sebastiansfigur dürfte von demselben Schnitzer sein wie die im Museum Friedrichshafen (ZM, WU 45). Stilistisch steht sie Hans Zürn d. J. nahe, erreicht jedoch nicht dessen Qualitätsniveau. Peter Strieder äußerte im Band der Kunstdenkmäler von Wangen (1950) die Vermutung, daß die Figur aus der Bekrönung des Wangener Rosenkranzaltars (von Hans Zürn d. J.) (HJ d) stammen könnte.

Lit. ZM, WU 86 Abb. 58

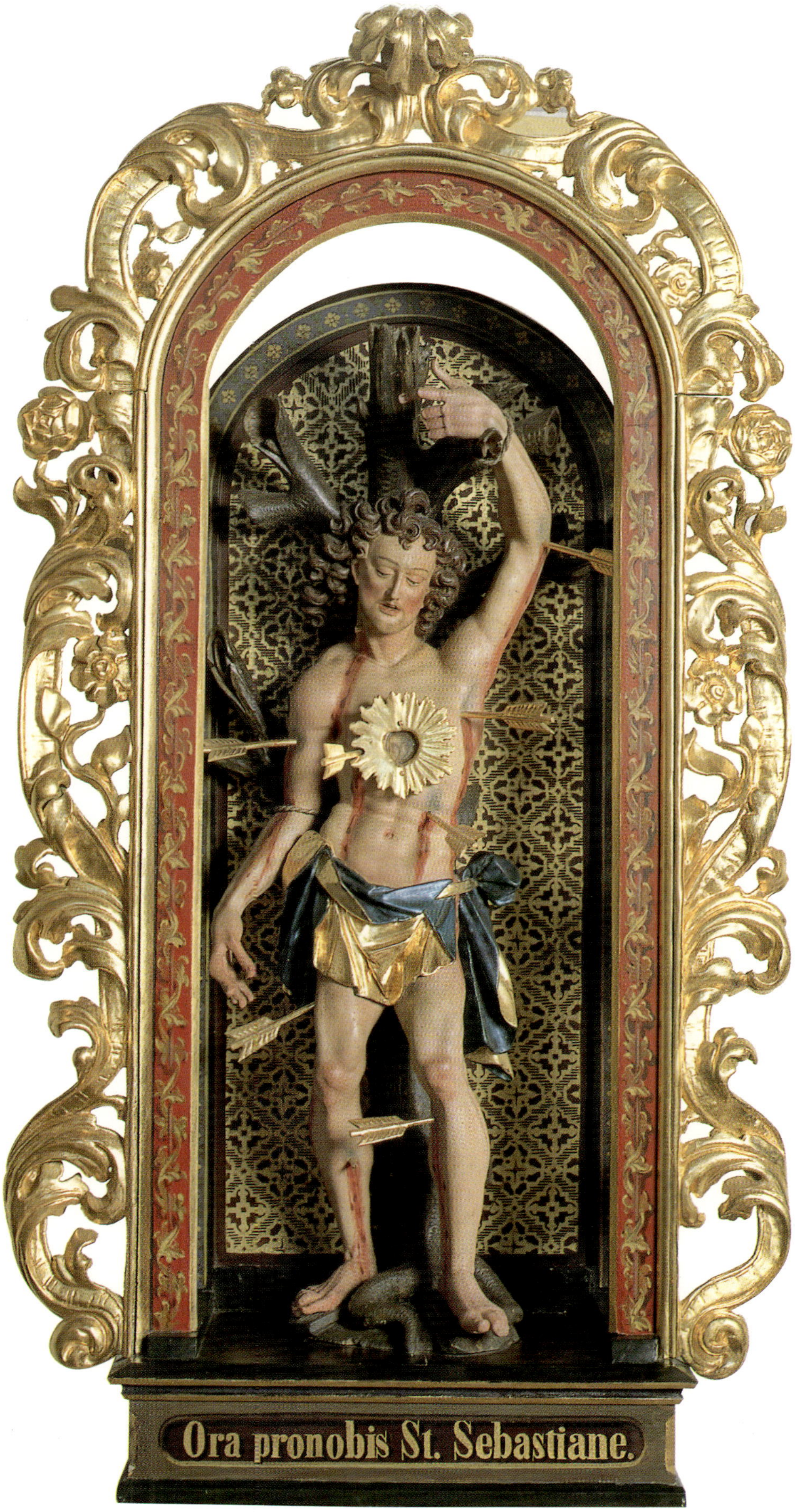

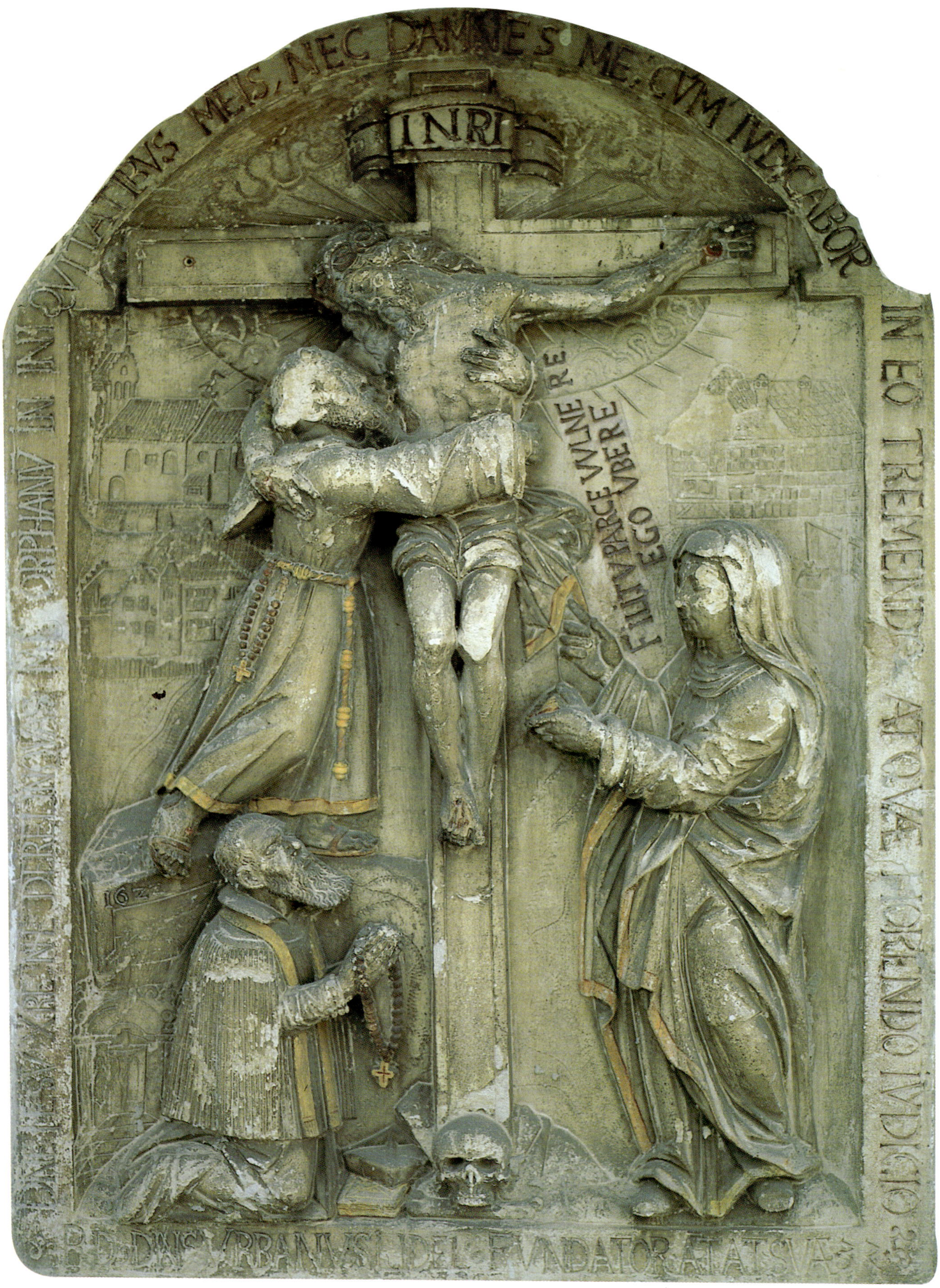
NEC DAMNES ME, CVM IVDICABOR
INRI
IN EO TREMENDO ATQVÆ HORENDO IVDICIO
FILI TV PARCE VVLNE RE
EGO VBERE

Abb. 59
Gedenkstein Lidl, Hans Zürn d. J., 1622. Laut Inschrift mit Gnadengebet wurde der Stein gestiftet von dem Pfarrherrn Urbanus Lidl, seines Alters 32. Dargestellt ist der Stifter unter dem Kreuz, rechts die fürbittende Maria und links der Hl. Franziskus, den Christus umarmt, eine ungewöhnliche Darstellung der Stigmatisation, im Hintergrund eine Ansicht von Brochenzell. Links am Felsen die Signatur: IZ (ligiert) D I 1622 = Johannes Zürn der Jüngere. Kalkstein H. 110, Br. 80 cm. Brochenzell, Gemeinde Meckenbeuren bei Tettnang, Heiligkreuzkapelle außen.

Abb. 60
Muttergottes, Hans Zürn d. J. 1630/40. Holz, neu gefaßt, H. 94 cm. Alttann, Pfarrkirche.

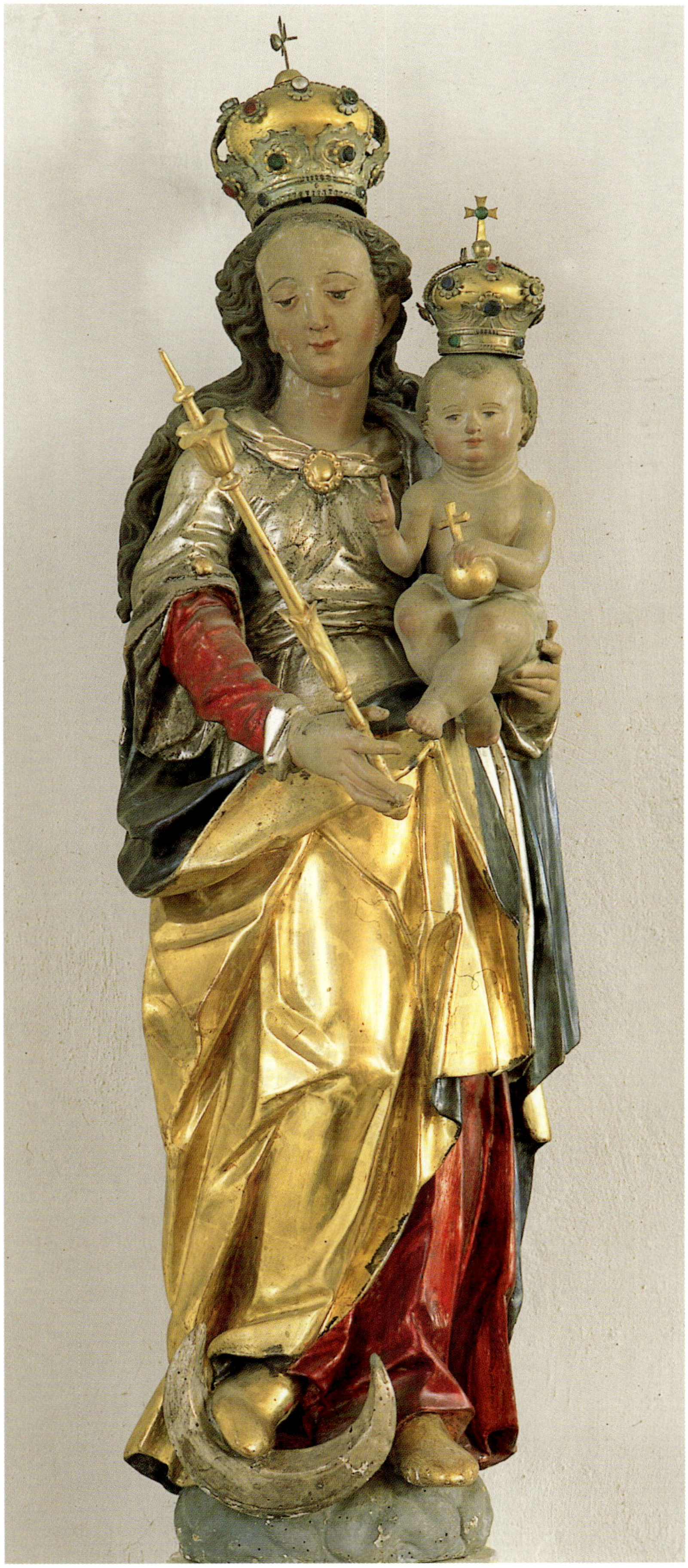

Hans Zürn der Jüngere

HJ a

Weibliche Heilige

Hans Zürn d. J., 1608

Lindenholz, neu gefaßt,
H. 100 cm

Stuttgart, Württembergisches Landesmuseum, Inv. Nr. 1983-216

Die stlistische Zuschreibung der Figur an Hans Zürn d. J. basiert auf der Ähnlichkeit mit den Figuren vom Wangener Rosenkranzaltar von 1622 (HJ d). Die Figur ist mit der rückseitig eingeschnitzten Datierung „1608" das früheste bekannte Werk des Meisters. Der großzügige, klare Aufbau des Faltenwerks zeigt, daß der Künstler zu dieser Zeit bereits seinen voll ausgereiften Stil hatte.

Lit. ZM, HdJ 10 Abb. 61

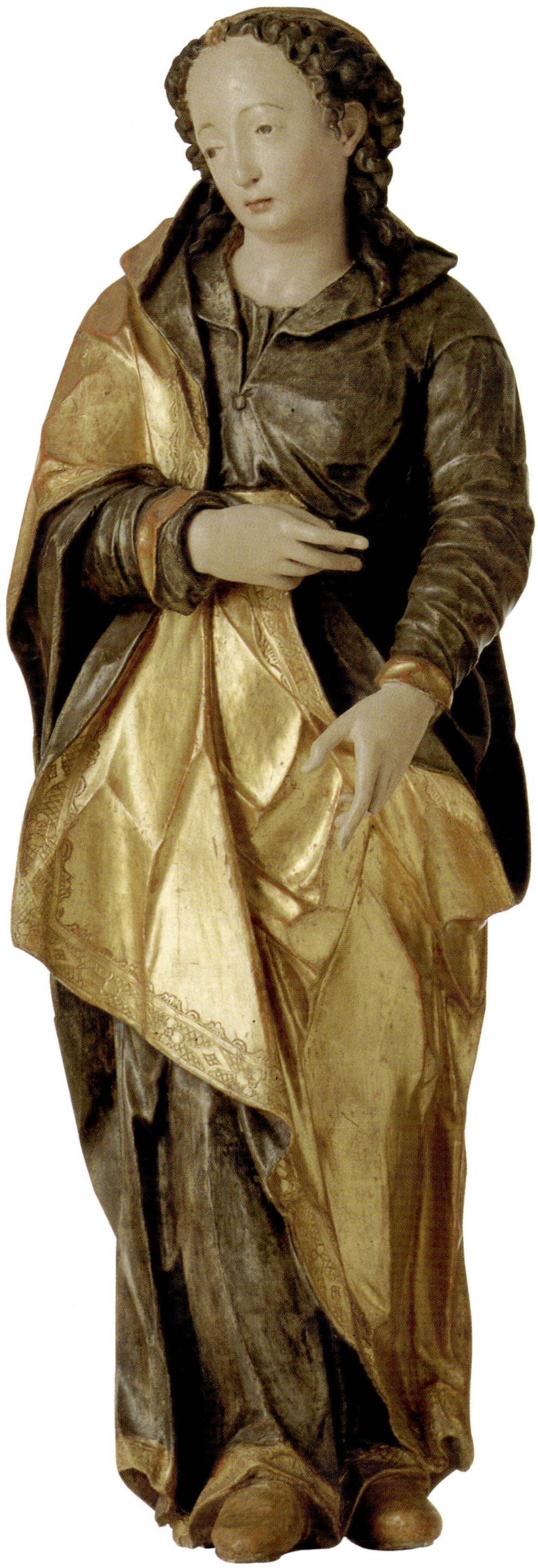

HJ b

Kruzifixus

Hans Zürn d. J., um 1615

Birnbaumholz, original ungefaßt, Augensterne schwarz, Lippen und Wundmale rot angelegt, Brustwarzen in dunklem Holz eingesetzt. Linker Arm, Finger der rechten Hand und mehrere Zehen ergänzt, Zipfel des Lendentuchs fehlen. H. 42, Br. 29 cm

Biberach a. d. Riß, Landratsamt

Das Kruzifix wurde früher vom Bearbeiter dieses Katalogs dem Martin Zürn zugeschrieben. Neue Vergleiche, insbesondere auch mit den neu entdeckten Figuren vom Hagnaufurter Altar (HJ i) legen eine Zuschreibung an Hans Zürn d. J. näher. Besonders der Kopf paßt nicht zu den frühen Werken von Martin Zürn, z. B. dem Pfullendorfer Rosenkranz (Martin c), dessen Köpfe noch differenzierter ausgearbeitet sind. Sehr ähnlich ist neben den Hagnaufurter Figuren auch der Johanneskopf in Konstanz (HJ e). Das Fehlen der beiden Lendentuchzipfel verändert den Umriß der Figur erheblich und läßt sie italienischen (nackten) Kruzifixen verwandt erscheinen. Das erinnert daran, daß dieser Typus des Kruzifixus in seiner Haltung aus Italien stammt (Giovanni Bologna).

Lit. Christus im Leiden, Passionsdarstellungen aus 800 Jahren, Württembergisches Landesmuseum Stuttgart 1985/86 Kat. Nr. 21 (Text von Claus Zoege von Manteuffel). Kunstsammlung des Landkreises Biberach 1991. Abb. 62

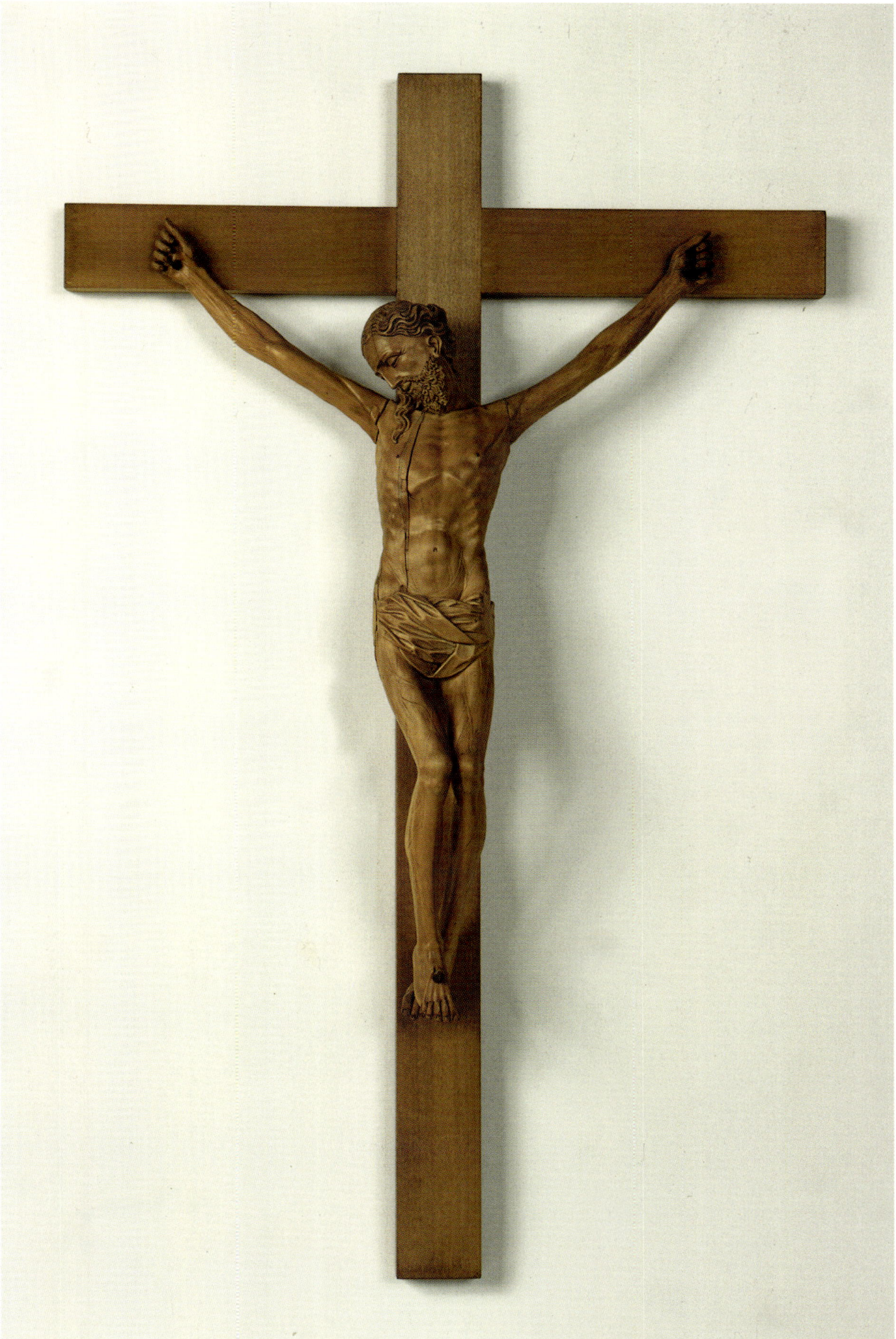

Hans Zürn der Jüngere

HJ i

Altar mit Figuren

Altar 18. Jh. mit Altarblatt, datiert 1848 (Muttergottes in Wolken, darunter die Hll. Wendelin und Genofeva), seitlich und oben von Hans Zürn d. J., um 1620/25, Hl. Jacobus d. Ä., Erziehung der Maria, vier musizierende Engel, ein Engelskopf mit Flügeln

Altar Holz, gefaßt, H. 222 cm, Altarblatt Öl auf Leinwand, Zürnfiguren Lindenholz, Fassung 19. Jh., vermutlich 1848. H. Jacobus und Anna 62 cm, dazugehörige Sockel ca 15 cm

Hagnaufurt, Gemeinde Ingoldingen, Landkreis Biberach, St. Wendelinskapelle

Die sieben Figuren sind vom Stil her im Vergleich mit dem Wangener Rosenkranzaltar von 1622 (HJ d) und der Anbetung der Könige in Privatbesitz (ZM, HdJ 2) eindeutig als Arbeiten Hans Zürns d. J. zu bestimmen. Ihre Besonderheit liegt in der lebensnahen Ausschmückung der sakralen Themen und der spielerischen Leichtigkeit der Darstellung. Jacobus d. Ä. hat vielleicht ursprünglich keinen Stab gehalten, sondern Wasser aus einer Flasche in einen Becher gegossen. Mutter Anna bringt der eifrigen Maria das Lesen bei. Die Engel der Bekrönung spielen Kontrabaß, Harfe und Flöte. Einer singt aus einem Buch. Es gibt im Gesamtwerk der Zürn sonst keine so lebensnahe Schilderung.

Die Schnitzerei ist von außerordentlicher Feinheit im Detail. Minutiös sind die Gesichter und die üppigen Haar- und Barttrachten herausgebildet. Von einmaliger Delikatesse ist die Bearbeitung der fein und geziert bewegten Hände. Dies geht über die bekannten kleinfigurigen Werke von Hans Zürn d. J. noch hinaus.

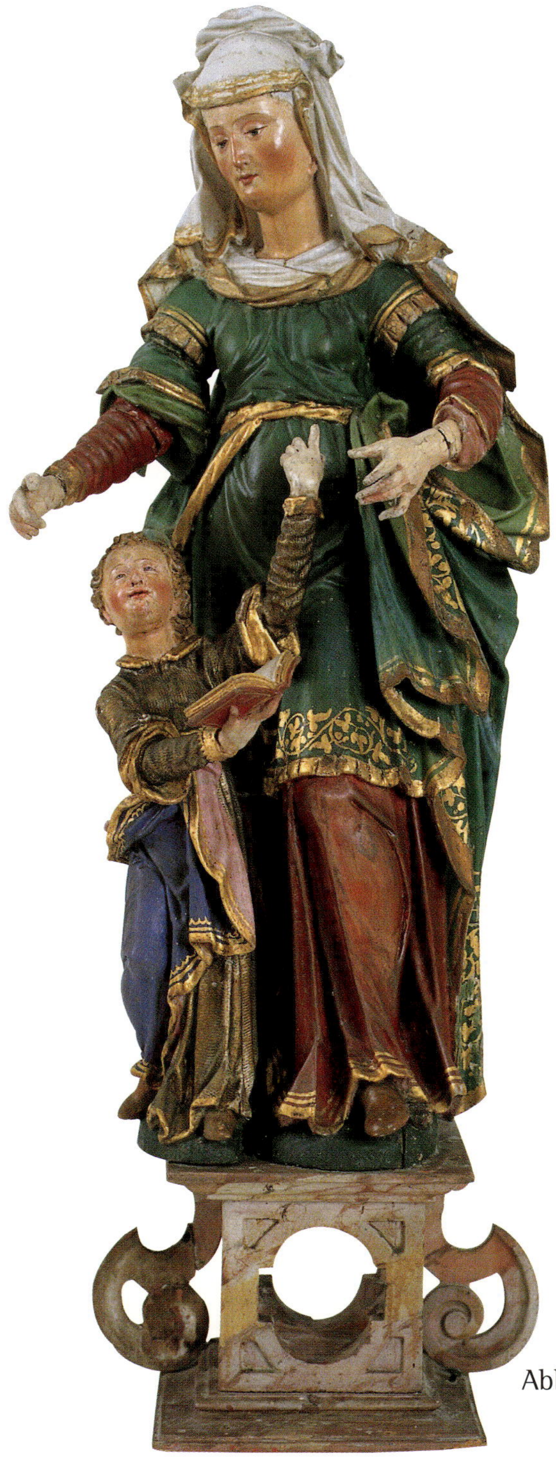

Abb. 63

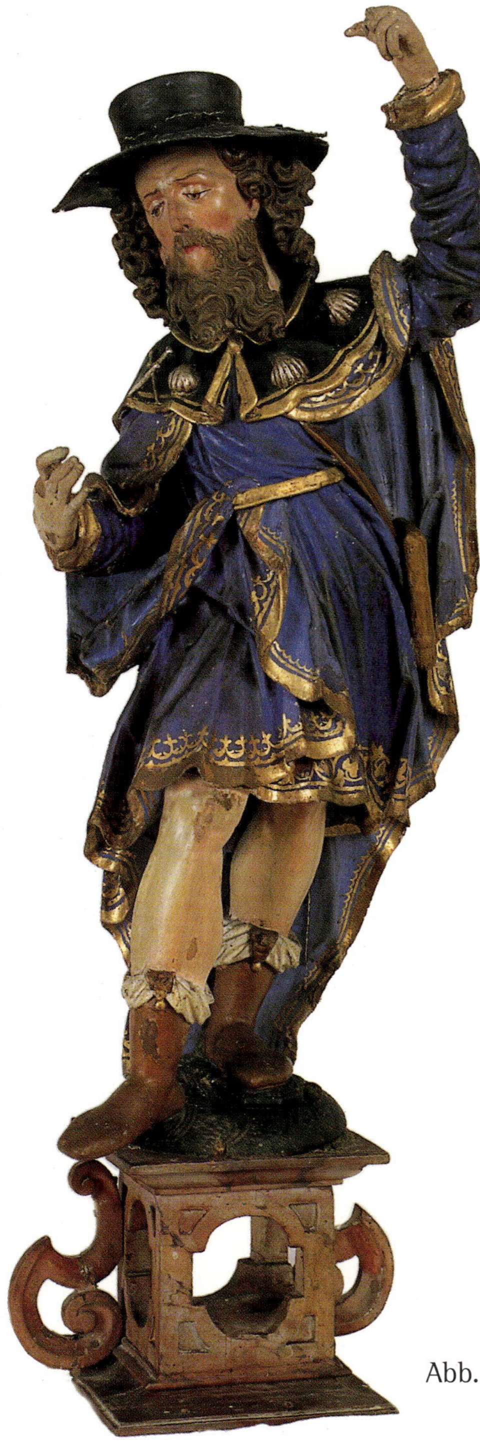

Abb. 64

Lit. Alfons Kasper, Über die Waldseer Bildhauer-Werkstätten der Zürn, Bendel, Grassender und Reusch, In: Heilige Kunst, 16/17 (1968/1969) 21.

Abb. 63, 64, 65, 66, 67, 68, 69

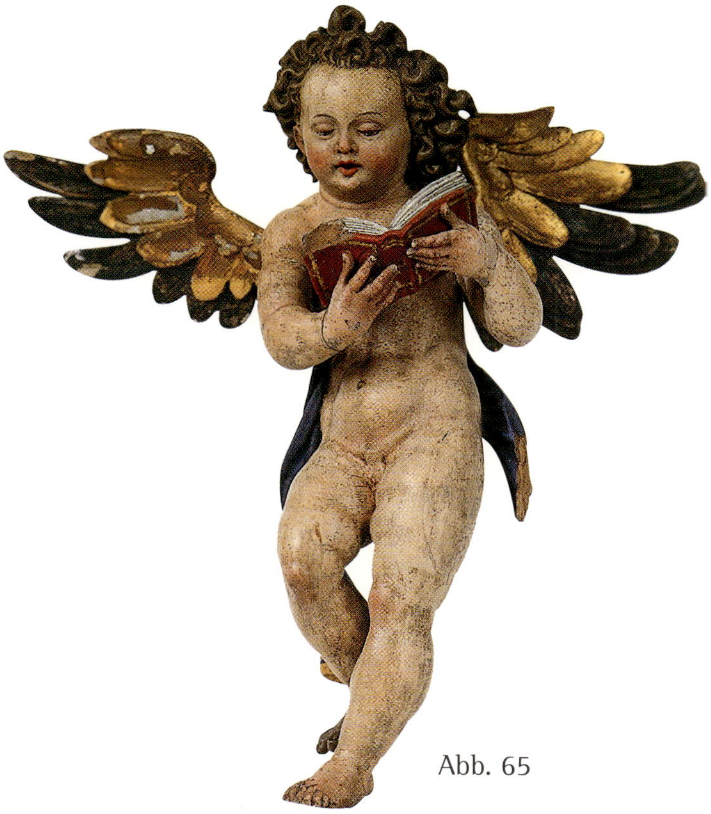

Abb. 65

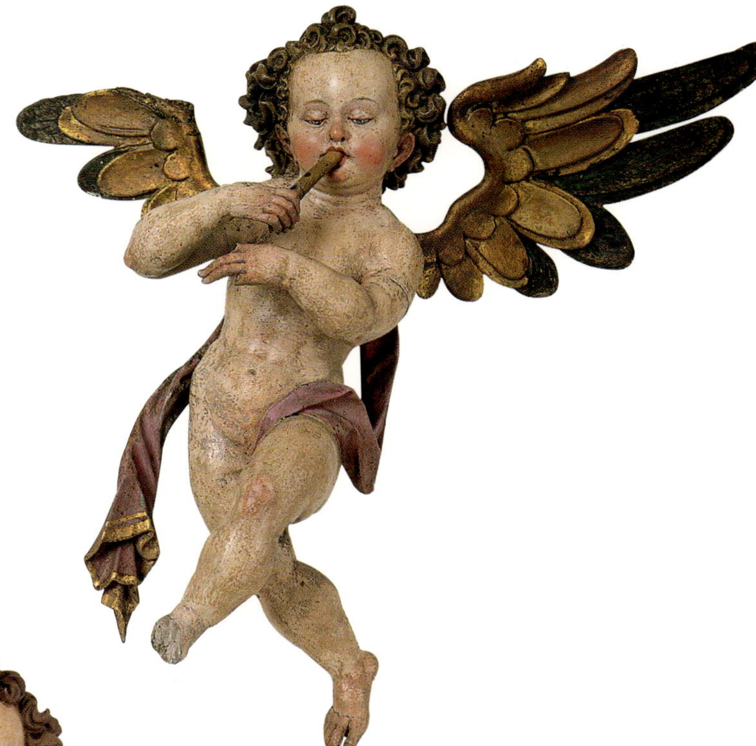

Abb. 66

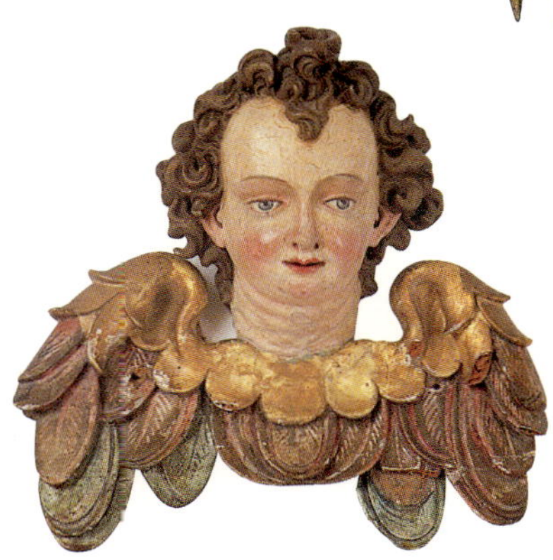

Abb. 67

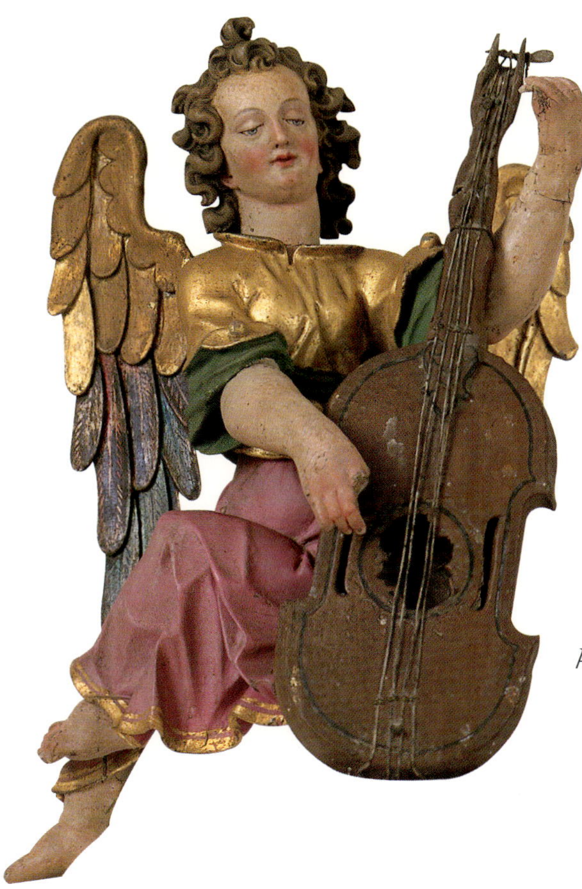

Abb. 68

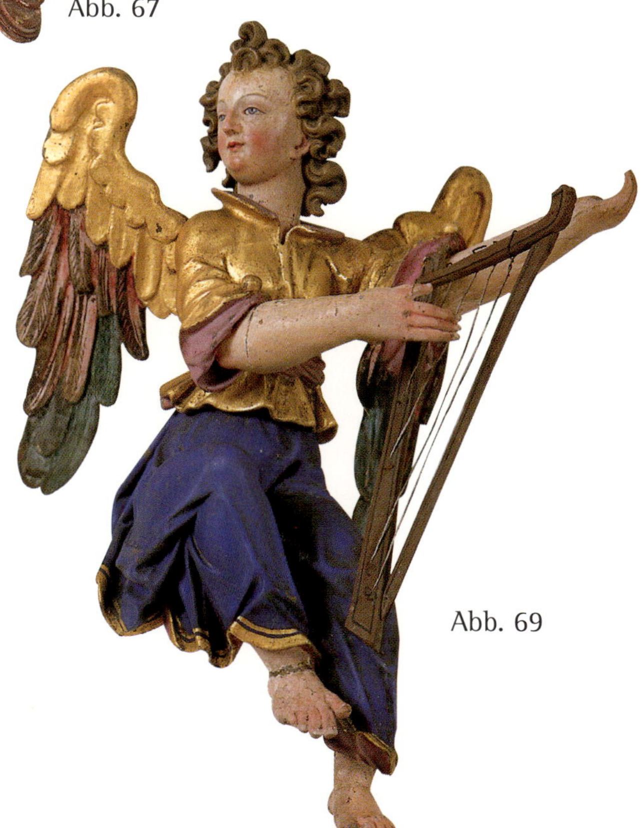

Abb. 69

Hans Zürn der Jüngere

HJ d

Sieben Rundreliefs von einem Rosenkranzaltar:
Geißelung Christi, Dornenkrönung, Kreuztragung, Auferstehung, Himmelfahrt Christi, Pfingsten, Marienkrönung

Hans Zürn d. J., 1622

Holz, neu gefaßt, Durchmesser der Reliefs 51 cm

Wangen im Allgäu, Gottesackerkirche St. Rochus

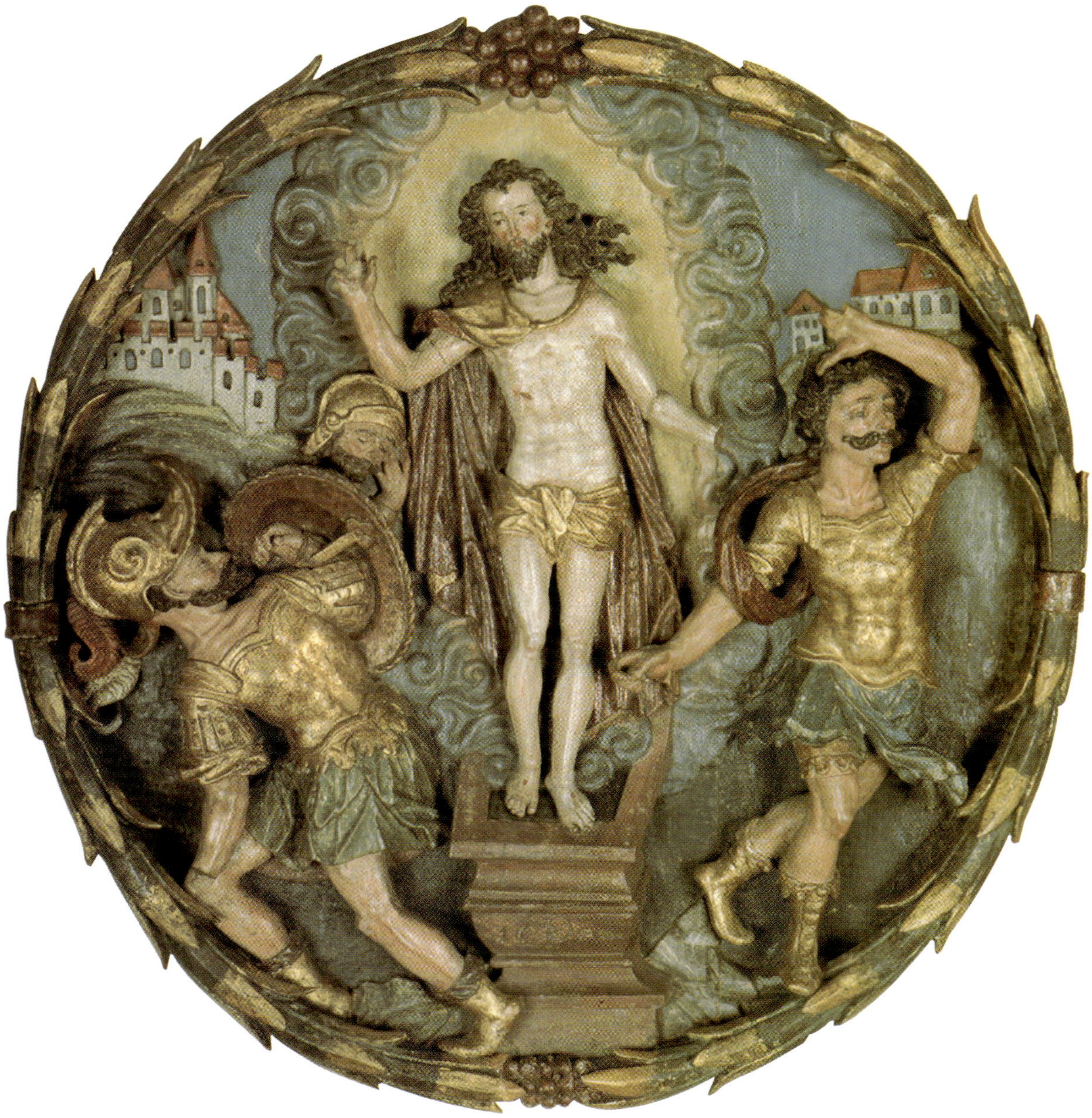

Am 21. September 1622 rechnete die Stadt Wangen mit dem Meister Hans Bildschnitzer und seinen beiden Söhnen einen Rosenkranzaltar ab, der von Buchhorn (heute Friedrichshafen) über Lindau nach Wangen gebracht worden ist. Am Sarkophag des Auferstehungsreliefs dieser Rosenkranzmedaillons befindet sich die Signatur und Datierung: 16 IZ 22. Das IZ ist ligiert und muß JZ, das heißt Johannes Zürn = Hans Zürn gelesen werden. 1613 wird erstmals ein Hans Zürn zu Buchhorn, Sohn von Hans Zürn in Waldsee erwähnt. 1618 wird in Buchhorn ein Lehrling des Bildhauers Hans Zürn d. J., der fünf Jahre bei ihm lernte, freigesprochen. Das heißt Hans Zürn der Jüngere war seit spätestens 1613 in Buchhorn Meister. Er dürfte nach Jörg Zürn der zweite der fünf Söhne von Hans Zürn d. Ä. in Waldsee gewesen sein. Der Rosenkranzaltar in Wangen war laut Abrechnung und Signatur von 1622 offenbar sein Werk. Warum die Abrechnung mit Hans „und seinen beiden Söhnen" erfolgte, bleibt offen. Hans Zürn d. J. könnte 1622 etwa 37 Jahre alt gewesen sein und selbst zwei mitarbeitende Söhne gehabt haben. Wahrscheinlicher ist, daß Hans d. Ä. und ein weiterer Sohn in Buchhorn wie vorher in Überlingen mitgearbeitet haben.
Vom Stil her finden wir keine Übereinstimmung zwischen den Rosenkranzreliefs und den Werken von Hans d. Ä. oder einem der Brüder. So sind sie als Arbeiten von Hans d. J. anzusehen. Die stilkritische Zusammenstellung seines Werks geht von diesen Reliefs aus. Wahrscheinlich stammen auch die Madonna und der Christus Salvator im Hochaltar der Spitalkirche in Wangen aus dem Rosenkranzaltar und vielleicht der Sebastian in Niederwangen (HJ l).

Lit. ZM, HdJ 1, Katalog Die Renaissance im Deutschen Südwesten, Heidelberg 1986, Nr. 1 32

Abb. 70, 71, 72, 73, 74
Auferstehung, Verkündigung, Anbetung der Hirten, Christi Himmelfahrt, Krönung Mariae

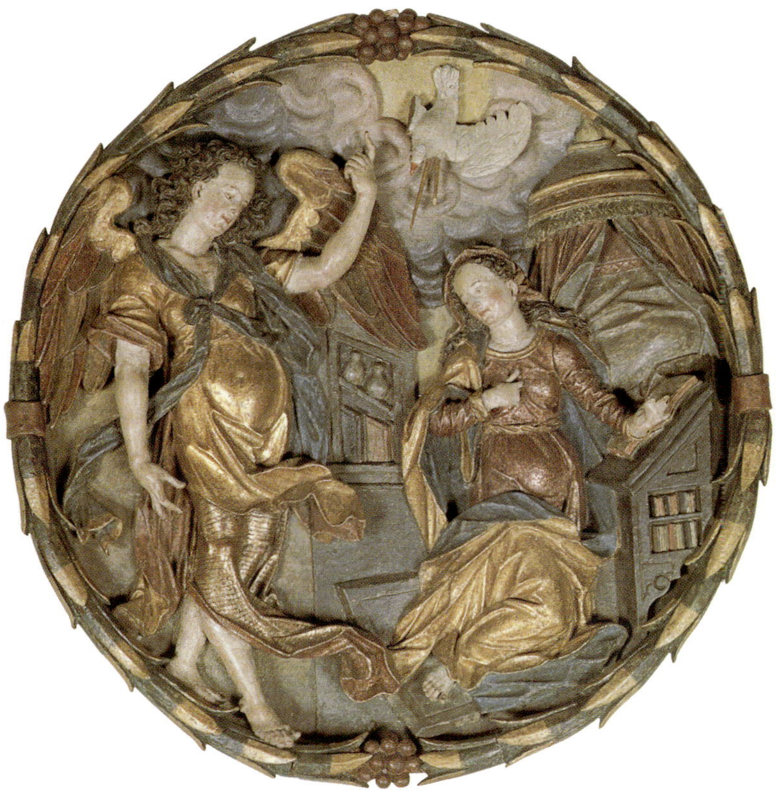

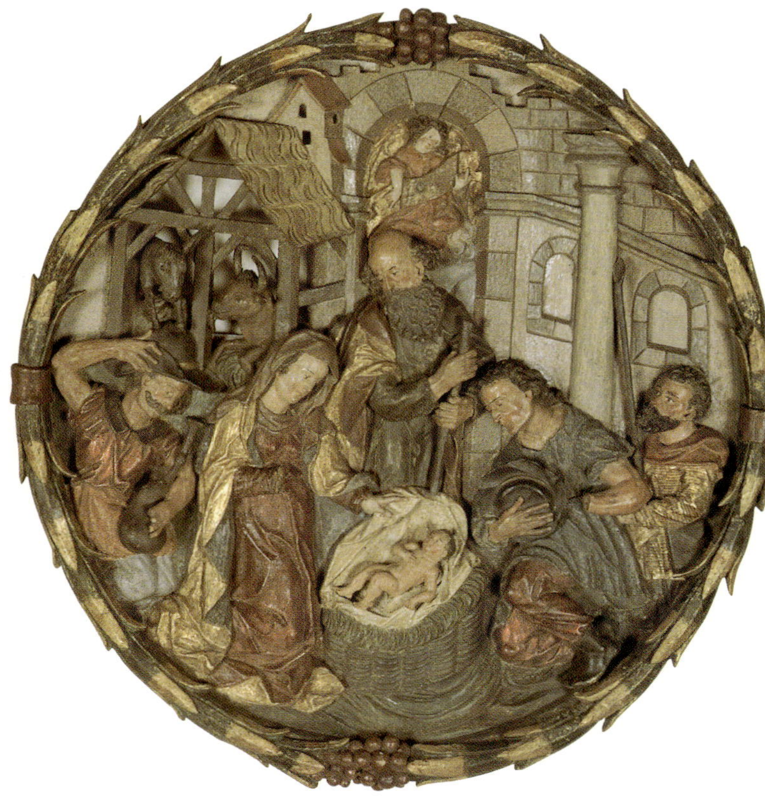

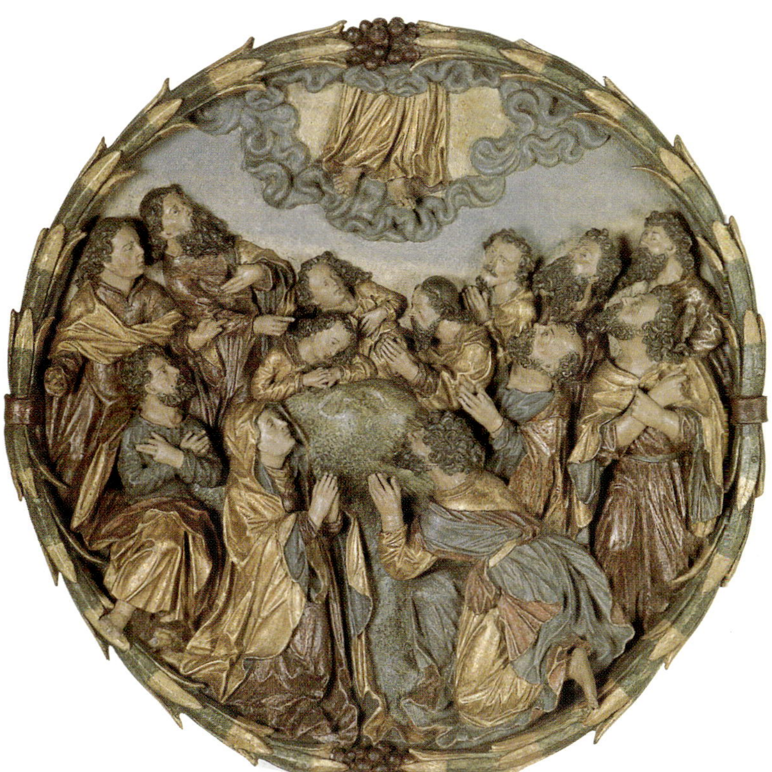

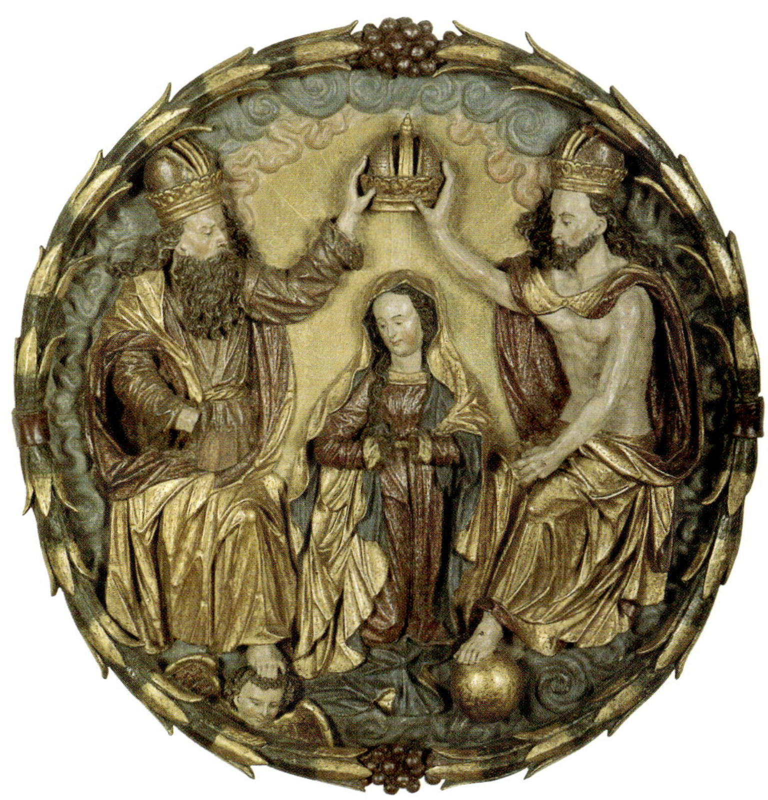

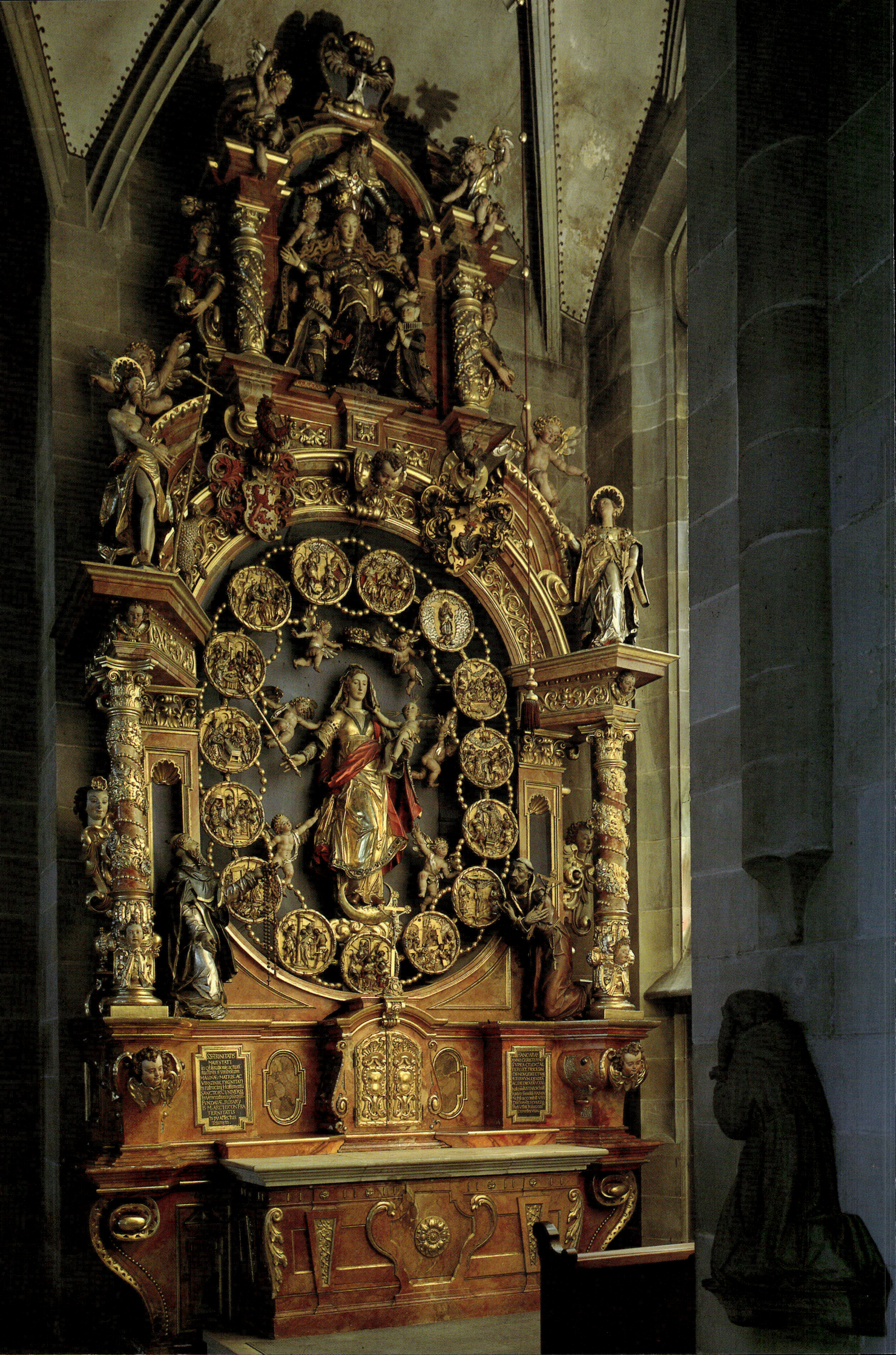

Martin Zürn

Sohn von Hans Zürn d. Ä., geboren um 1590 wohl in Waldsee. 1615 erstmals nachweisbar, 1643 - 65 Meister in Braunau am Inn. Tätig in Überlingen, Waldsee, Wasserburg am Inn, Burghausen an der Salzach, Braunau am Inn.

Wichtigste Werke:

1613/16	Überlingen, Münster, Hochaltar, Hl. Rochus und Marienkrönung	
1615	Pfullendorf, Rosenkranzaltar	Martin c
um 1615	Privatbesitz, Kreuzschleppender Christus	Martin d
1620/25	Stuttgart, Württembergisches Landesmuseum, Selige Betha	Martin i
1627/30	Owingen, Pfarrkirche, Maria, Sebastian und Rochus von Rosenkranzaltar	
1631	Karlsruhe, Badisches Landesmuseum, Kreuzgruppe	Martin n
1634	Freiburg i. Br., Augustinermuseum, Kreuzgruppe	Martin o
1630/35	Privatbesitz, Muttergottes	Martin v
1637/39	Wasserburg a. I., Pfarrkirche, Kanzel: Madonna und Jacobus	
1638/39	Berlin, Staatliche Museen, Hll. Florian und Sebastian vom Hochaltar der Pfarrkirche in Wasserburg a. I.	
um 1642	Braunau a. I., Figuren vom Hochaltar	
um 1645	Eggelsberg/Oberösterreich, Pfarrkirche, Kruzifix	

Martin Zürns Stil hebt sich aus dem der Brüder durch Größe, Strenge, eine gewisse Härte und Monumentalität heraus.

Abb. 75
Rosenkranzaltar zu Überlingen, David und Martin Zürn 1631. Auftrag wohl an Werkstatt Jörg Zürn, Rundreliefs von Martin, signiert MZ 1631, die großen Figuren dem Stil nach von David Zürn. Holz, neu gefaßt um 1924, Gesamthöhe ca. 8 m. Überlingen, Münster St. Nikolaus.

Martin Zürn

Martin l

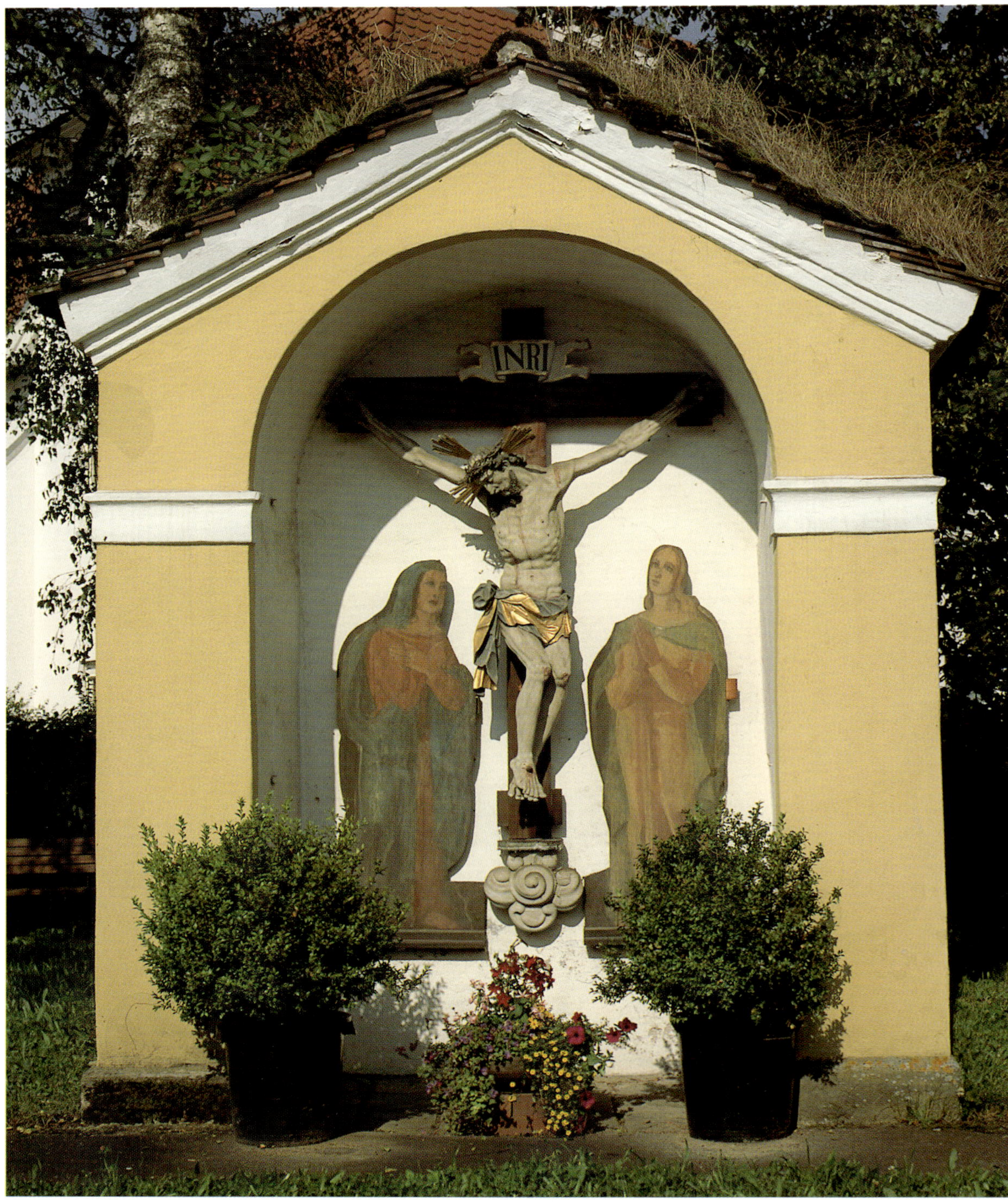

Kruzifixus

Martin Zürn, um 1625/30

Holz, neu gefaßt, H. bis zum Scheitel 123 cm

Wangen, Wegkapelle auf der Berger Höhe

Das Kruzifix ist eines der Hauptwerke Martin Zürns. In der Muskulatur und den Details ähnelt es sehr dem Martin Zürn zugeschriebenen Hl. Sebastian in der Bekrönung des Hochaltars der Frauenbergkapelle von Bad Waldsee, den Hans d. Ä. und seine beiden Söhne (einer davon sicher Martin) 1624 vollendeten. Den strengen Ernst des Ausdrucks finden wir immer wieder in Martins Werk, auch bei den kleinen Kruzifixen (Martin n und o) und ganz besonders bei dem späten Kreuz in Eggelsberg in Oberösterreich, um 1645, (ZM, Ma 22) zu dem das Wangener Kruzifix gleichsam die Vorstufe ist. Zu der Zeit hat Martin Zürn wohl noch in Waldsee gewohnt und in der-Werkstatt des Vaters mitgearbeitet. Der Auftrag zu dem Kreuz kann also auch an Hans Zürn d. Ä. gegangen sein.

Unpubliziert Abb. 76

Martin y

Muttergottes

Martin Zürn, um 1635/40

Holz, Fassung wohl des 18. Jh., darunter vermutlich Reste einer älteren Fassung, mehrere Finger und Zehen ergänzt. Lendentuch des Knaben gestärkte Leinwand, H. ohne Krone 90 cm

Privatbesitz

Die Madonna steht auf der gleichen Stilstufe wie diejenige auf dem Kanzeldeckel in Wasserburg a. Inn von 1637, die Martin Zürn zuzuschreiben ist (ZM, GW 10). Die Figur stammt nach Familienüberlieferung aus Wasserburg a. Inn, könnte also von einem der nicht erhaltenen Altäre der Zürn in der dortigen Jakobskirche stammen (ZM, GW 9).

Lit. ZM, Ma 13. Abb. 77

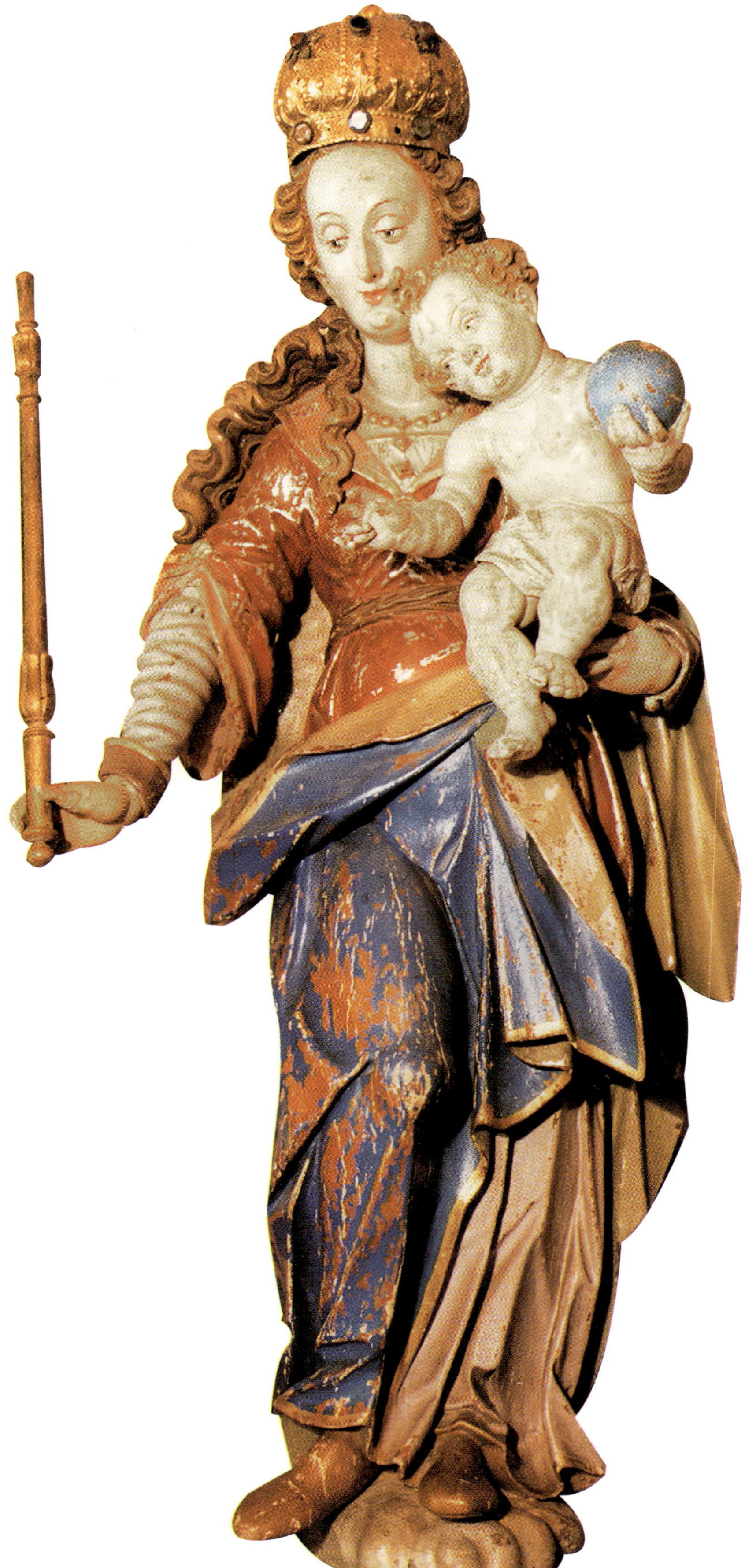

Martin Zürn

Martin x

Muttergottes

Martin Zürn, um 1630/40

Holz, neu gefaßt, Finger und Zehen des Kindes teilweise ergänzt.
H. mit Krone 108 cm

Rottum, Kreis Biberach, Pfarrkirche St. Mauritius

Die Madonna steht stilistisch derjenigen im Schalldeckel der Kanzel in Wasserburg am Inn sehr nahe. Die Kanzel ist für Martin und Michael Zürn 1637-39 gesichert (ZM, GW 7). Die dortige Madonna muß von Martin Zürn sein. Sie reiht sich wie die in Rottum stilistisch zwischen die Madonna in Owingen (ZM Ma 6) und Martins späte Werke ein.

Lit. ZM, Ma 12 Abb. 78

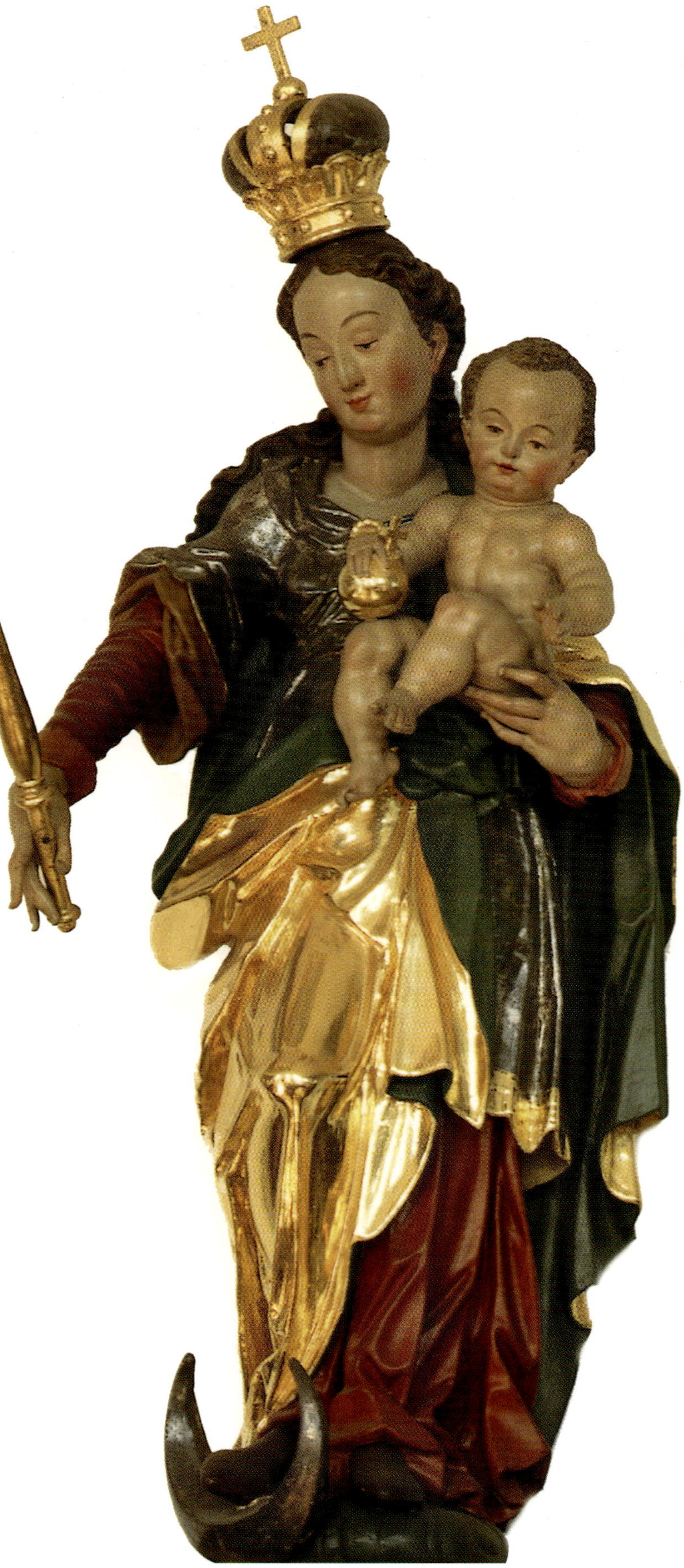

Martin p

Muttergottes auf der Mondsichel

Martin Zürn, um 1630/35

Holz, neu gefaßt, Kind fehlt, Krone neu, H. ohne Krone 28 cm

Privatbesitz

Die Muttergottesfigur steht im Werk Martin Zürns stilistisch zwischen der Madonna in Owingen, 1627/30, (ZM, Ma 6) und der in Rottum, 1630/40 (Martin x). Sie ist außerordentlich fein geschnitzt und dürfte mit ihrer voll ausgearbeiteten Rückseite als häusliches Andachtsbild gedacht sein. Die im Rücken lang herabfallenden Locken erinnern an oberrheinische spätgotische Madonnen (z. B. Nikolaus Gerhard, Dangolsheimer Madonna, um 1470, Berlin, Staatl. Museen, Skulpturengalerie) und könnten direkt von da angeregt sein.

Lit. Katalog Die Bildhauerfamilie Zürn, Ausstellung des Landes Oberösterreich, Braunau am Inn, 1979, Kat. Nr. 83 e.

Abb. 79

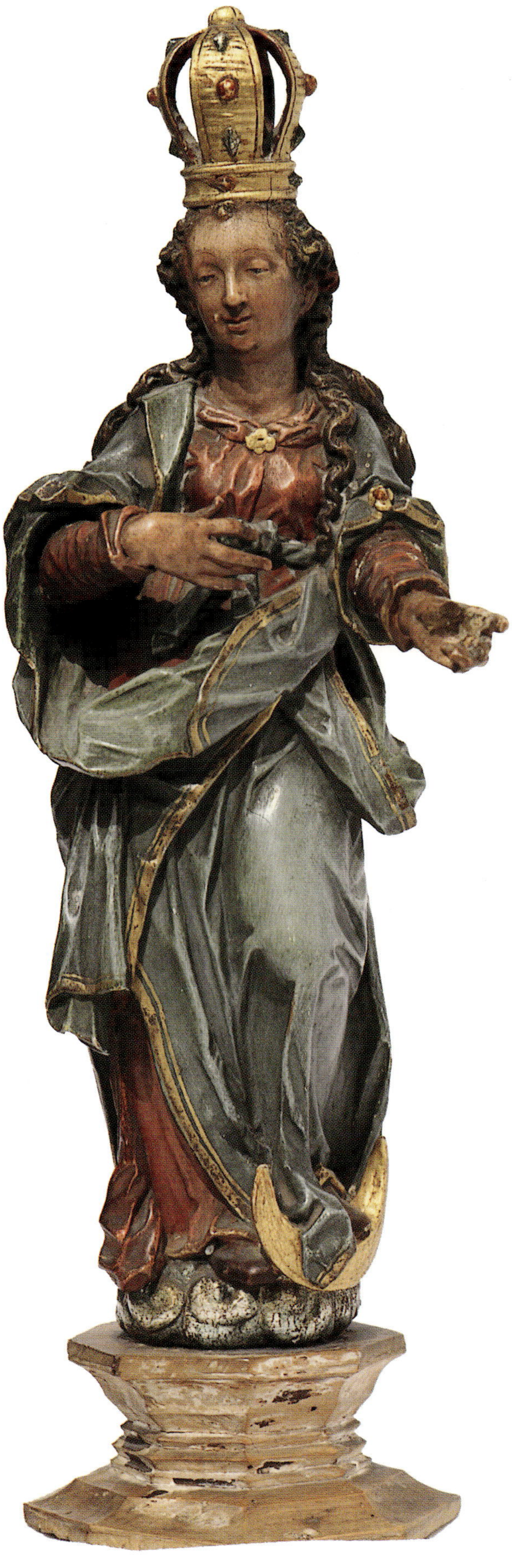

Martin v

Muttergottes

Martin Zürn, um 1630/35

Holz mit Fassung wohl 19. Jh., H. 116 cm

Privatbesitz

Wie die Madonna in Rottum (Martin x) zeigt diese Figur den reifen Stil von Martin Zürn, der sich von Vorbildern der Münchener Bildhauerei (wie in Owingen, ZM, Ma 6) und dem Einfluß seines Bruders Jörg (wie am Überlinger Hochaltar, ZM, GW 1) gelöst hat. Zugleich weist diese Figur auf die strahlenden Madonnen der Spätzeit in Oberösterreich voraus (Eggelsberg, ZM, Ma 20, und Burgkirchen, ZM, Ma 23). Der Hinweis auf das Werk wird Herrn Restaurator Reinhold Leinmüller in Ravensburg verdankt.

Unpubliziert Abb. 80

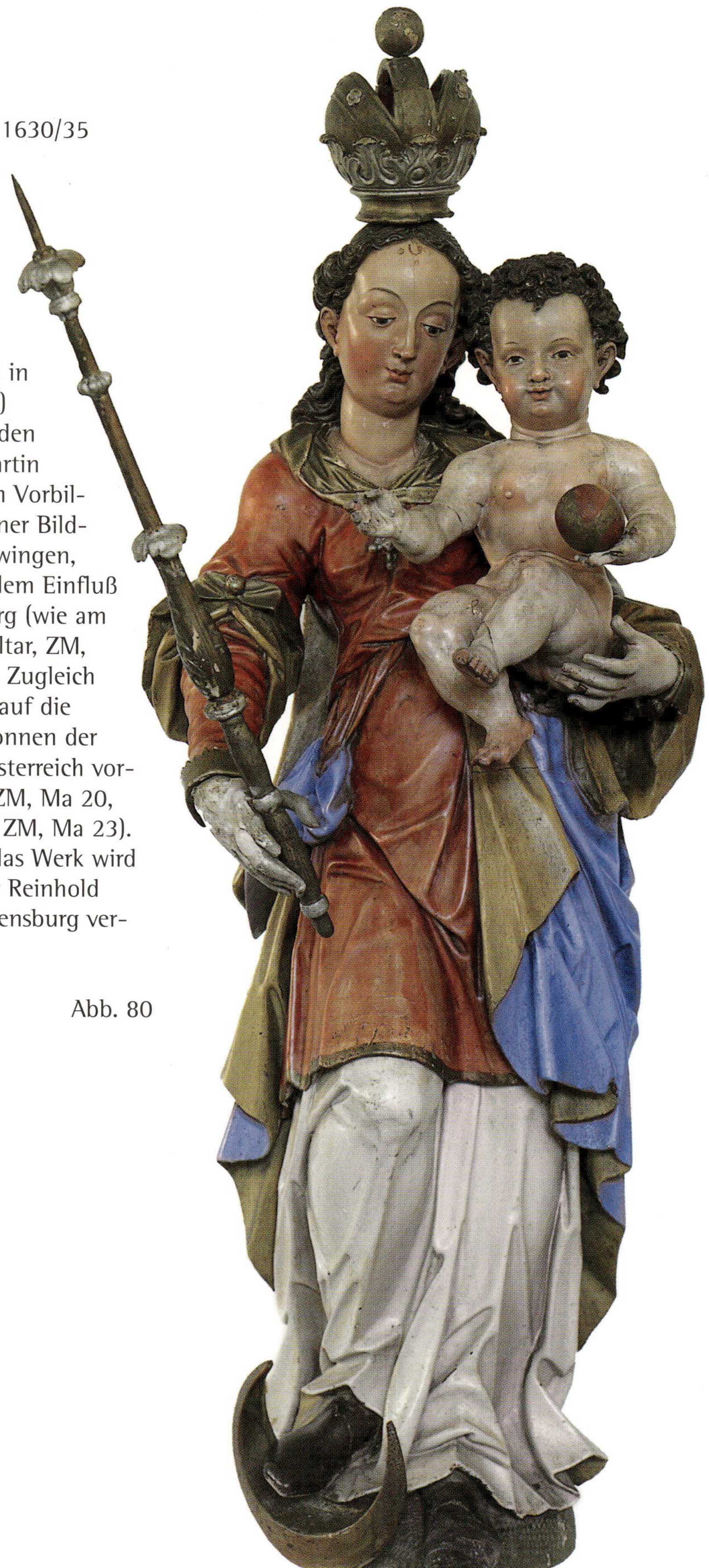

Martin Zürn

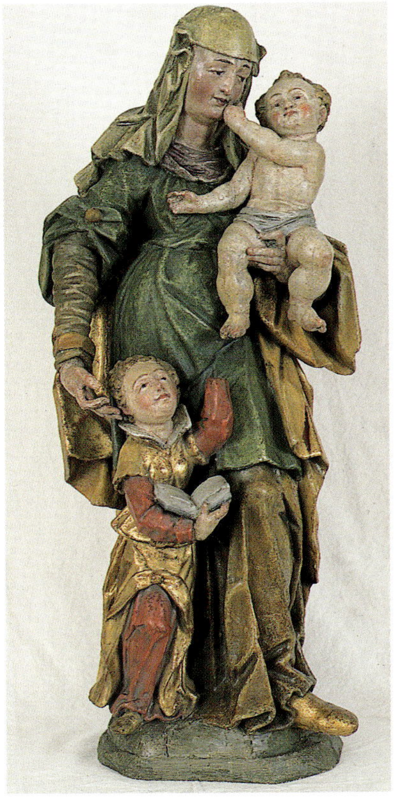

Martin u

Heilige Anna Selbdritt

Martin Zürn, um 1630/35

Lindenholz, neu gefaßt, H. 74 cm

Aulendorf, Kreis Ravensburg, Pfarrkirche St. Martin

Die Gruppe könnte aus demselben Altar stammen wie der Hl. Franziskus und die Hl. Katharina in Aulendorf. Interessant ist, daß Martin Zürn hier den Typus der Anna Selbdritt (Mutter Anna mit Maria und Christus) verbindet mit der Edukation Mariae (Mutter Anna lehrt Maria lesen). Dabei nimmt er eine Komposition seines (älteren?) Bruders Hans d. J. auf, die dieser in der Gruppe in Hagnaufurt verwirklichte (HJ i). Man weiß allerdings nicht, wieviele und was für weitere (verlorene) Figuren und Kompositionen dazwischen liegen.

Unpubliziert Abb. 81

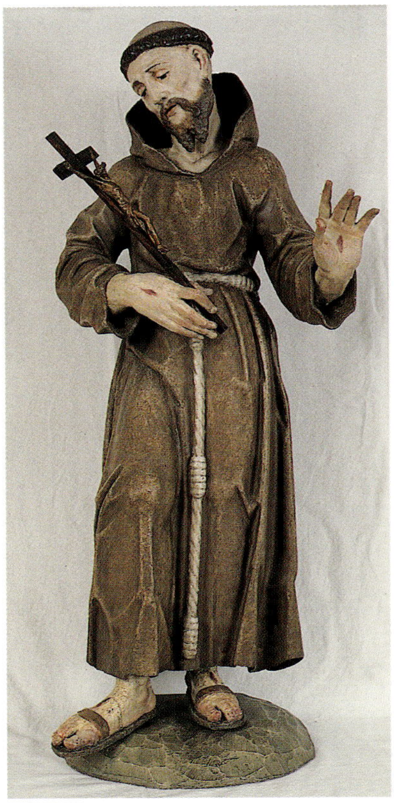

Martin t

Heiliger Franziskus

Martin Zürn, um 1630/35

Holz, neu gefaßt, H. 90 cm

Aulendorf, Kreis Ravensburg, Pfarrkirche St. Martin

Die Figur dürfte etwa gleichzeitig mit dem Franziskus in Gaisbeuren sein (Martin q). Sie erscheint jedoch etwas schematischer. Vielleicht aus denselben Altar wie die Hl. Katharina und die Hl. Anna Selbdritt in derselben Kirche.

Unpubliziert Abb. 82

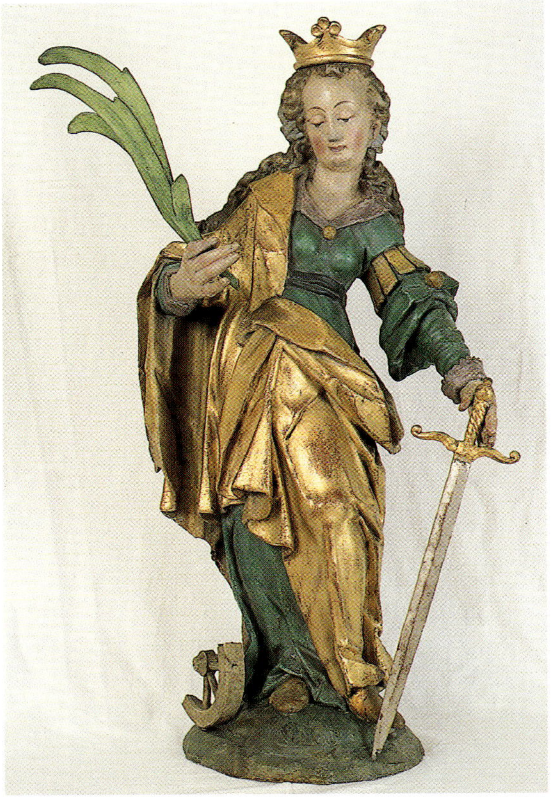

Martin s

Heilige Katharina

Martin Zürn, 1630/35

Holz, neu gefasst, H. 80 cm

Aulendorf, Kreis Ravensburg, Pfarrkirche St. Martin

Die Figur der Hl. Katharina gehört vielleicht mit der des Hl. Franziskus und der Anna Selbdritt in derselben Kirche zu einem verlorenen Altar, der aus Martin Zürns Werkstatt stammen müßte. Die etwas routinierten Schnitzwerke repräsentieren die Vorstufe des Wasserburger Stils der Brüder Martin und Michael (ZM, GW 10).

Unpubliziert Abb. 83

Martin k

Hl. Johannes der Täufer

Martin Zürn, um 1625

Holz, neu gefaßt, H. 140 cm

Engerazhofen, Kreis Ravensburg, Pfarrkirche

Die Johannesfigur zeigt schon die strenge Statuarik der reifen Werke Martin Zürns.

Lit. ZM, Ma 4 Abb. 84

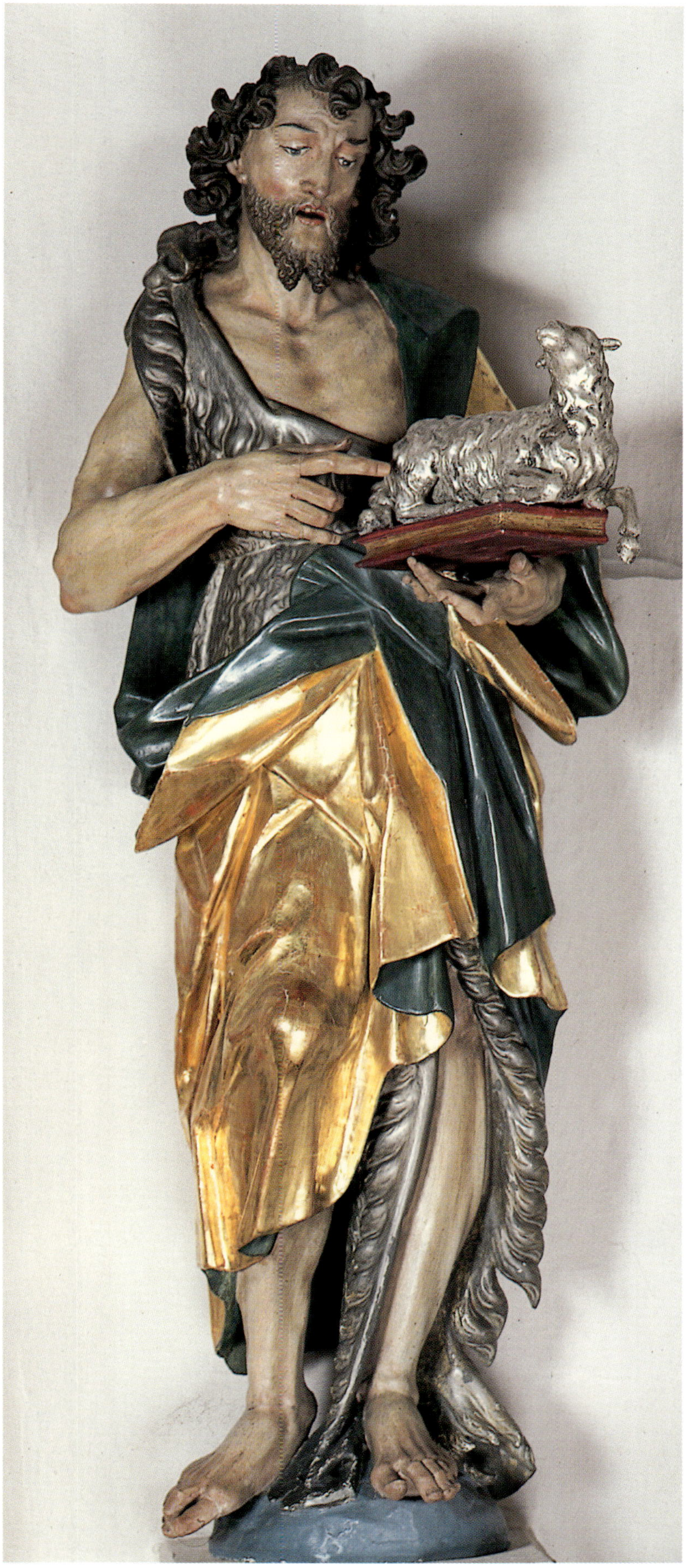

Martin Zürn

Martin i

Selige Elisabeth von Reute (Gute Beth)

Martin Zürn, 1620/25

Lindenholz, ursprünglich ungefaßt, Neufassung 18. Jh., Hände fehlen, H. 60 cm

Stuttgart, Württembergisches Landesmuseum

Elisabeth Achler, 1386 in Waldsee geboren, starb 1420 als Franziskanerin in Reute. Zwölf Jahre lebte sie ohne leibliche Speise und war stigmatisiert. Seit ihrem Tode wurde sie hoch verehrt, und ihr Grab in Reute bei Waldsee war Ziel einer Wallfahrt. Nach der ersten Lebensbeschreibung 1421 von Propst Kügelin wurden seit 1607 mehrere Lebensbilder verfaßt. 1623 wurde ihr Grab geöffnet. Die Wallfahrt verstärkte sich. Mit einer Stiftung von Erzherzog Leopold von Österreich wurde seit 1625 in Reute eine neue Kirche gebaut und 1629 geweiht.1766 wurde die „Gute Beth" seliggesprochen.

Sicher hängen die Statuen der Guten Beth von Martin Zürn mit der verstärkten Verehrung der Seligen in der Zeit um die Graböffnung 1623 zusammen. Stilistisch steht die Statuette in Stuttgart, die aus Privatbesitz in Oberschwaben stammt, dem Pfullendorfer Rosenkranzaltar und den anderen Frühwerken von Martin Zürn nahe (Martin c, d, h, q, r). Insbesondere das fein geschnitzte strenge Gesicht und die differenzierte Gewandgestaltung sind sehr ähnlich.

Lit. Katalog Die Bildhauerfamilie Zürn, Ausstellung des Landes Oberösterreich, Braunau am Inn 1979, Kat. Nr. 86 c. Abb. 85

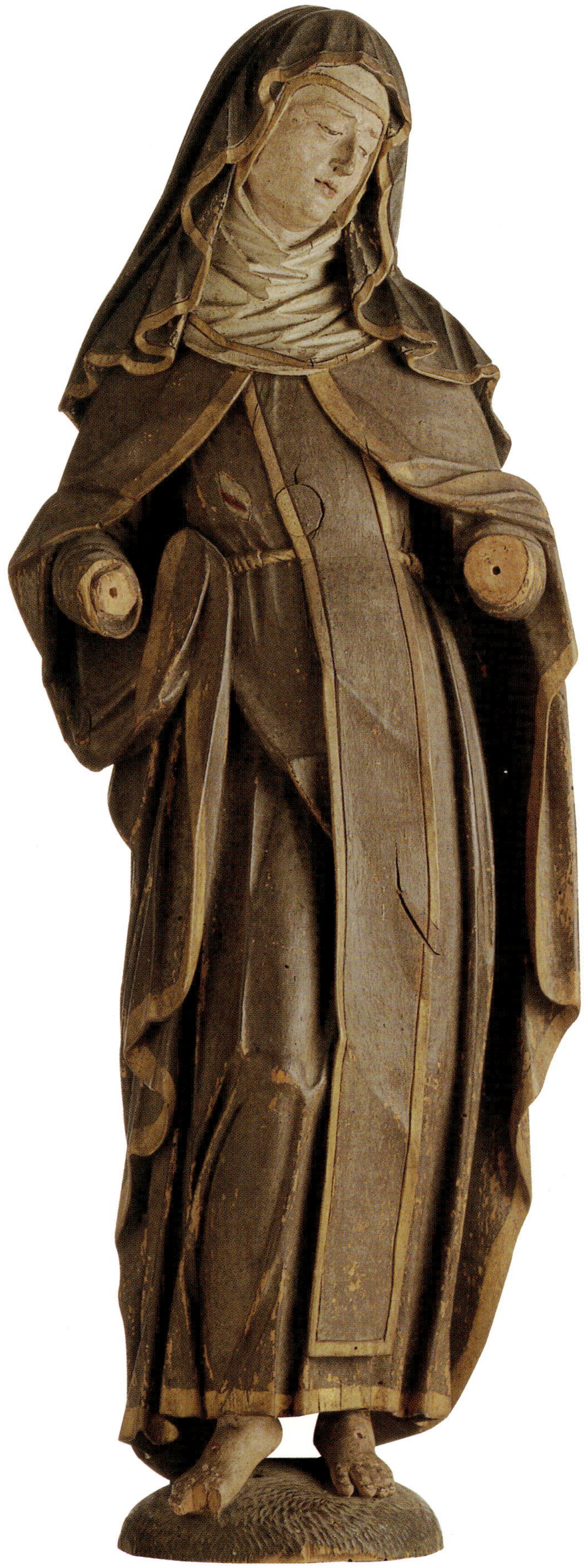

Martin r / q

Selige Elisabeth von Reute (Gute Beth) und Hl. Franziskus

Martin Zürn, um 1630/35

Holz, ausgebesserte alte Fassung, Kreuz neu, H. 118 cm / 121 cm

Gaisbeuren, Stadt Bad Waldsee, Leonhardskapelle

Es liegt nahe, daß die Gute Beth auch in dem eine Viertelstunde zu Fuß von Reute entfernten Gaisbeuren verehrt wurde. Neben dem Hl. Franziskus (Martin q) könnte sie an einem (verlorenen) Altar gestanden haben. Zusammen mit der früher entstandenen Statuette der Guten Beth (Martin i) hat Martin Zürn hier einen Typus für die plastische Darstellung der frommen Jungfrau fast 150 Jahre vor ihrer Seligsprechung 1766 geschaffen. An sich ist es erstaunlich, daß eine noch nicht kanonisierte Selige schon einen Platz an einem Altarretabel erhält. Möglicherweise tritt sie hier aus lokalen Gründen an die Stelle der Katharina von Siena, die ein ganz ähnliches Schicksal wie die selige Betha hatte und die gelegentlich als Pendant zum Hl. Franziskus, dessen drittem Orden sie ebenfalls angehörte, dargestellt wird. Gegenüber der Statuette (Martin i), die immerhin die Zuschreibung dieser Figur an Martin Zürn stützt, ist sein Stil hier weiterentwickelt und nähert sich seiner reifen Ausprägung an der Wasserburger Kanzel von 1637 (ZM, GW 10), wo die Madonna und der Hl. Franziskus von der Hand Martin Zürns stammen dürften.

Lit. ZM, Ma 9a. Abb, 86, 87

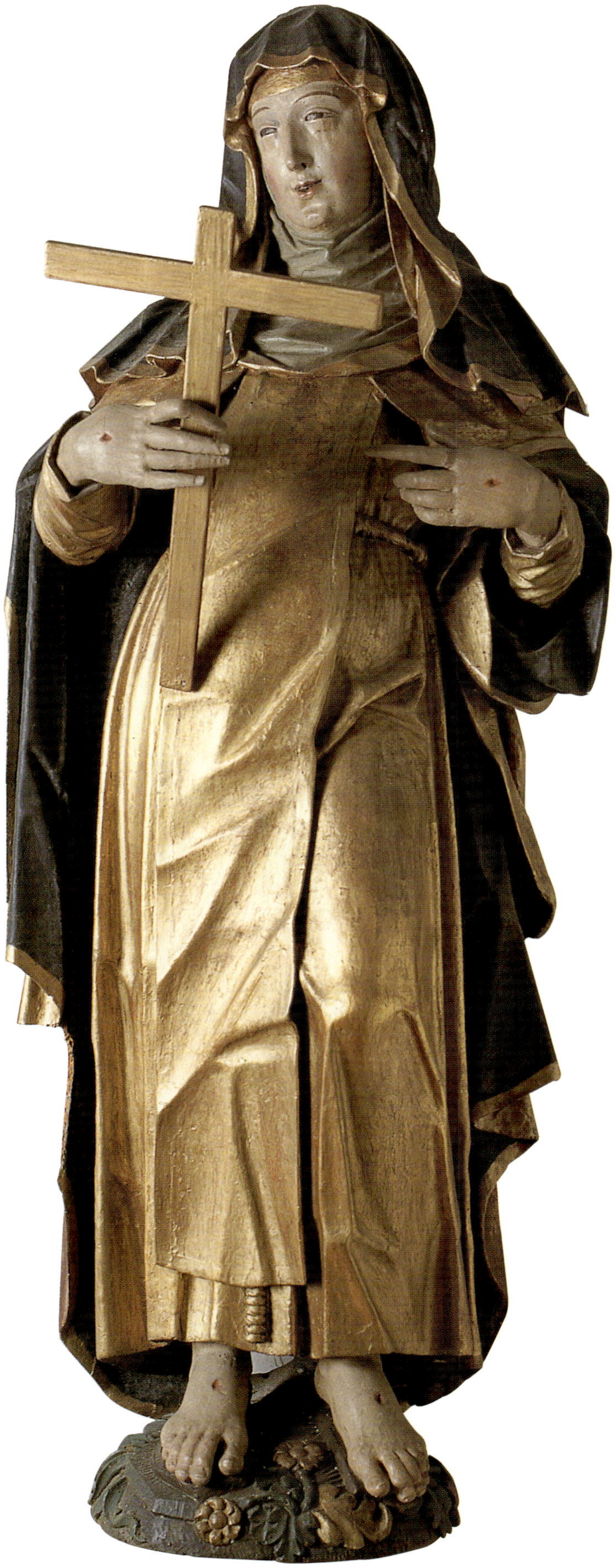
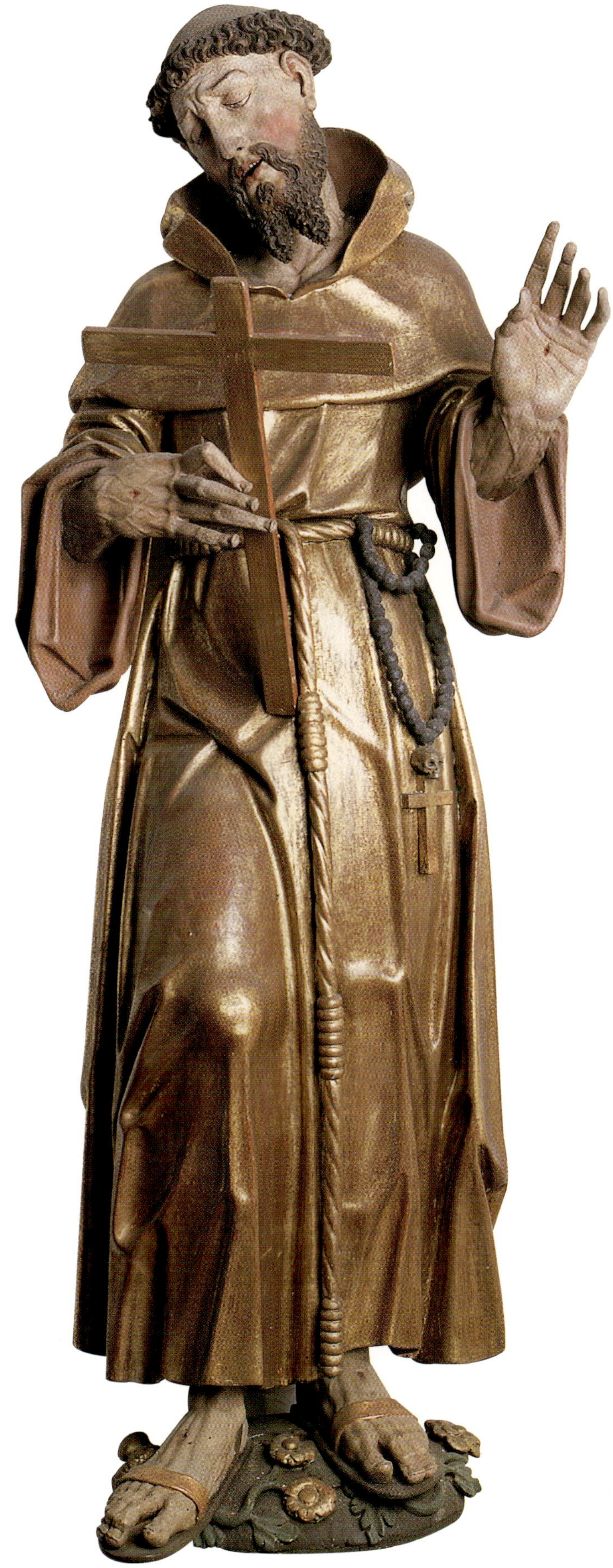

Martin Zürn

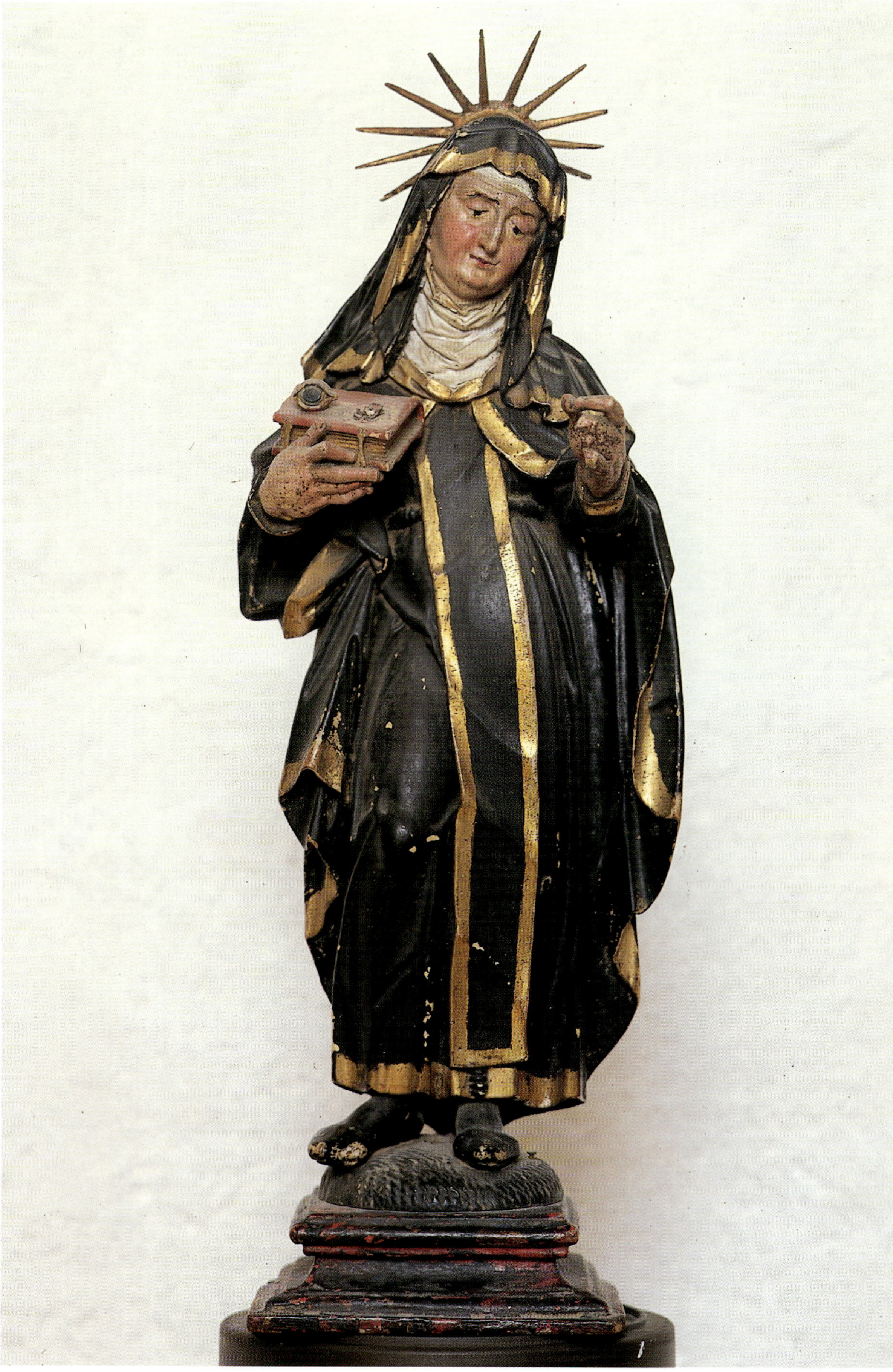

Martin g

Heilige Ottilie

Martin Zürn, um 1620

Holz, alte Fassung, H. 43,5 cm

Einsiedeln, Kanton Schwyz, Kunstsammlungen des Klosters

Durch die Augen auf dem Buch ist die heilige Äbtissin als Ottilia gekennzeichnet. Zusammen mit der sehr ähnlichen Ottilie in Privatbesitz (Martin h) und der seligen Betha im Stuttgarter Landesmuseum (Martin i) repräsentiert diese Figur Martin Zürns Stil zwischen dem Pfullendorfer Rosenkranzaltar 1615 (Martin c) und der Wasserburger Kanzel (ZM, GW 10).

Lit. A. v. Euw, Meisterwerke des 17. bis 19. Jh. in den Sammlungen des Stiftes Einsiedeln, Aachener Kunstblätter 39, 1969, Nr. 20.
Katalog Christoph Daniel Schenck, Sigmaringen 1969, Nr. 145 Abb. 88

Martin h

Heilige Ottilie

Martin Zürn, um 1620

Holz, Spuren alter Fassung, H. 70 cm

Privatbesitz

Die Figur der Hl. Ottilie ist eng verwandt der gleichen in Einsiedeln (Martin g) und der Seligen Betha in Stuttgart (Martin i). Die im Verhältnis zu der Härte der Schnitzkunst große Empfindsamkeit des Ausdrucks kündigt die Möglichkeiten des Spätstils von Martin Zürn an.

Unpubliziert Abb. 89

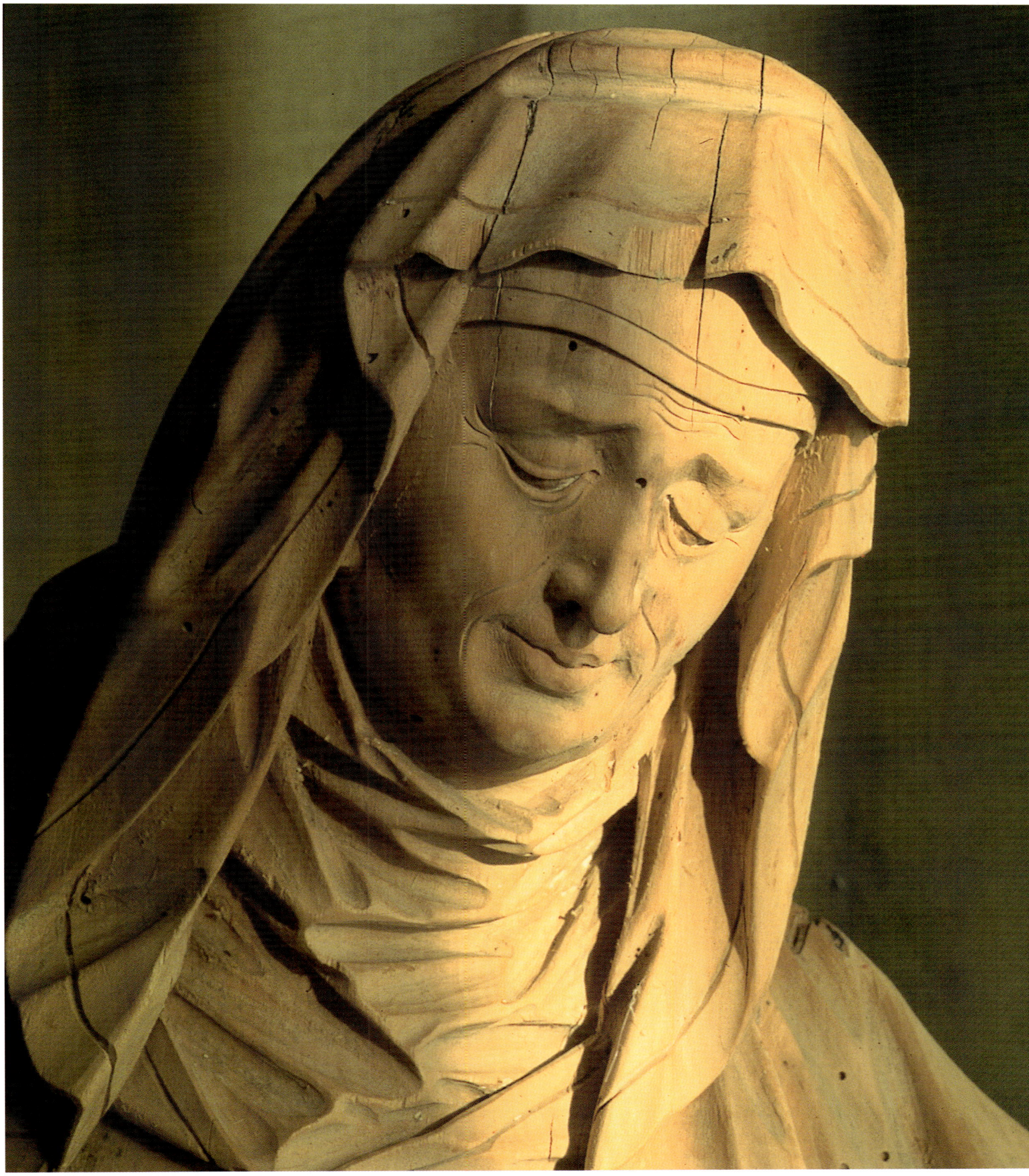

Martin Zürn

Martin n

Kreuzigungsgruppe

Martin Zürn, um 1630

Lindenholz, original ungefaßt, Spuren zinnoberroter Tönung an Lippen und Wundmalen, geschweifter Sockel wohl zugehörig, mehrfach schwarz gefaßt, unterer Teil ergänzt. Es fehlen: Hände von Maria und Magdalena, viele Finger, Lendentuch rechte Seite (ergänzt). Gesamthöhe 73,5 cm, H. des Christus bis zum Scheitel 33,5 cm, Maria 27,6 cm, Johannes 27 cm, Magdalena 22,7 cm

Karlsruhe, Badisches Landesmuseum, Inv. Nr. V 3344

Das dieser Gruppe sehr ähnliche Kreuzigungsrelief am Überlinger Rosenkranzaltar (ZM, GW 3) ist MZB 1631 signiert und datiert. Alle MZ, MZB und MZBW signierten Werke sind stilistisch Martin Zürn zuzuordnen (Martin Zürn Bildhauer von Waldsee). Die Verwandschaft der Kreuzgruppe mit den Figuren vom Rosenkranzaltar in Owingen (ZM, Ma 6) und z. B. dem Johannes d. T. in Engerazhofen (Martin k) bestätigt die Zuschreibung.

Lit. ZM, Ma 8. Katalog Die Bildhauerfamilie Zürn, Braunau am Inn 1979, Nr. 80. Abb. 90

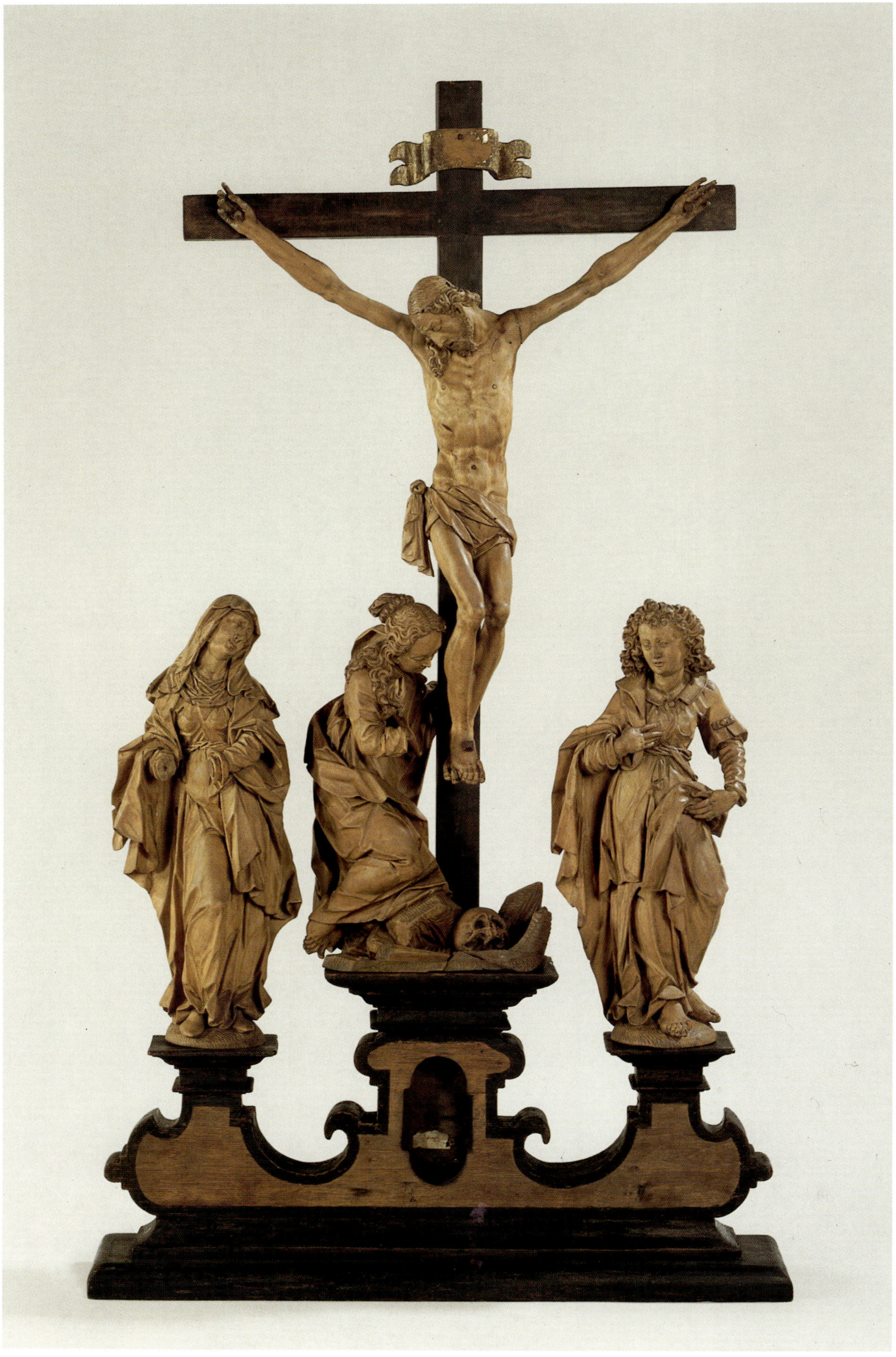

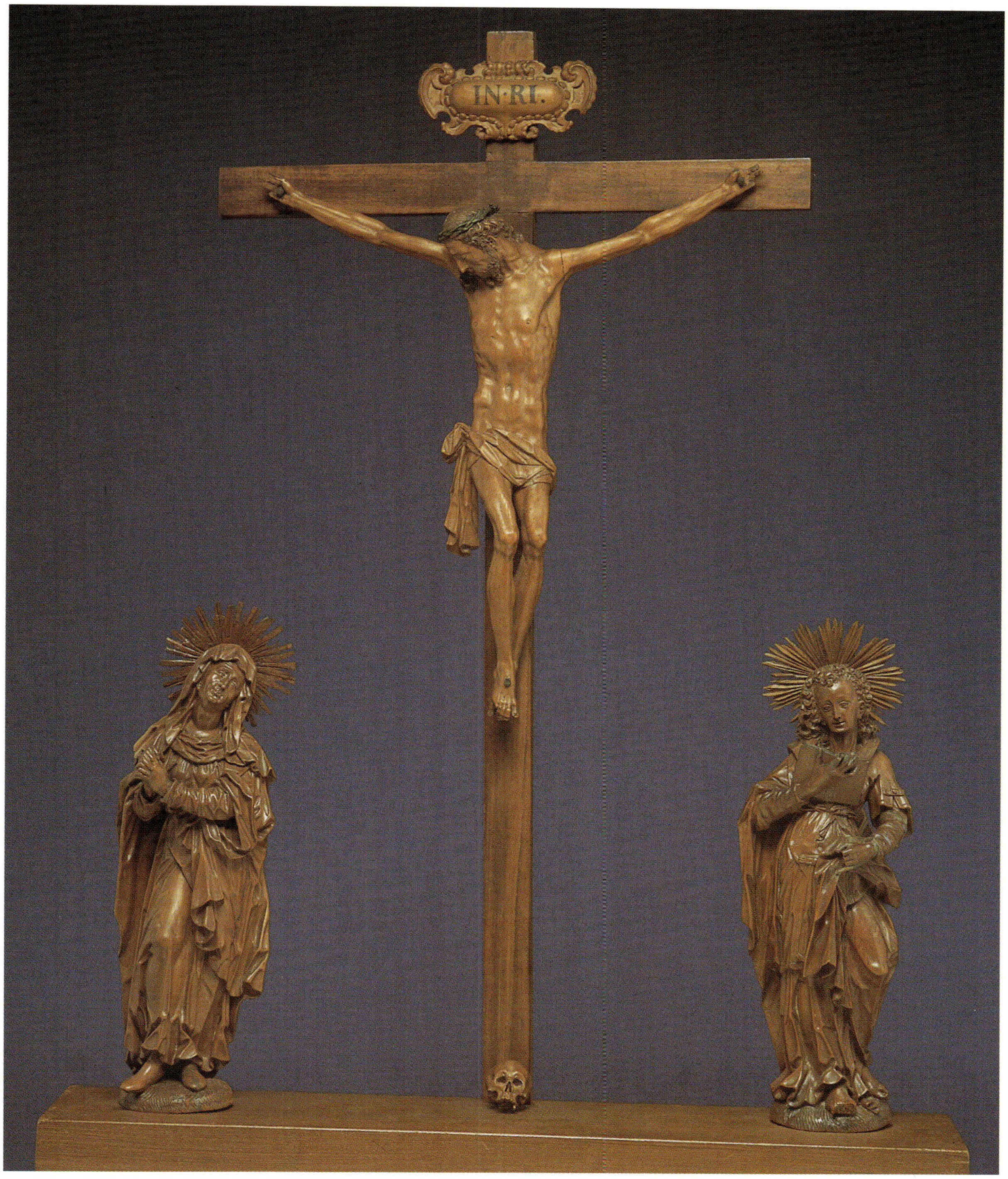

Martin o

Kreuzigungsgruppe

Martin Zürn, um 1635

Lindenholz, ungefaßt (original?), Augen, Lippen und Haare getönt, beide Arme des Johannes und 9 Finger Christi neu. H. des Christus bis zum Scheitel 22 cm, Maria 20,2 cm, Johannes 20 cm (o. Nimbus)

Freiburg i. Br., Augustinermuseum, Inv. Nr. S 32/1

Die Gruppe ähnelt sehr derjenigen in Karlsruhe (Martin n), ist aber etwas strenger und entsprechend später zu datieren.

Lit. ZM, Ma 9. Abb. 91

Abb. 92 / 93
Hll. Sebastian und Florian vom Hochaltar der Jakobskirche in Wasserburg am Inn, Martin Zürn 1638/39. Entwurf des Altars 1636 von Martin Zürn; Figuren 1638/9 von Martin geschnitzt, 1655/58 gefaßt und im neuen Hochaltar aufgestellt von Jacob Laub(?) und Adam Hartmann, 1879/80 abgebaut. Bildnisse von Kaiser Ferdinand III. und Kurfürst Maximilian I. von Bayern. Lindenholz, mit ursprünglicher Fassung, H. 286 und 289 cm ohne Fahnen. Berlin, Staatliche Museen, Preußischer Kulturbesitz, Skupturensammlung (ZM GW 11).
(nächste Doppelseite)

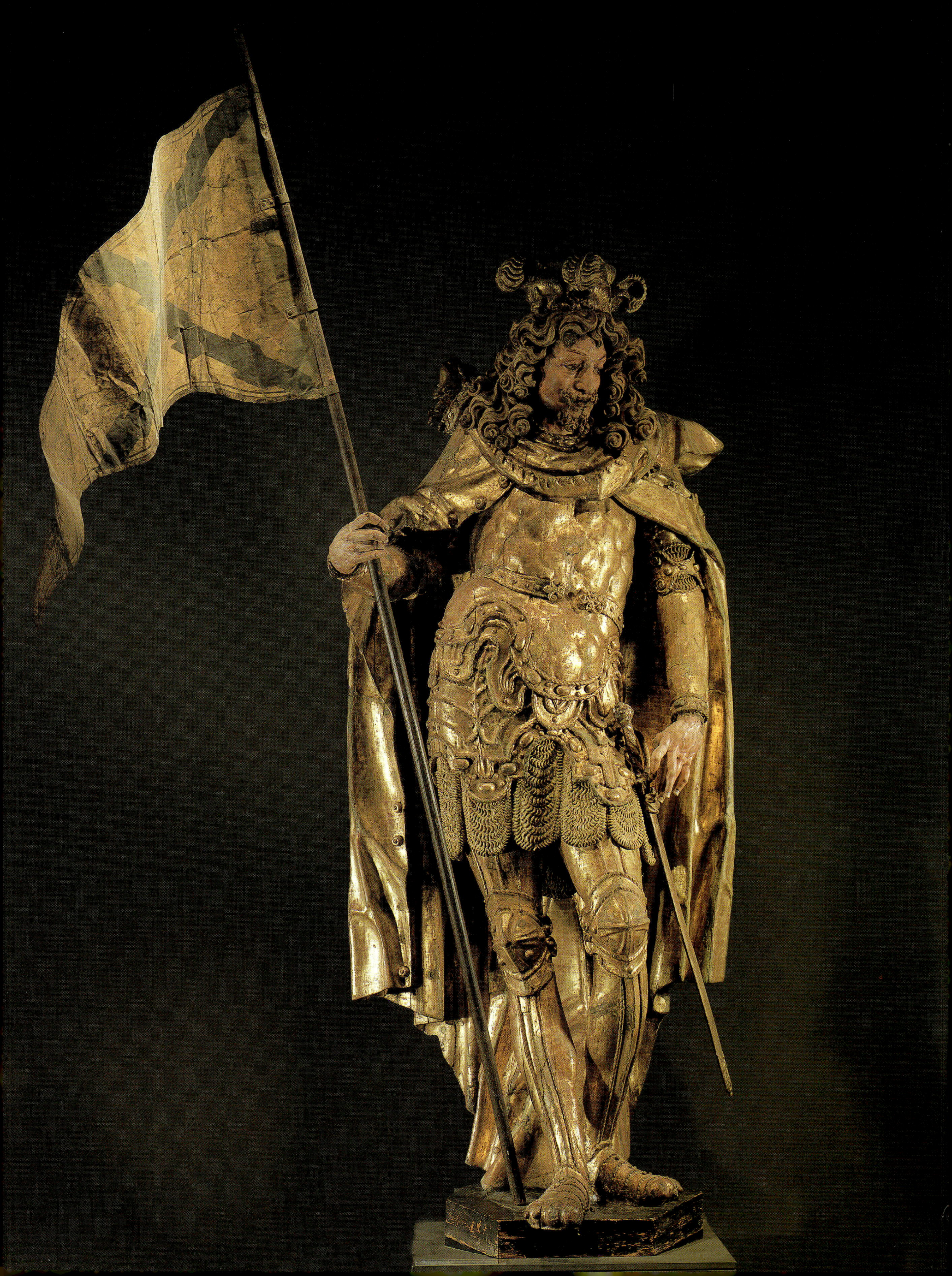

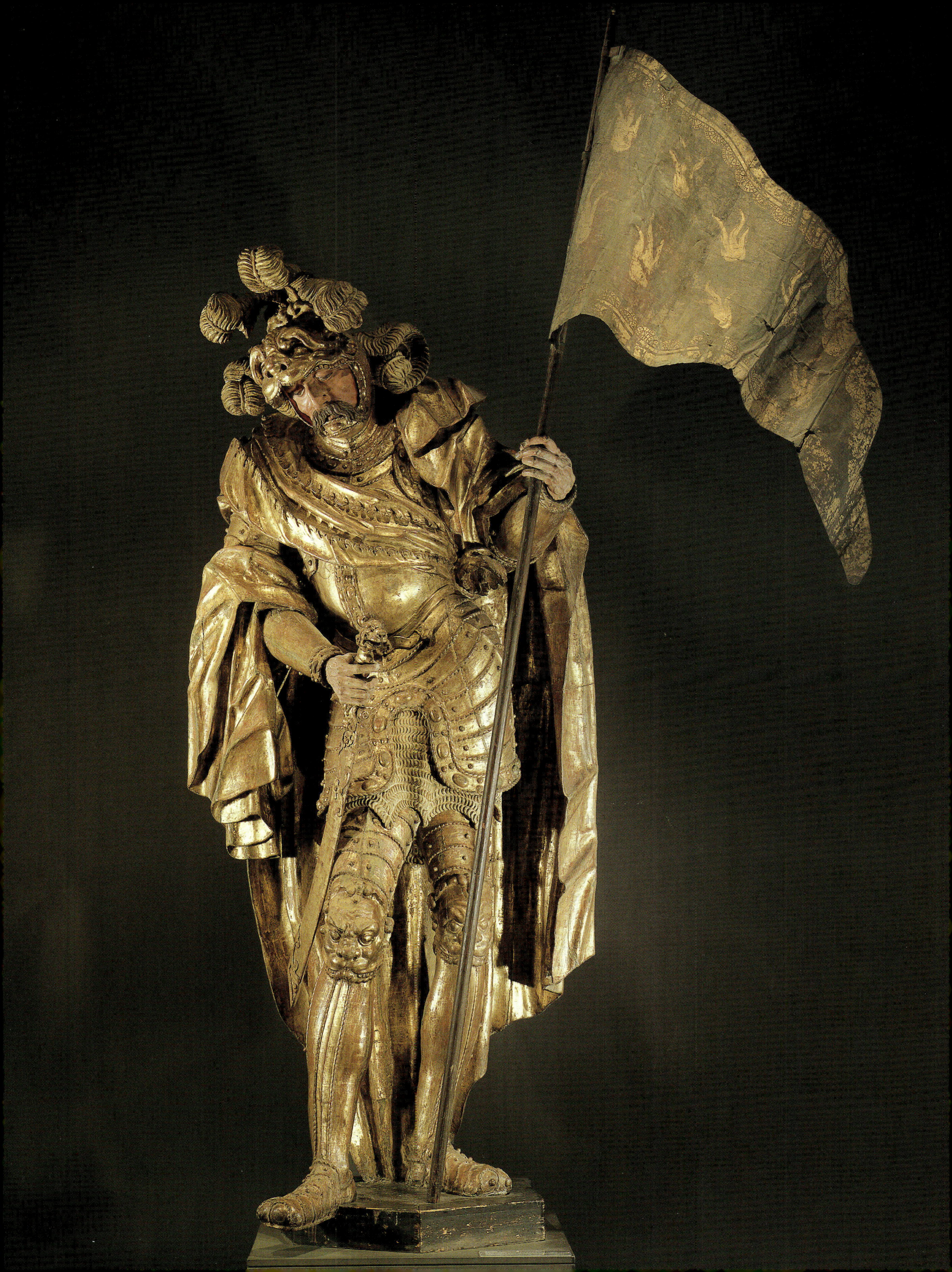

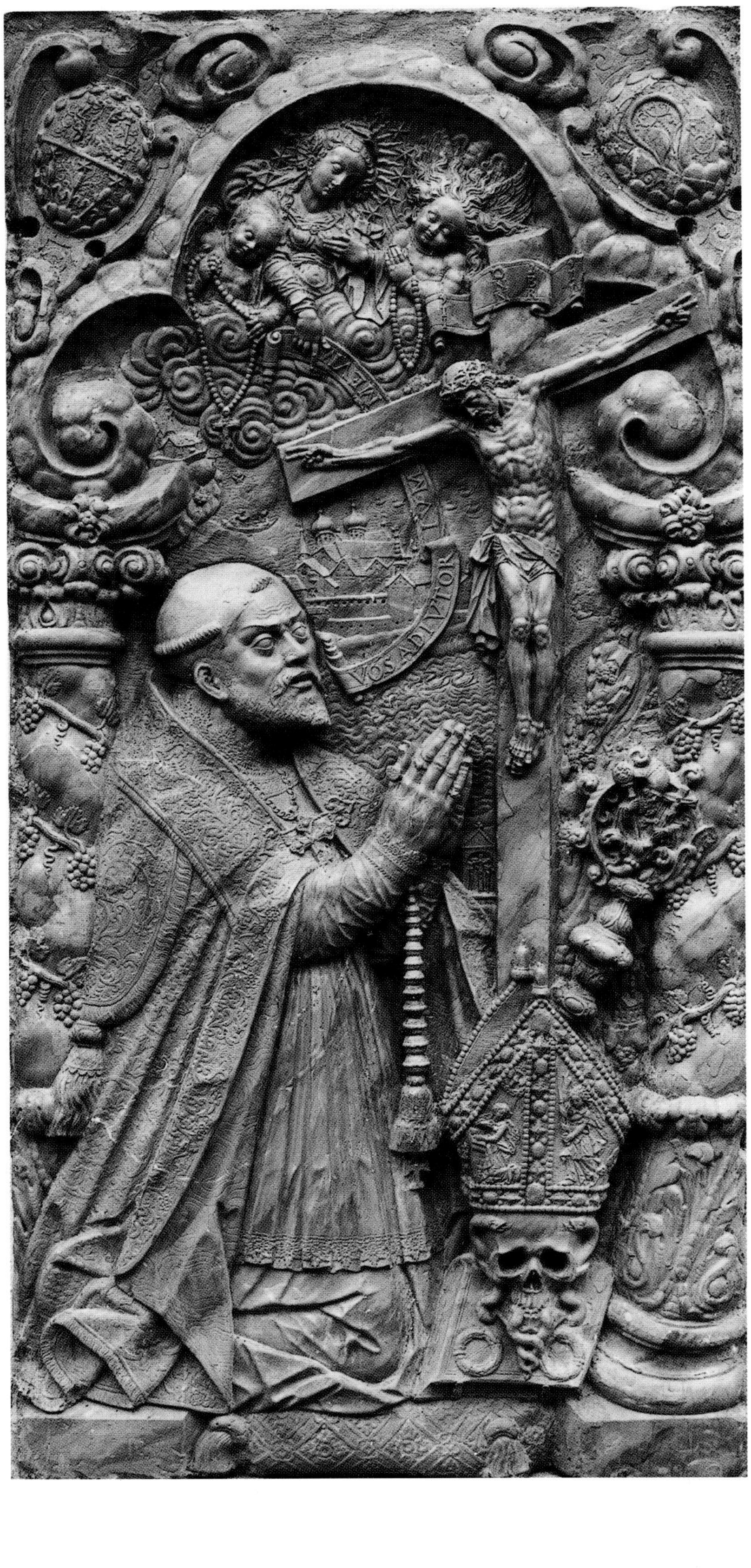

Martin z

Grabstein des Abtes Honorat Kolb von Seeon (1603 - 70), Abguß

Martin und Michael Zürn, 1636/7

Original: Roter Marmor, H. 384, Br. 215 cm

Original in Kloster Seeon, Abguß Museum Braunau am Inn

Der Grabstein wurde anfangs als Kreuzaltar in der Klosterkirche in Seeon aufgestellt, dann ohne Mensa im Kapitelsaal in die Wand eingelassen, im 20. Jh. wieder in die Kirche und schließlich zurück in die Klausur gebracht. Abt Honorat ließ den Grabstein-Altar kurz nach seinem Amtsantritt 1634 im Jahre 1637 (mit 33 Jahren!) aufstellen mit einer Inschrift am Stipes (Unterbau): „HOCC MARMOR..... VIVUS SIBI MORITURO POSUIT ...1636“ (diesen Marmor.... hat sich, der sterben wird, als Lebender gesetzt). Unter der Mensa läuft die Inschrift um: „GEMACHT MARTIN, UND, MICHAEL ZIERNEN STAIN, UND BILDHAUWER VON WALDTSEE.
1637“.
Martin und Michael Zürns Tätigkeit in Bayern begann offenbar in Seeon, wo sie 1635 zwölf Altarkreuze bezahlt bekamen, Hans Jacob drei. 1637 stellten sie einen Rosenkranzaltar auf, der wie die Kreuze nicht erhalten ist. Gleichzeitig liefen die Verhandlungen über die großen Aufträge im benachbarten Wasserburg am Inn, wo Bruder David als Meister ansässig war.

An dem Grabstein des Abtes Honorat Kolb läßt sich der Stil von Martin und Michael gut unterscheiden. Martin hat den strengen, monumentalen Mittelteil geschaffen, Michael die weicheren, bewegten Heiligenfiguren Lambertus und Stephanus an den Seiten.

Lit. ZM, GW 7
Abb. 94 Mittelteil

Martin m

Heiliger Sebastian

Martin Zürn, Werkstatt, um 1630

Holz, ausgebesserte ältere Fassung, H. 112 cm

Bad Waldsee, Museum im Kornhaus

Das strenge Gesicht mit den großen Augendeckeln erinnert an den Hl. Rochus im Überlinger Hochaltar von 1613-16 (ZM. GW 1) und an die großen Ritterheiligen vom Wasserburger Hochaltar von 1638/39 (ZM, GW 11), beides Arbeiten, die Martin Zürn zuzuschreiben sind. Die etwas plumpen Haare und die steife Haltung erweisen die Figur indessen als Werkstattarbeit.

Unpublziert Abb. 95

Abb. 96
Hl. Johannes der Täufer, Martin Zürn, um 1625. Lindenholz mit Resten alter Fassung, H. 108,4 cm. Karlsruhe, Badisches Landesmuseum (ZM Ma 3).

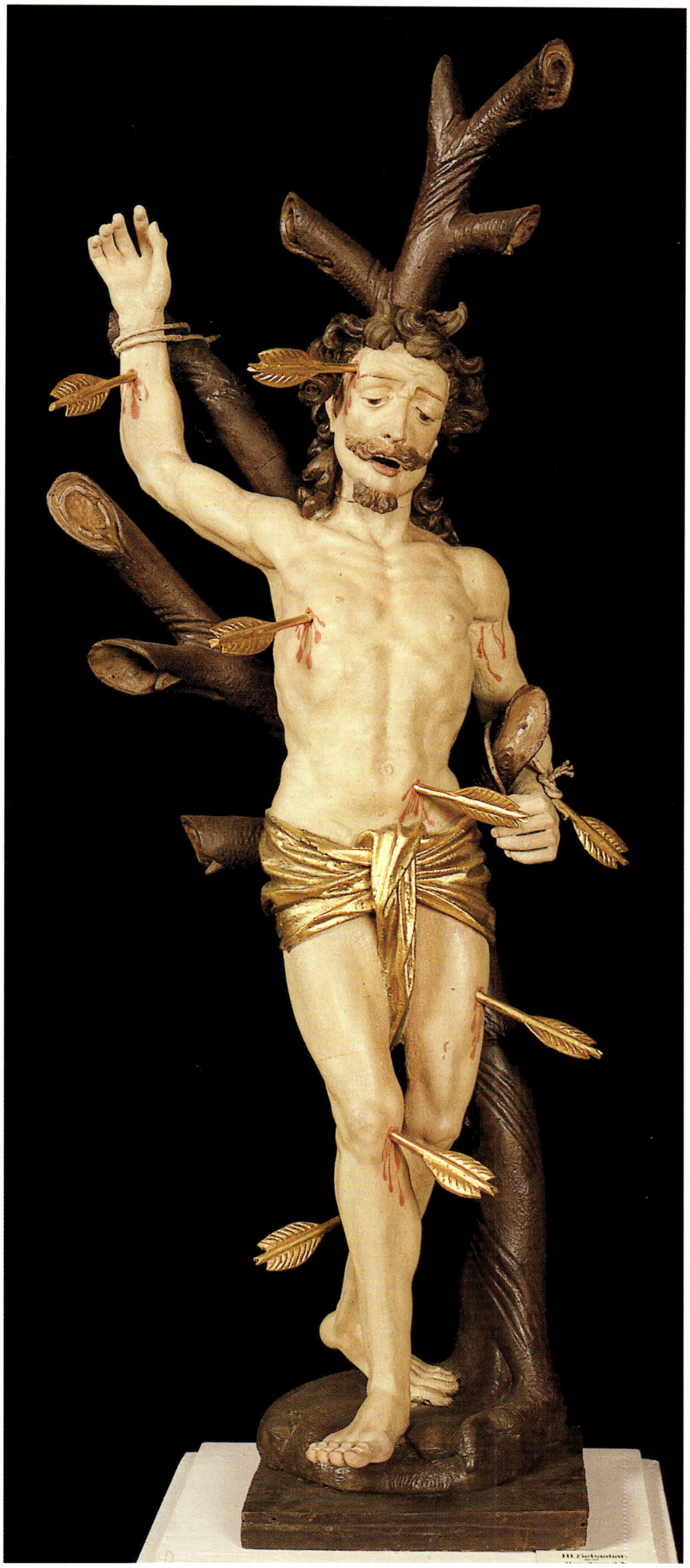

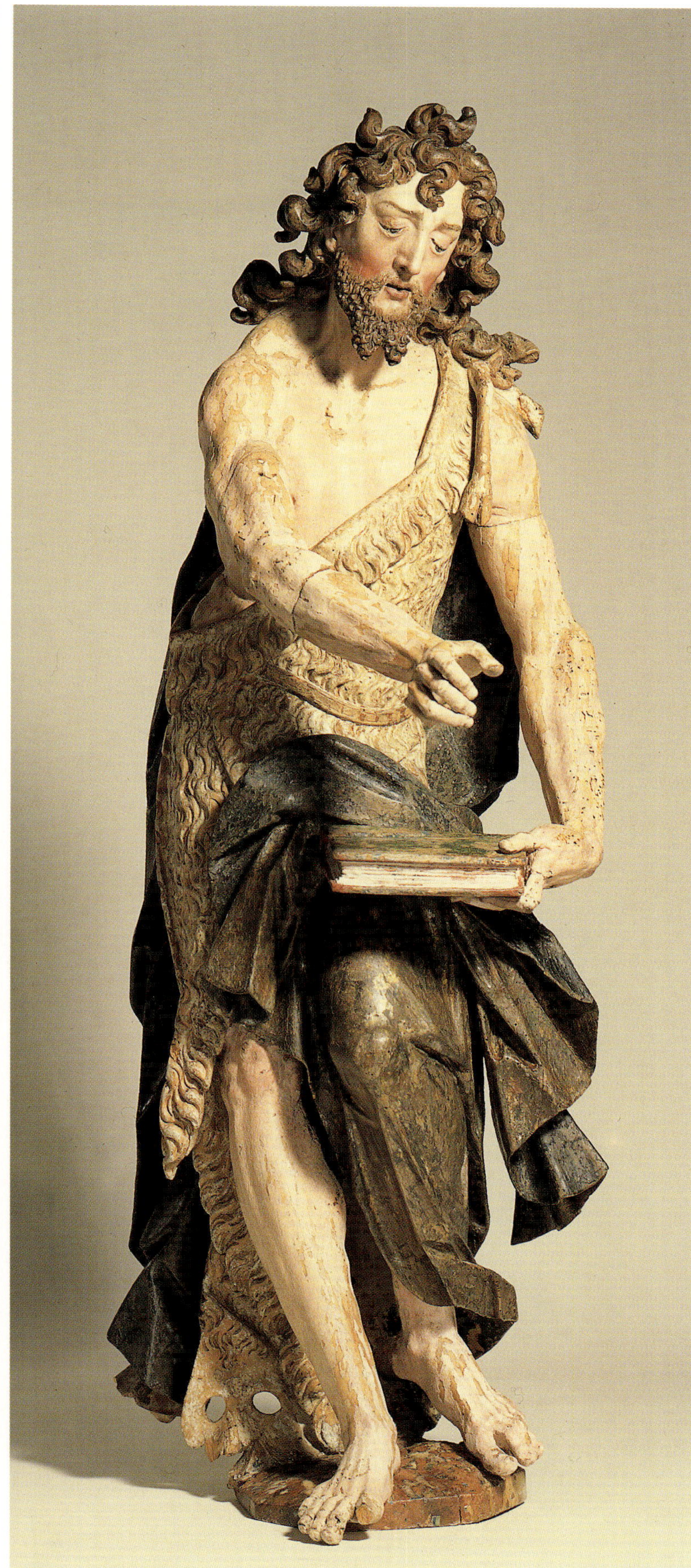

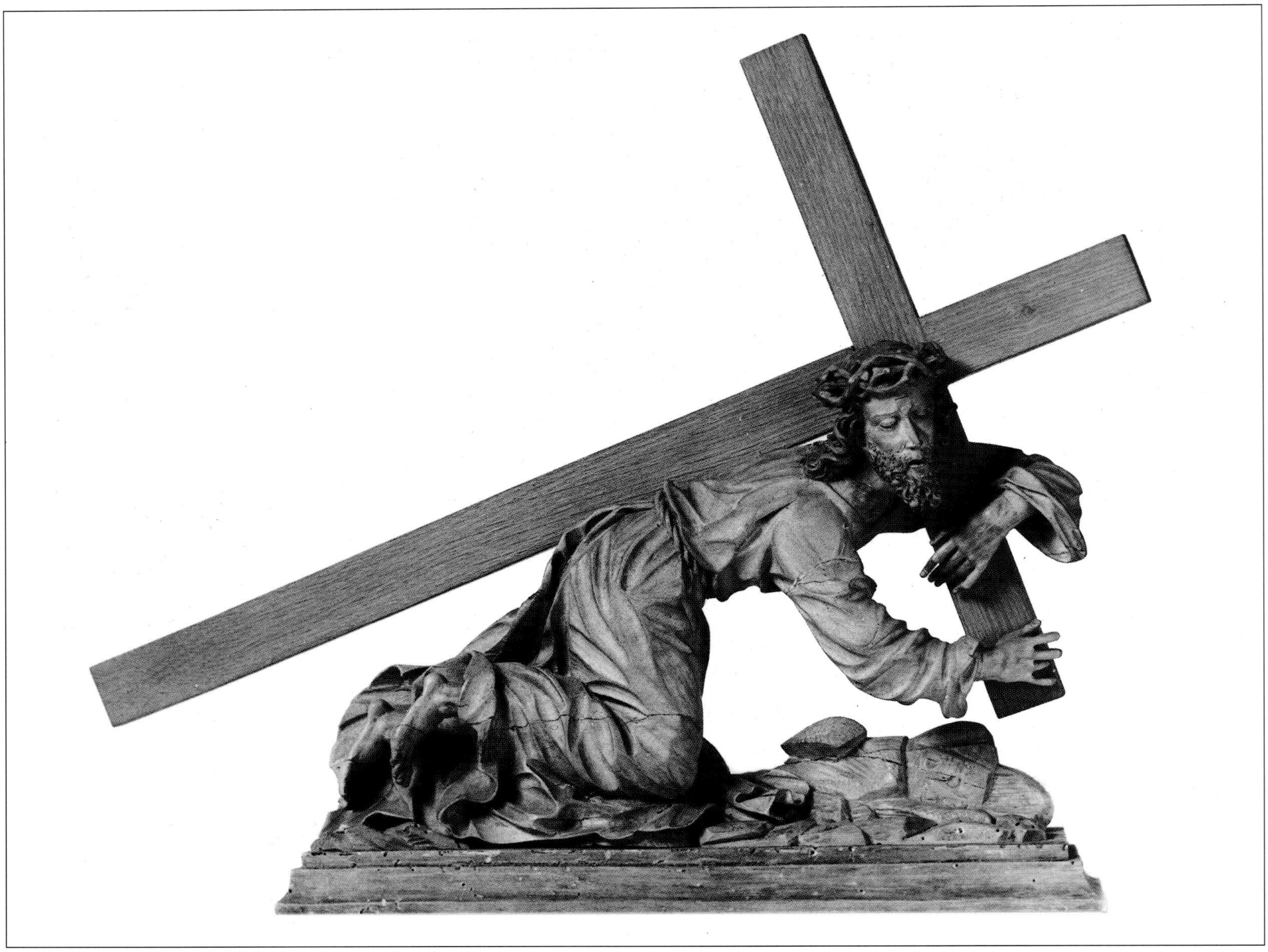

Martin d

Christus fällt unter dem Kreuz

Martin Zürn, um 1615

Holz, original ungefaßt, Lippen und Haar getönt, Kreuz neu, H. bis zum Scheitel 20 cm

Privatbesitz

Zusammen mit dem Pfullendorfer Rosenkranzaltar (Martin c) und dem Hl. Rochus am Überlinger Hochaltar (ZM, GW 1) ist dieser kreuztragende Christus das qualitätvollste Frühwerk von Martin Zürn. Deutlich wird hier im Gesicht und im Gewand noch die gotische Tradition fortgesetzt und damit auch ihre Intensität des sakralen Ausdrucks erhalten. Andererseits spricht der Verzicht auf farbige Fassung wie beim Überlinger Altar für die Tendenz, den Charakter von Renaissance-Plastik zu übernehmen und die Feinheit der „reinen" Skulptur zu betonen. Das Relief könnte aus einem Kreuzweg oder wahrscheinlicher aus einem Rosenkranzaltar stammen.

Lit. Katalog Die Bildhauerfamilie Zürn, Ausstellung des Landes Oberösterreich, Braunau am Inn, 1979, Kat. Nr. 82 d. Katalog Leonhard Kern, Schwäbisch Hall 1989, Kat. Nr. 44.

Abb. 97

Martin f

Evangelist Matthäus mit dem Engel

Martin Zürn (Werkstatt?), um 1615/20

Lindenholz mit späterer holzfarbener Bemalung, Arme und einige Zehen fehlen, H. 75, Br. 34 cm

Ravensburg, Zweckverband Oberschwäbische Elektrzitätswerke OEW

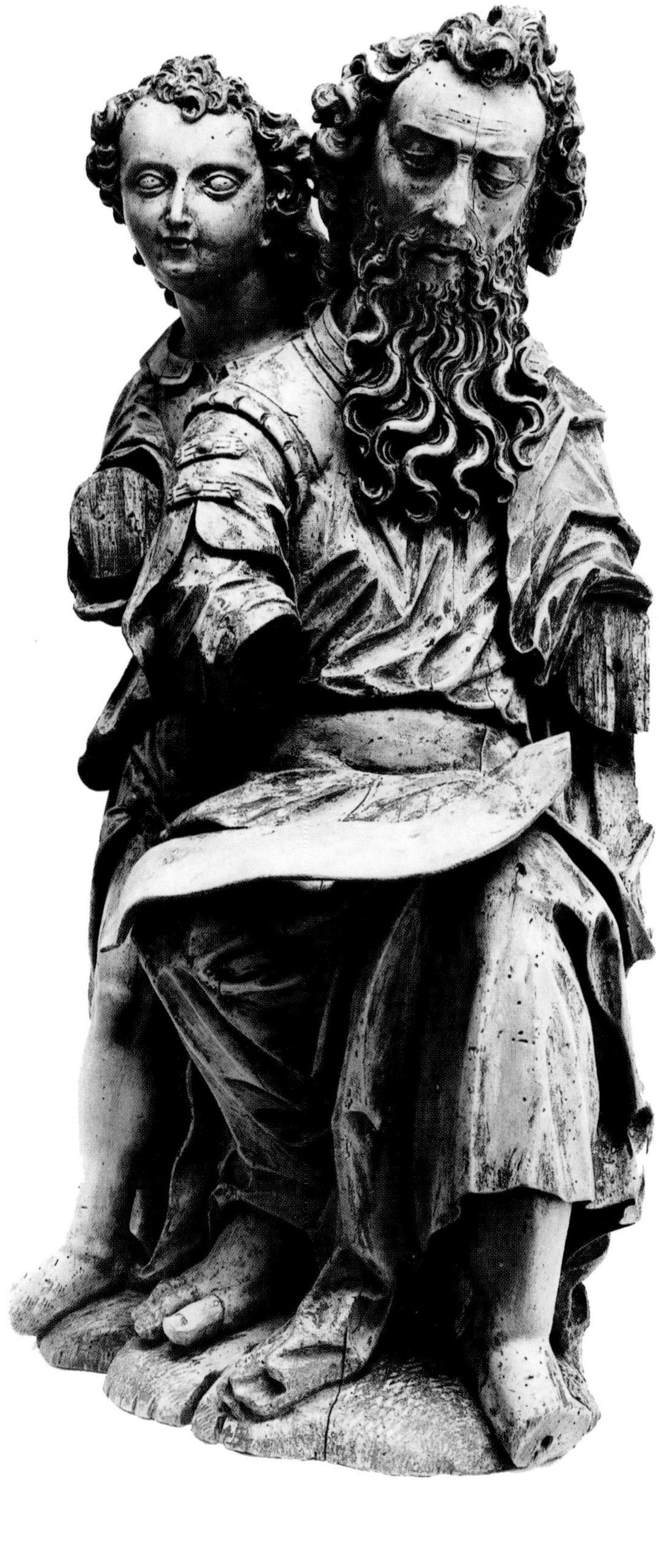

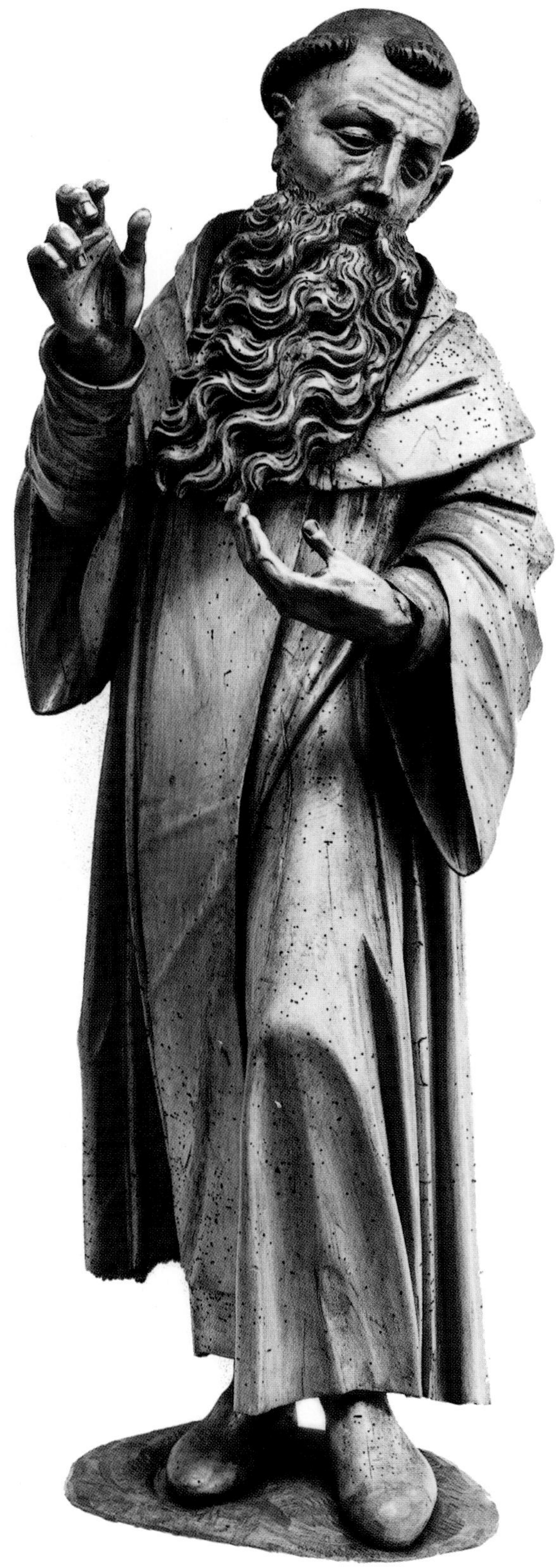

Der Evangelist Matthäus mit seinem Attribut, dem Engel, hat sicher ursprünglich mit den anderen drei Evangelisten an einer Kanzel gesessen. Der Heilige hat wohl auf das Schriftband auf seinen Knien geschrieben. Der Engel könnte ihm die Hnad geführt haben. Stilistisch steht er mit den sehr prägnant und hart geschnittenen Gesichtern am nächsten dem Hl. Rochus und der Marienkrönung im Überlinger Hochaltar, die dem Martin Zürn 1613-16 zuzuschreiben sind.

Unpubliziert Abb. 98

Martin e

Heiliger Benedikt (?)

Martin Zürn, um 1615/20

Lindenholz, wohl original ungefaßt, Augensterne, Augenbrauen und Lippen getönt. Finger außer den Daumen ganz oder teilweise erneuert, der ursprünglich kürzere Bart wurde original durch einen längeren ersetzt. H 104 cm

Ravensburg, Zweckverband Oberschwäbische Elektrizitätswerke OEW

Das früheste gesicherte Werk von Martin Zürn ist der Pfullendorfer Rosenkranzaltar (Martin c) von 1615, die frühesten mit großer Sicherheit zuzuschreibenden Werke sind der Hl. Rochus und die Marienkrönung im Überlinger Hochaltar von 1613-16 (ZM, GW 1). Beiden Werkgruppen steht der Hl. Bendikt sehr nahe. Sehr ausgeprägt ist schon die spannungsreiche „metallische" Oberfläche des Gewandes, das ausdrucksvolle Gesicht, die sprechenden Hände und der kunstvoll gestaltete üppige Bart. Wenn die Figur, wie es aussieht, ursprünglich ungefaßt ist, verbindet sie auch dies mit dem Überlinger Altar. Auch dort gibt es, nämlich bei dem Hl. Joseph in der Anbetung der Hirten, eine sonderbar derbe Anstückung des Bartes.

Unpubliziert Abb. 99

Martin Zürn

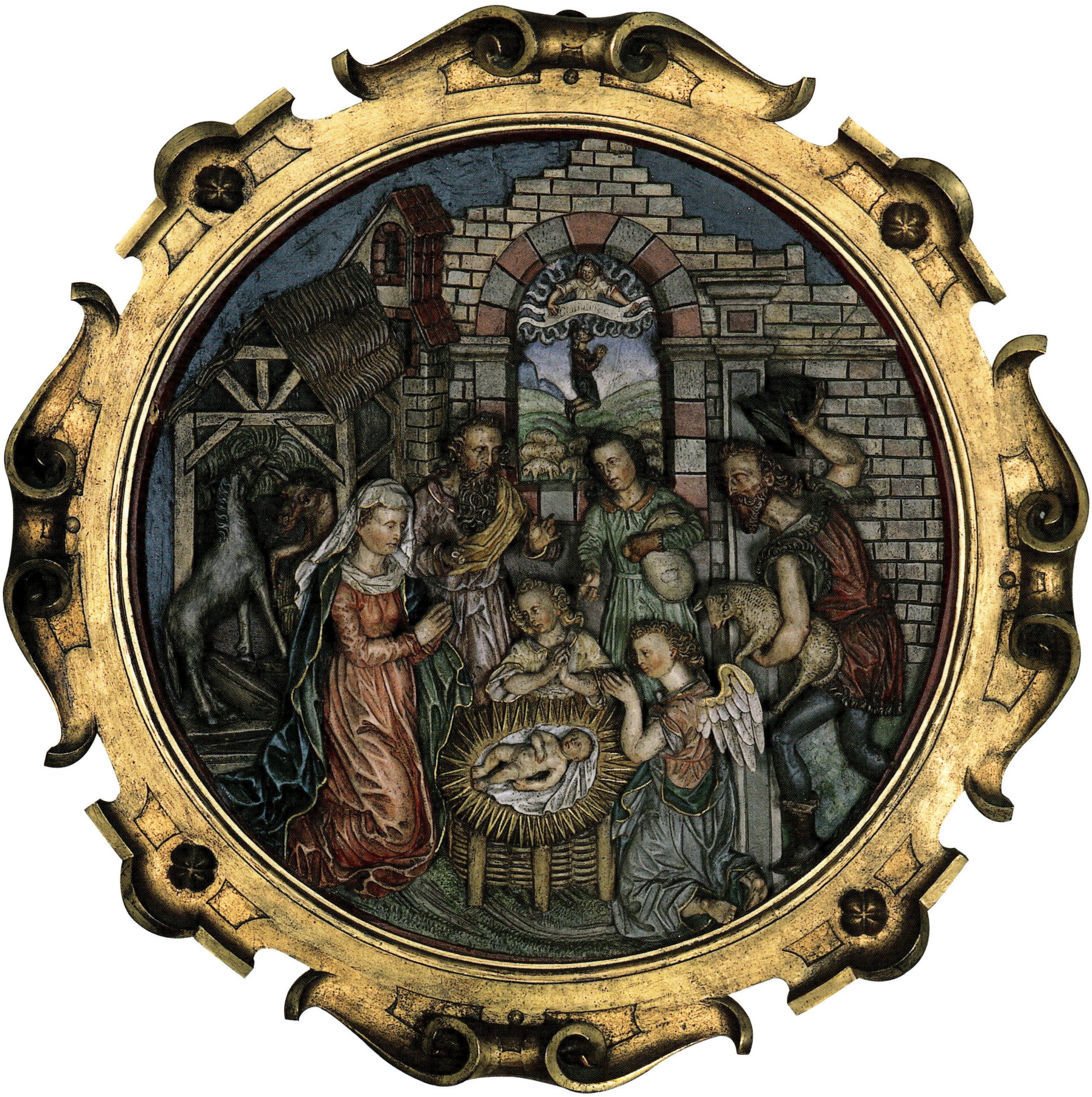

Martin c

Sieben Rundreliefs von einem Rosenkranzaltar: Verkündigung Mariae, Heimsuchung Mariae, Anbetung der Hirten, Geißelung, Dornenkrönung, Kreuztragung, Auferstehung

Martin Zürn, 1615

Holz, neu gefaßt, Dm. ohne Rahmen 42 cm

Pfullendorf, Kreis Sigmaringen, Pfarrkirche St. Jacobus maior

Das Relief der Auferstehung ist am Sarkophag ausführlich signiert: „1615 / MARTIN ZIRN / BILDHAUERGESELL". Bei der Dornenkrönung findet sich im Giebelfeld links das Monogramm MZ. Die Reliefs sind somit die frühesten gesicherten Arbeiten von Martin Zürn aus der Zeit, da er bei seinem Bruder Jörg am Überlinger Hochaltar mitarbeitete. Wie bei den großen Figuren von Martin dort (Rochus und Marienkrönung) sind die Gewänder scharf geschnitten, die Gesichter und Haare hart und prägnant ausgearbeitet. Der Stil der Pfullendorfer Rosenkranzreliefs gibt die Grundlage zur Zuschreibung weiterer kleiner Werke aus dieser Zeit an Martin Zürn.

Lit. ZM, Ma 1

Abb. 100, 101, 102, 103, 104, 105, 106

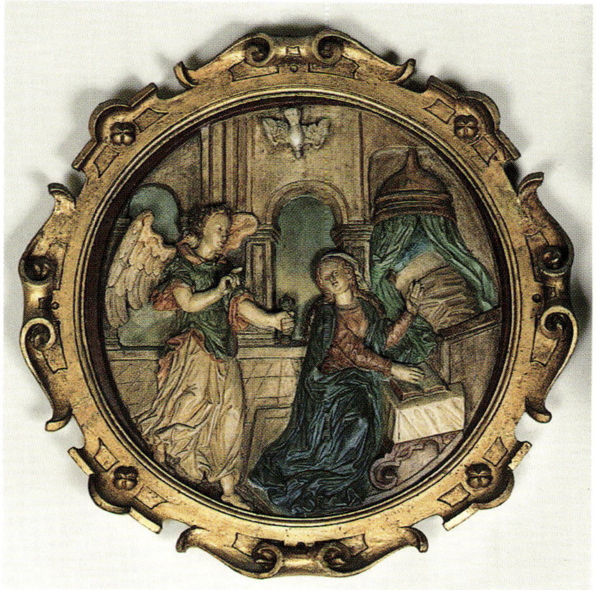

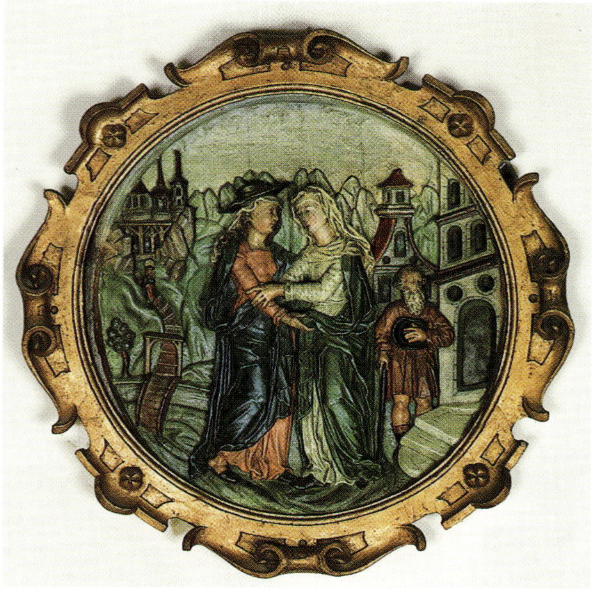

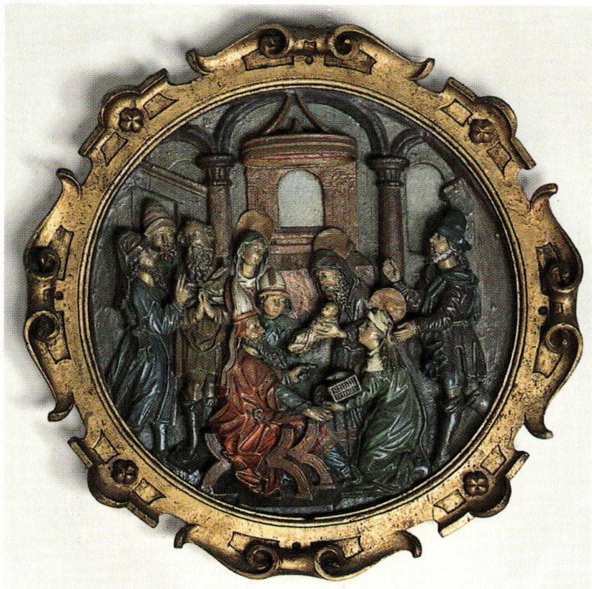

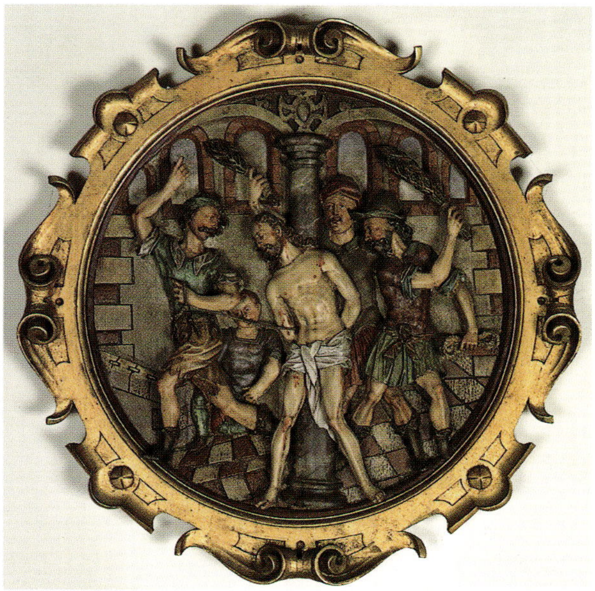

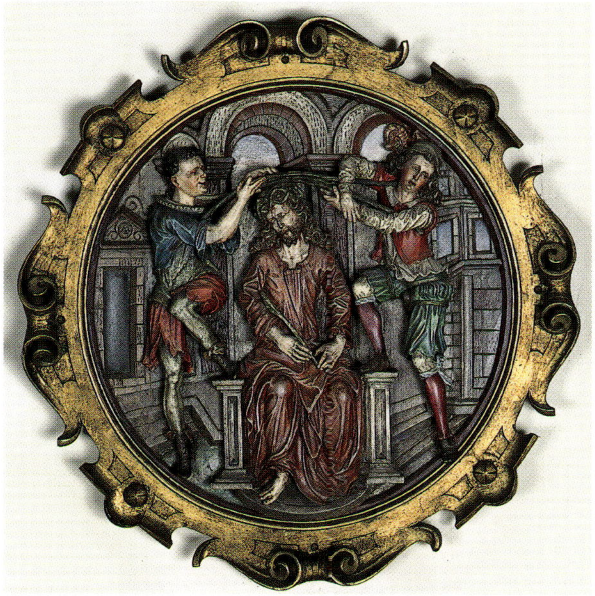

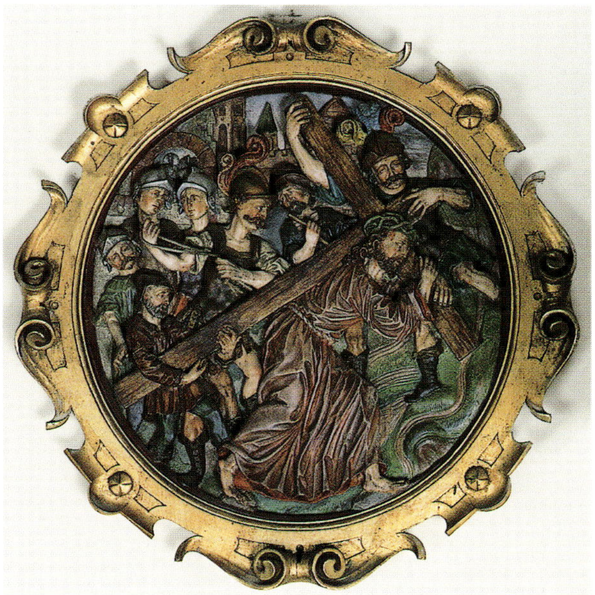

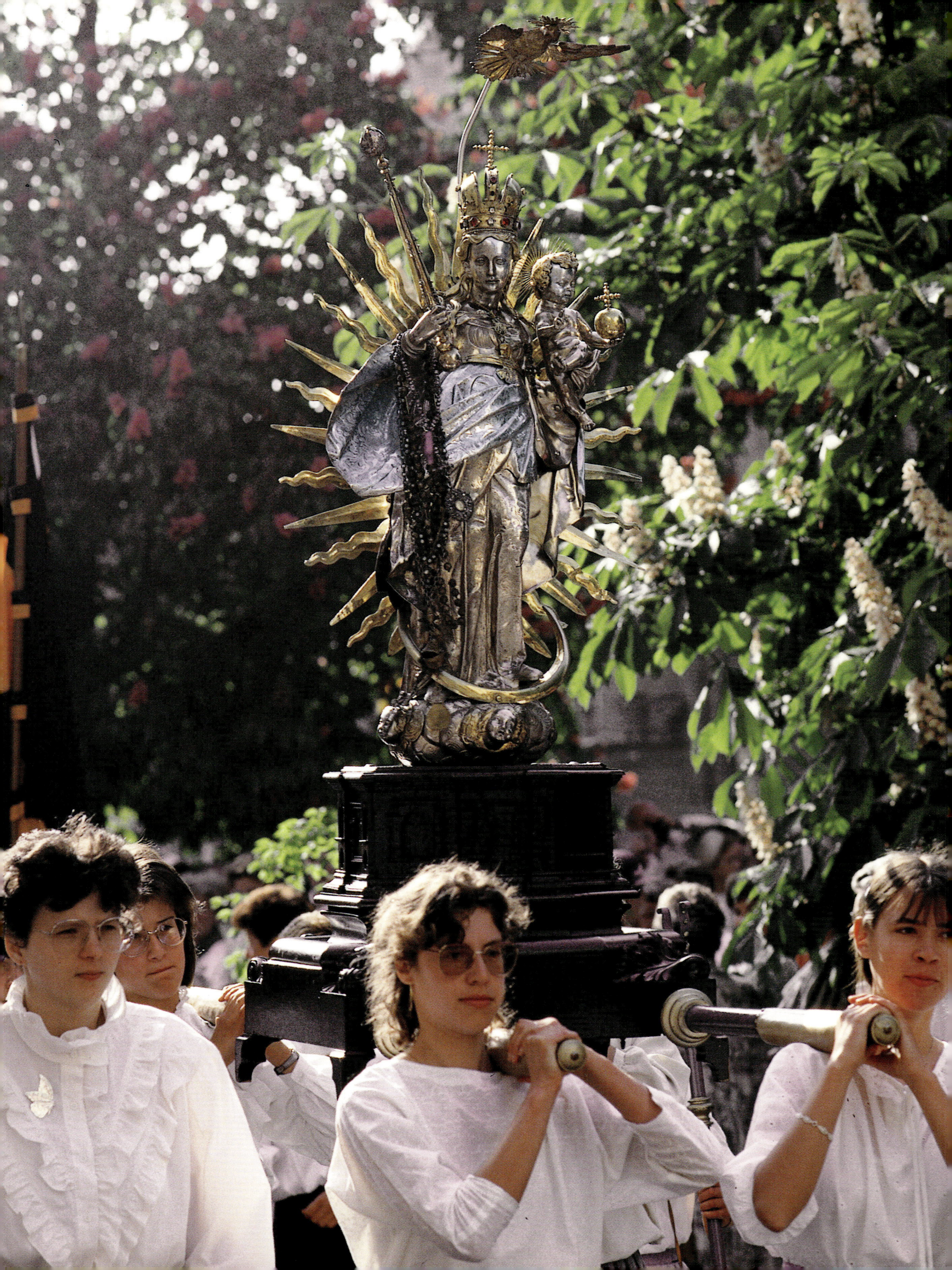

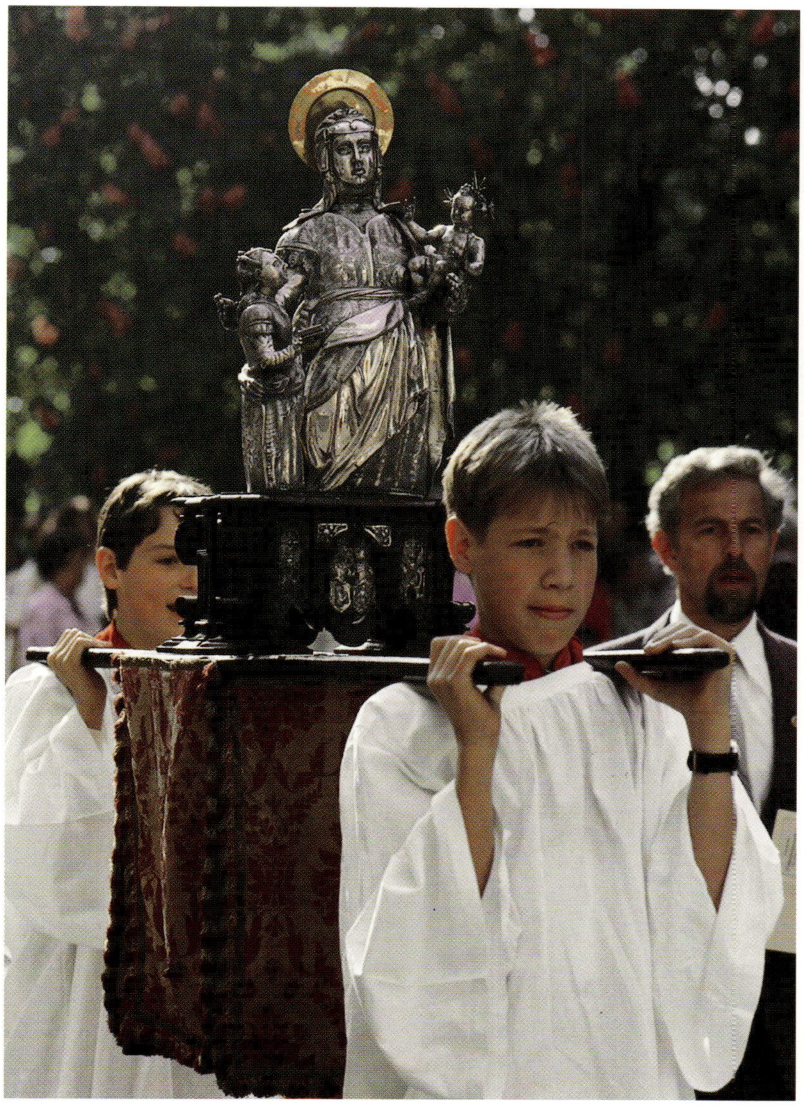

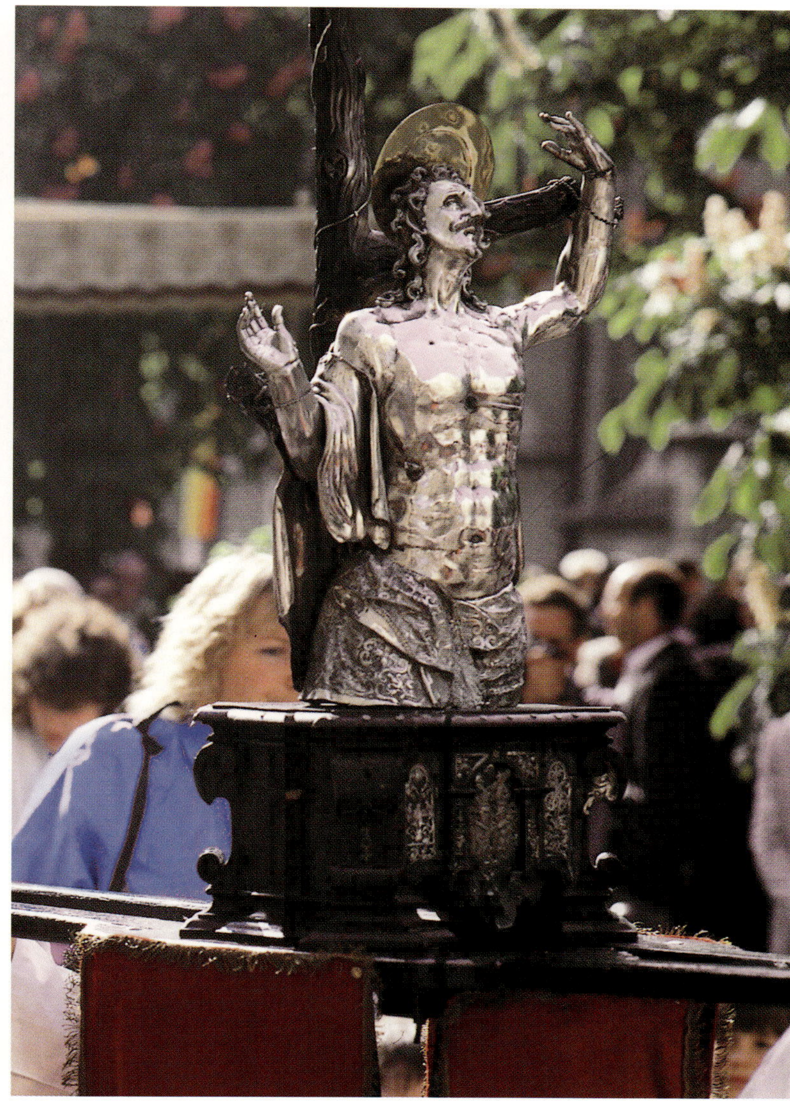

Martin a

Anna Selbdritt

Goldschmied Hans Roßheim, 1611-15, wohl nach Modell von Martin Zürn

Silber, getrieben und gegossen, Nimben und Ornamentbänder vergoldet, Gesamthöhe 73,5 cm, ohne Sockel und Nimbus 48,5 cm

Die Gruppe ähnelt im Aufbau und im Detail der Marienkrönung im Überlinger Hochaltar, 1613-16, die Martin Zürn zuzuschreiben ist. So kann ein Modell von diesem für die Silberfigur erschlossen werden, wobei allerdings offen bleibt, ob dieses vielleicht ganzfigurig gewesen ist. Die Dreiviertel-Figur wirkt etwas onorganisch (ist aber original).

Lit. ZM, WU 118. Mane Hering-Mitgau, Barocke Silberplastik in Südwestdeutschland, Weißenhorn 1973, Kat. Nr. 14, S. 40 ff.

Abb. 108

Martin b

Heiliger Sebastian

Godschmied Hans Roßheim, 1611-15, wohl nach Modell von Martin Zürn

Silber, getrieben und gegossen, Nimbus vergoldet, Stamm Holz, Gesamthöhe 85 cm, ohne Sockel und Nimbus 48, 5 cm

Die stilistische Ähnlichkeit mit Martin Zürns Figuren am Überlinger Hochaltar (ZM, GW 1), am Pfullendorfer Rosenkranzaltar (Martin c) und am Owinger Rosenkranzaltar (ZM Ma 6) motivieren die Zuschreibung des wohl ganzfigurigen Modells an Martin Zürn.

Lit. ZM, WU 119. Mane Hering-Mitgau, Barocke Silberplastik in Südwestdeutschland, Weißenhorn 1973, Kat. Nr. 15, S. 40 ff.

Abb. 109

Abb. 107
Muttergottes, sogenannte Schwedenmadonna, von den Goldschmieden Jakob Übelacker und Gottfried Heitinger vollendet 1660. Gestiftet 1634, Modell wohl von Martin Zürn. Silber, Teile vergoldet, H. bis zum Scheitel 77 cm. Überlingen, Münster St. Nikolaus, Schatzkammer (ZM WU 120).

Michael Zürn

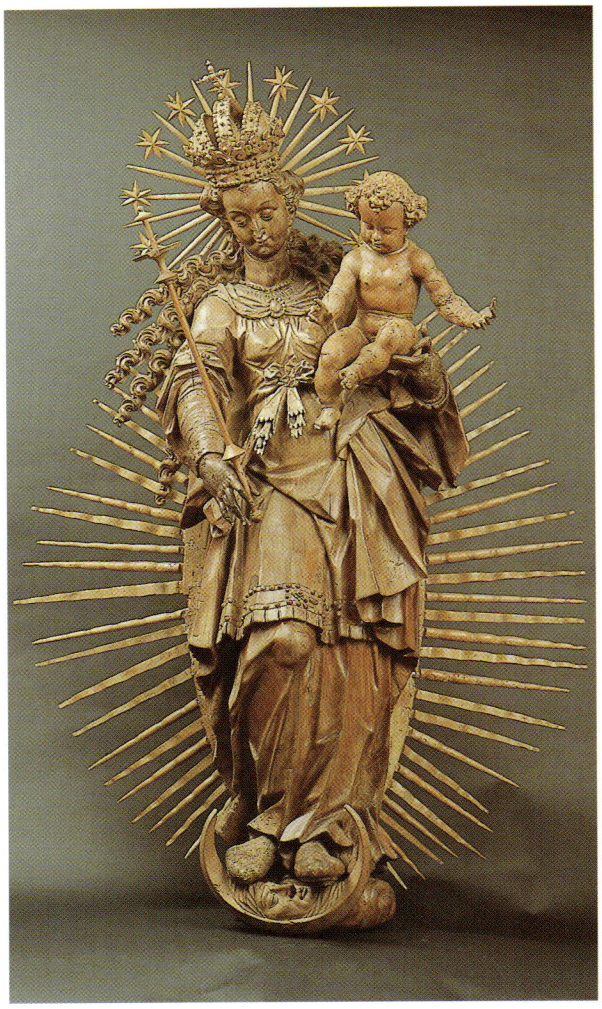

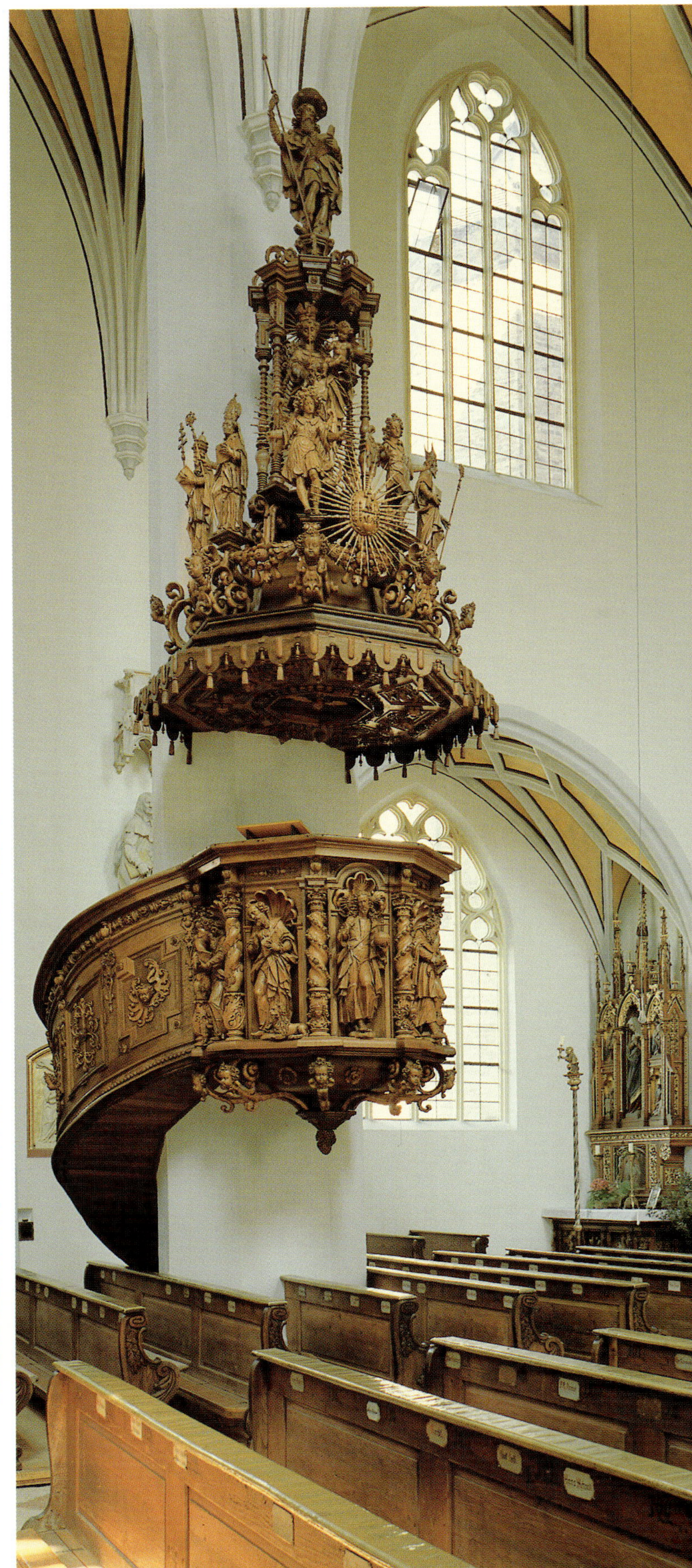

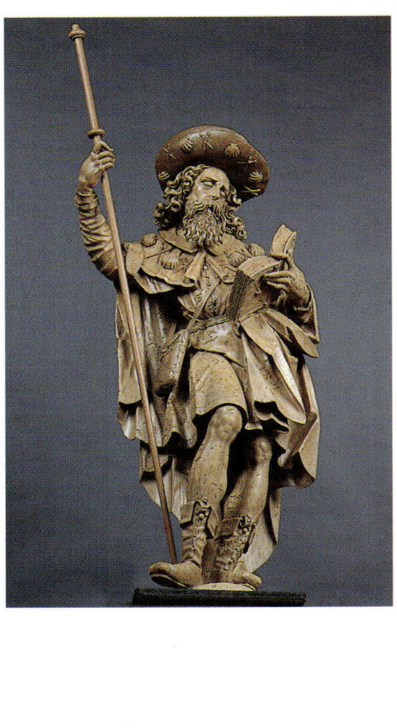

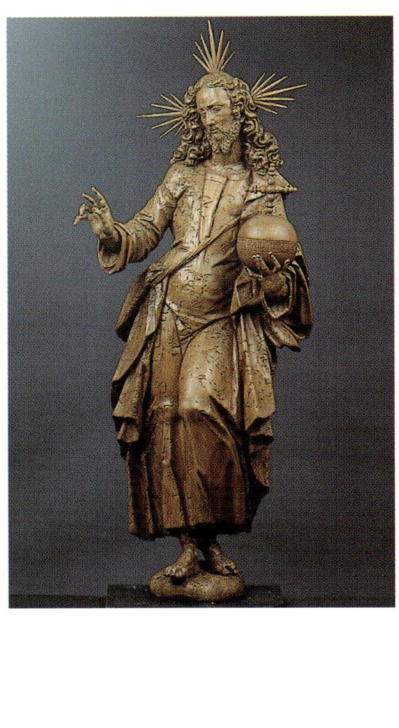

Michael Zürn

Sohn von Hans Zürn d. Ä., geboren um 1590 wohl in Waldsee. 1617 erstmals genannt, tätig in Überlingen, Waldsee, Wasserburg a. I., Burghausen an der Salzach, Braunau a. I. und zuletzt 1651 in Appenzell.

Wichtigste Werke:

1615/20	Überlingen, Städtisches Museum, Hl. Rochus	Mich a
1613/16	Überlingen, Münster, Hochaltar, Hll. Nikolaus und Sebastian	
1620/25	Überlingen, Städtisches Museum, vier Evangelisten	Mich b
um 1625	Wilhelmkirch, Hll. Johannes Täufer u. Evangelist	Mich e,f
um 1635/40	Privatbesitz, Engel von einem Altar	Mich h
1637/39	Wasserburg a. I., Pfarrkirche, Kanzel, Christus, Evangelisten	
um 1635/40	Karlsruhe, Badisches Landesmuseum, Hl. Sebastian	
1645/49	St. Georgen a. d. Mattig, Oberösterreich, Drei Altäre	

Michael Zürn kommt unter den Brüdern mit seinem weichen, malerischen Stil und seiner individuellen Differenzierung dem Hochbarock am nächsten.

Abb. 110, 111, 112, 113 Kanzel, Martin und Michael Zürn, 1637/39. Von Michael: Christus und die Apostel , von Martin: Franziskus, Muttergottes und Jacobus. Schreinwerk Eichenholz, Figuren und Ornament Lindenholz, original ungefaßt, Gesamthöhe ca. 7,5 m. Wasserburg am Inn, Pfarrkirche St. Jakob (ZM GW 10).

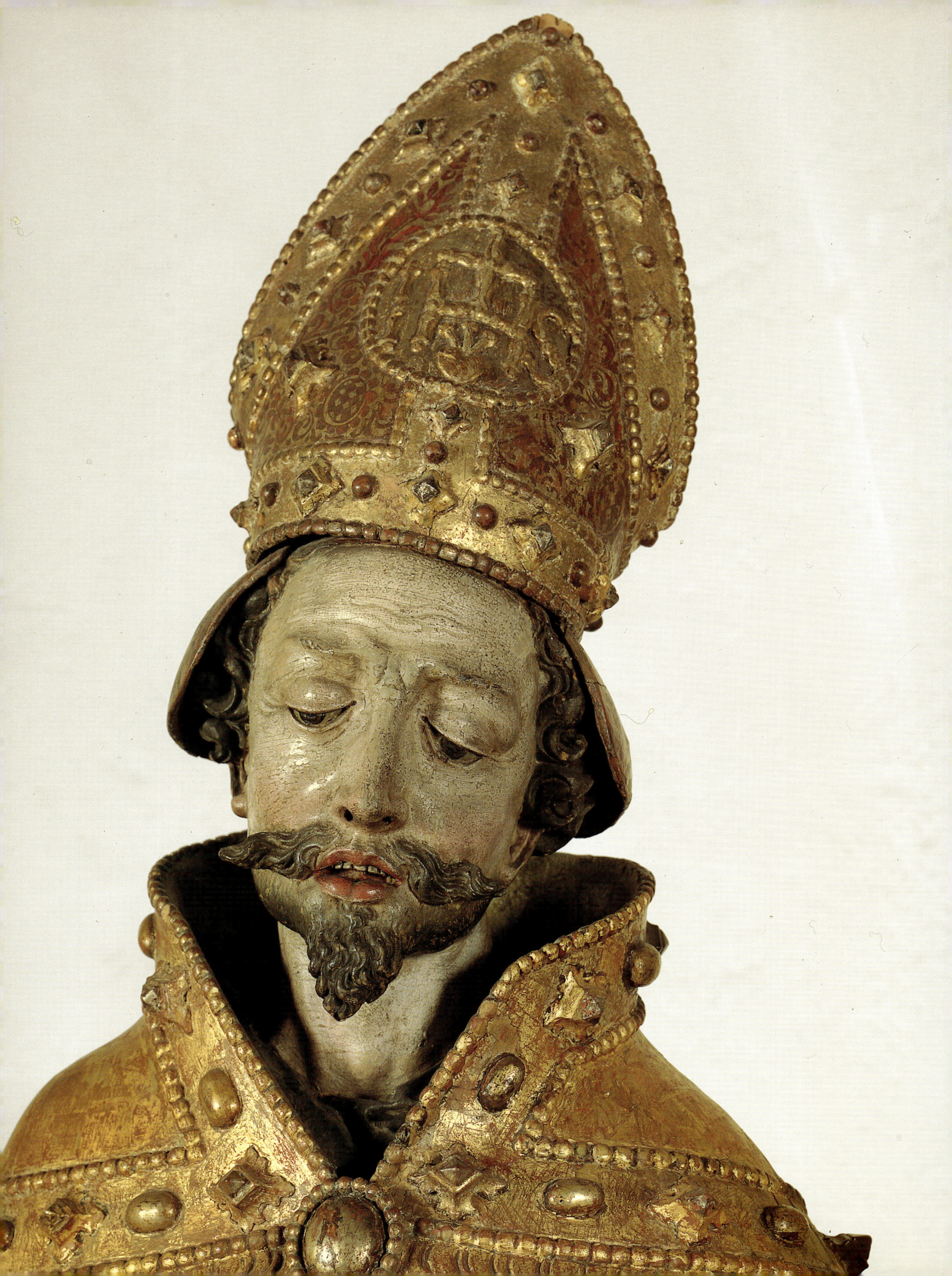

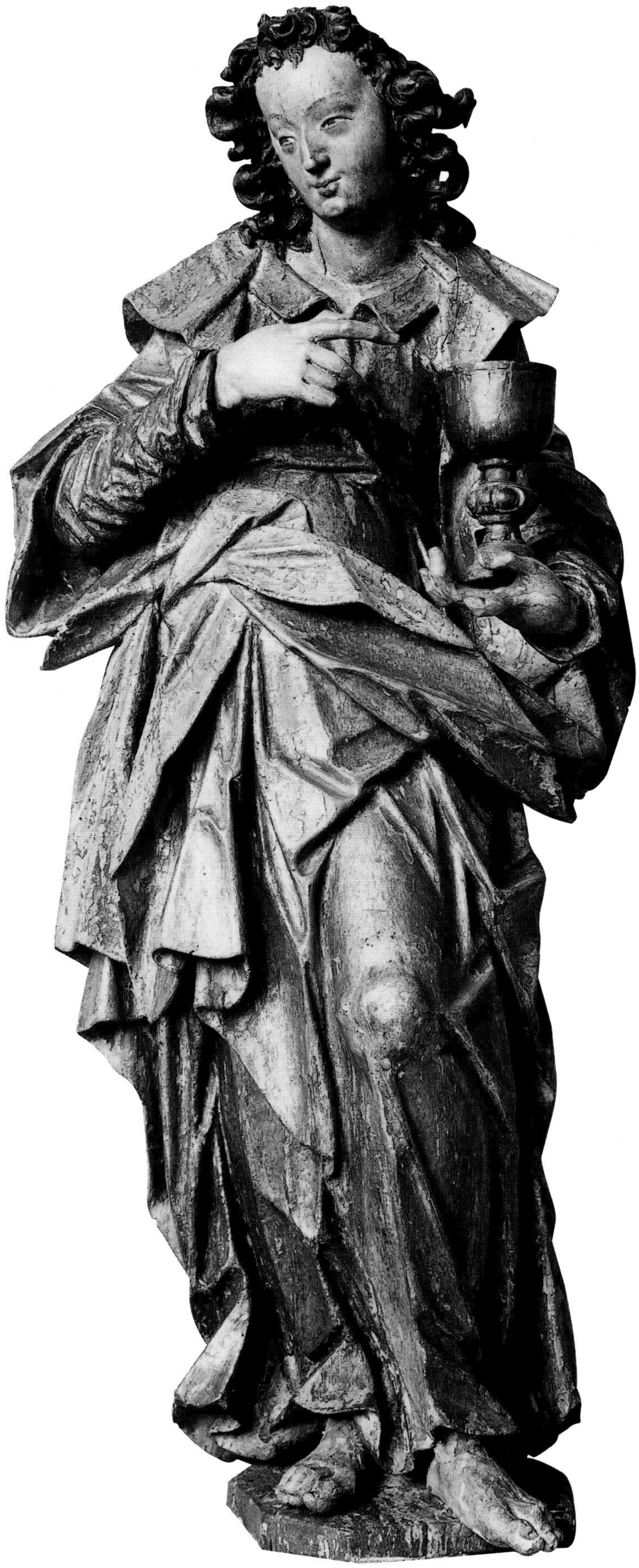

Abb. 114
Heiliger Bischof, Michael Zürn um 1630/35. Lindenholz mit überwiegend ursprünglicher Fassung, H. 182,5 cm. Darmstadt, Hessisches Landesmuseum (ZM Mi 8).

Abb. 115
Hl. Johannes der Evangelist, Michael Zürn um 1625. Lindenholz mit alter Fassung, H. 100 cm. Berlin, Staatliche Museen, Preußischer Kulturbesitz, Skulpturensammlung (ZM Mi 5).

Michael Zürn

Mich b

Vier Evangelisten

Michael Zürn, um 1620

Holz, ungefaßt (vielleicht Gewänder ursprünglich gefaßt), Inkarnat, Augen und Haar getönt, bis auf eine fehlen alle Hände, teilweise die Arme bzw. Unterarme, H. 48-50 cm

Überlingen,Städtisches Museum

Die Evangelisten stehen stilistisch zwischen Michaels Figuren am Überlinger Hochaltar, dem Hl. Sebastian und den Hl. Nikolaus (ZM, GW 1) einerseits und den Evangelisten an der Wasserburger Kanzel (ZM, GW 10) andererseits. Für diese sind sie gleichsam die Vorstufe. Sie könnten von einer kleineren Kanzel stammen.

Lit. ZM, Mi 3.

Abb. 116, 117, 118, 119

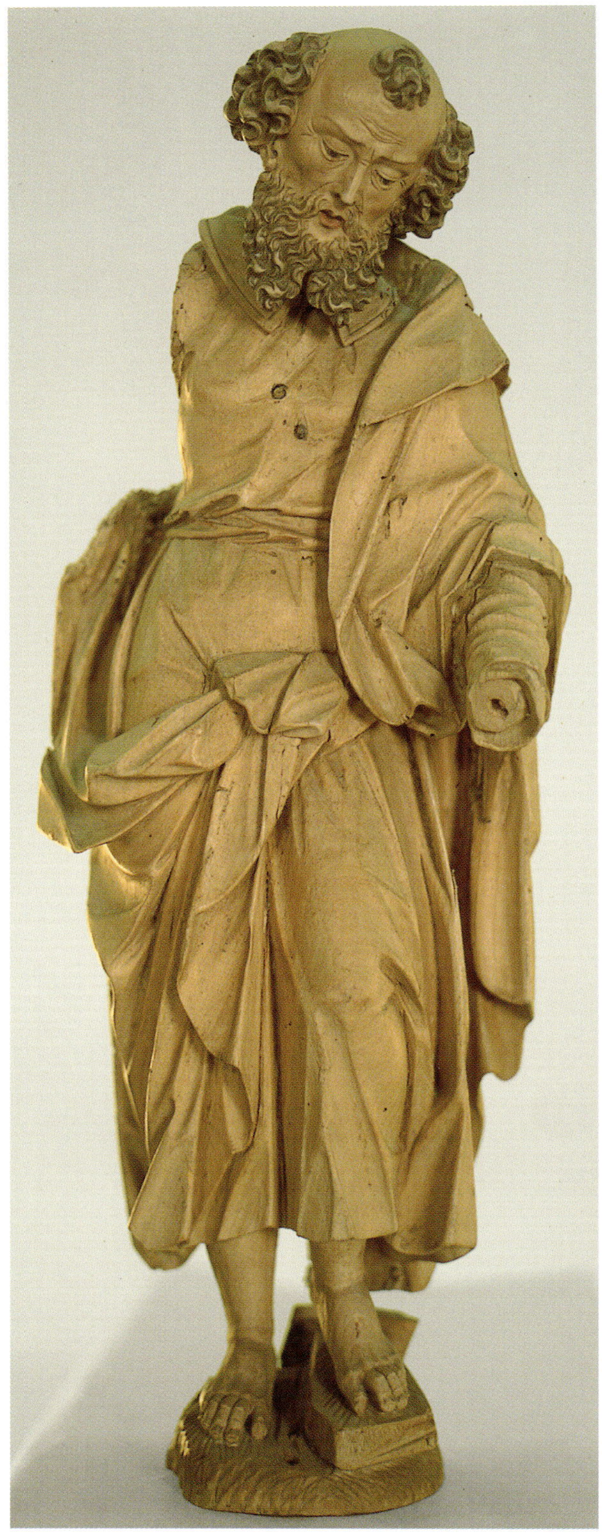

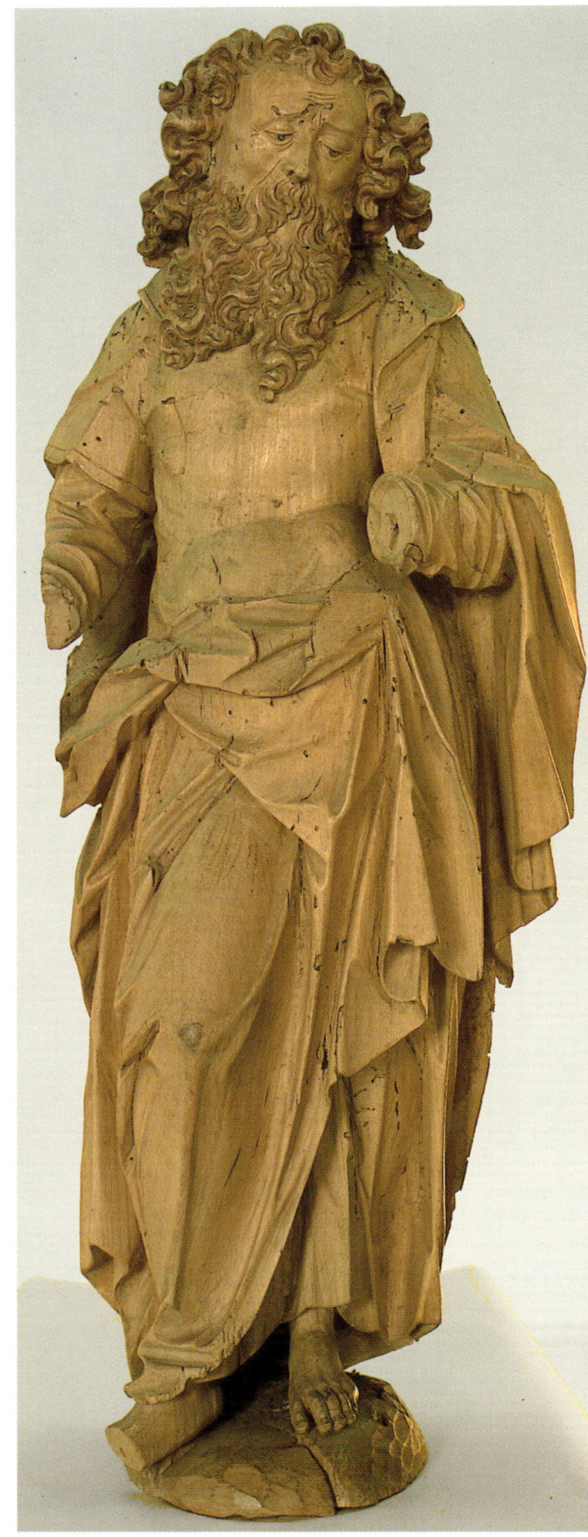

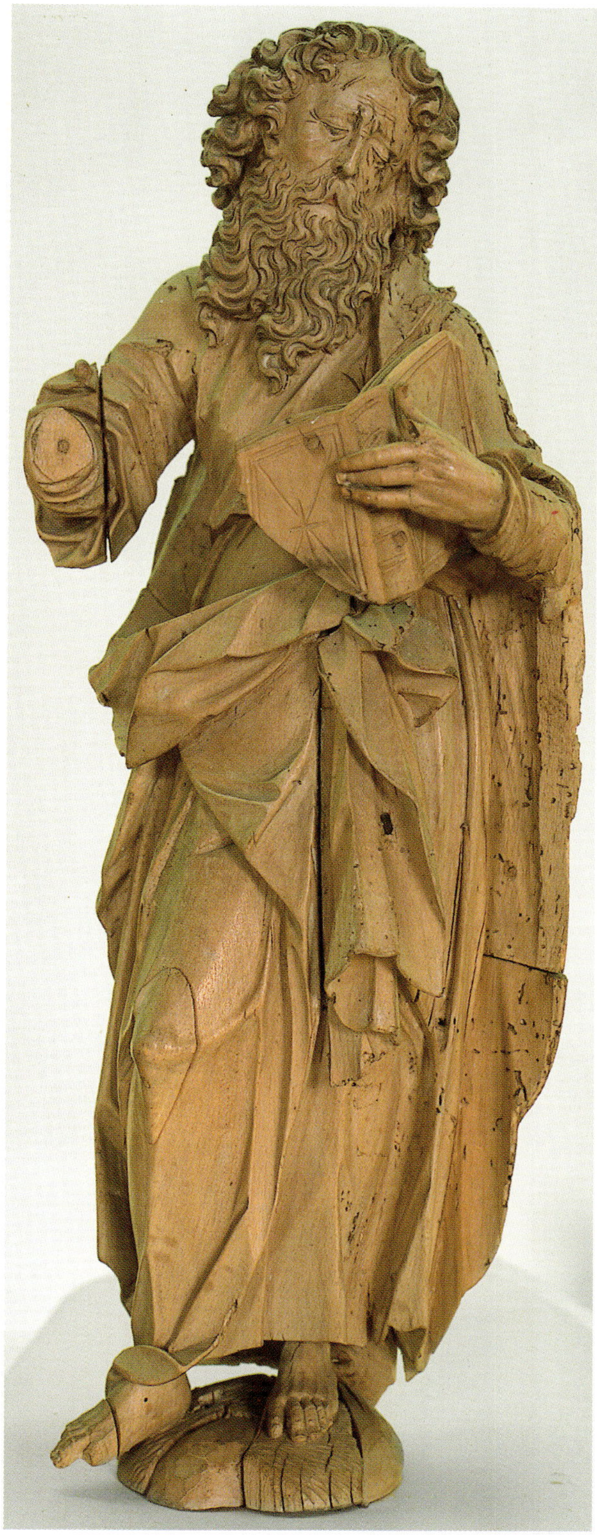

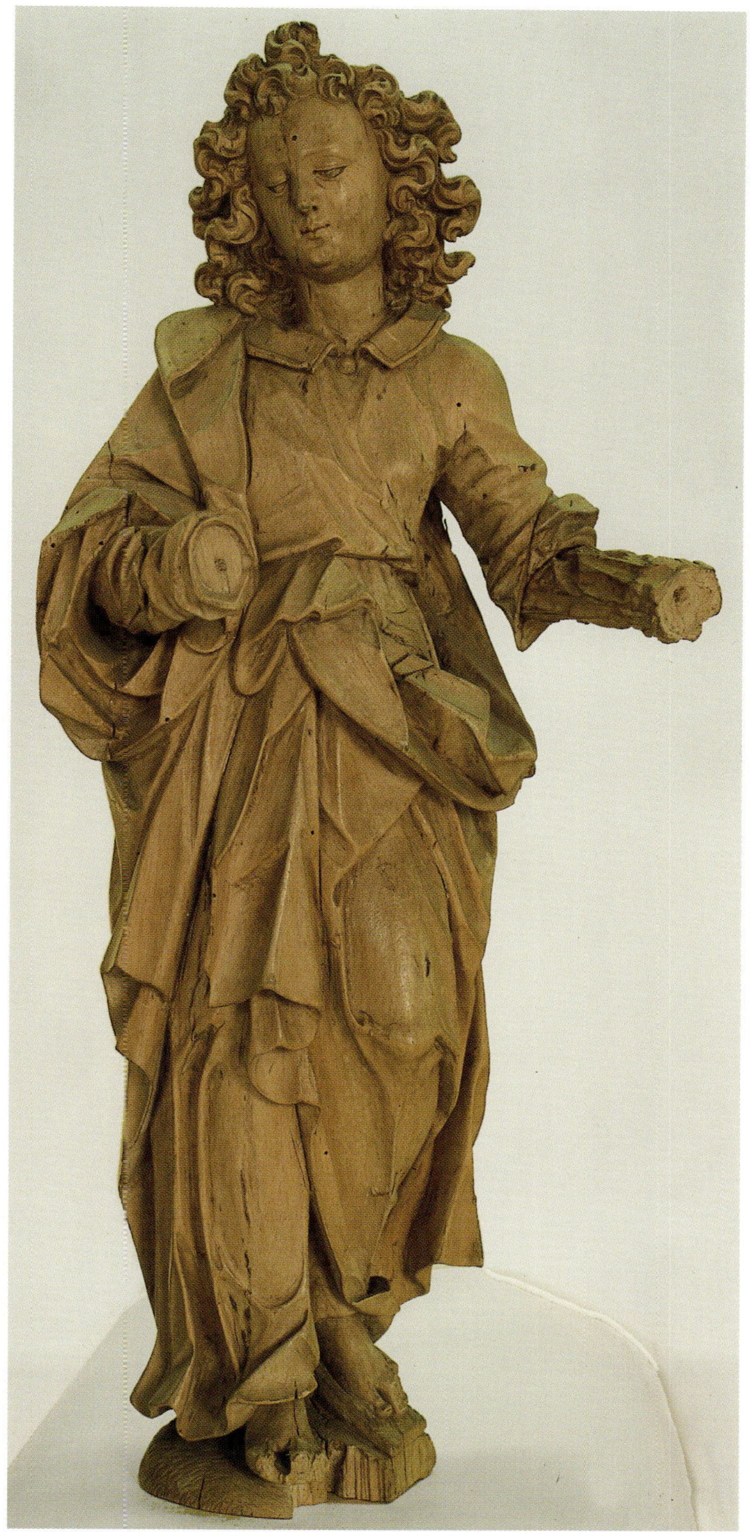

Michael Zürn

Mich a

Heiliger Rochus mit Engel

Michael Zürn, um 1615/20

Holz mit Resten alter Fassung,
H. 73,5 cm

Überlingen, Städtisches
Museum

Die Rochus-Gruppe ist in der Feinheit ihrer Schnitzerei wie auch in ihrer mangelnden Statik eng verwandt mit dem Hl. Sebastian am Überlinger Hochaltar, der Michael Zürn zuzuschreiben ist. Sie könnte aus einem kleinen Altar stammen.

Lit. ZM, Mi 1. Abb. 120

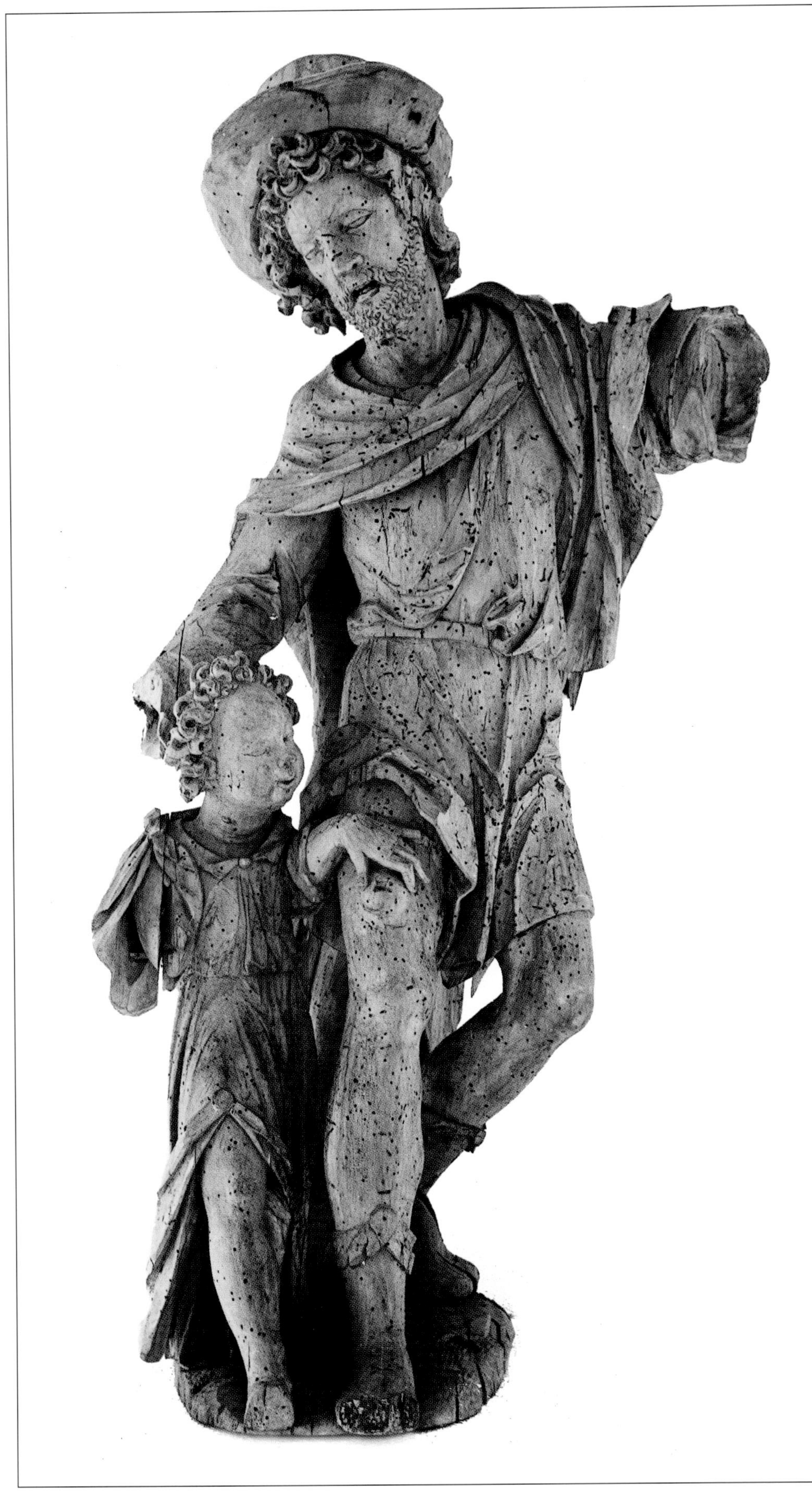

Mich c

Heiliger Martin zu Pferde

Michael Zürn, um 1620

Holz, Farbreste an Lippen, Augen, Sattel und Mähne, Figur des Bettlers und rechte Hand des Martin fehlen,
H. 62, Br. 50 cm

Überlingen, Städtisches
Museum

Gegenüber dem Hl. Rochus (Mich a) ist die Schnitzerei etwas weicher geworden, was der künftigen Entwicklung von Michael Zürn entspricht.

Lit. ZM, Mi 2 Abb. 121

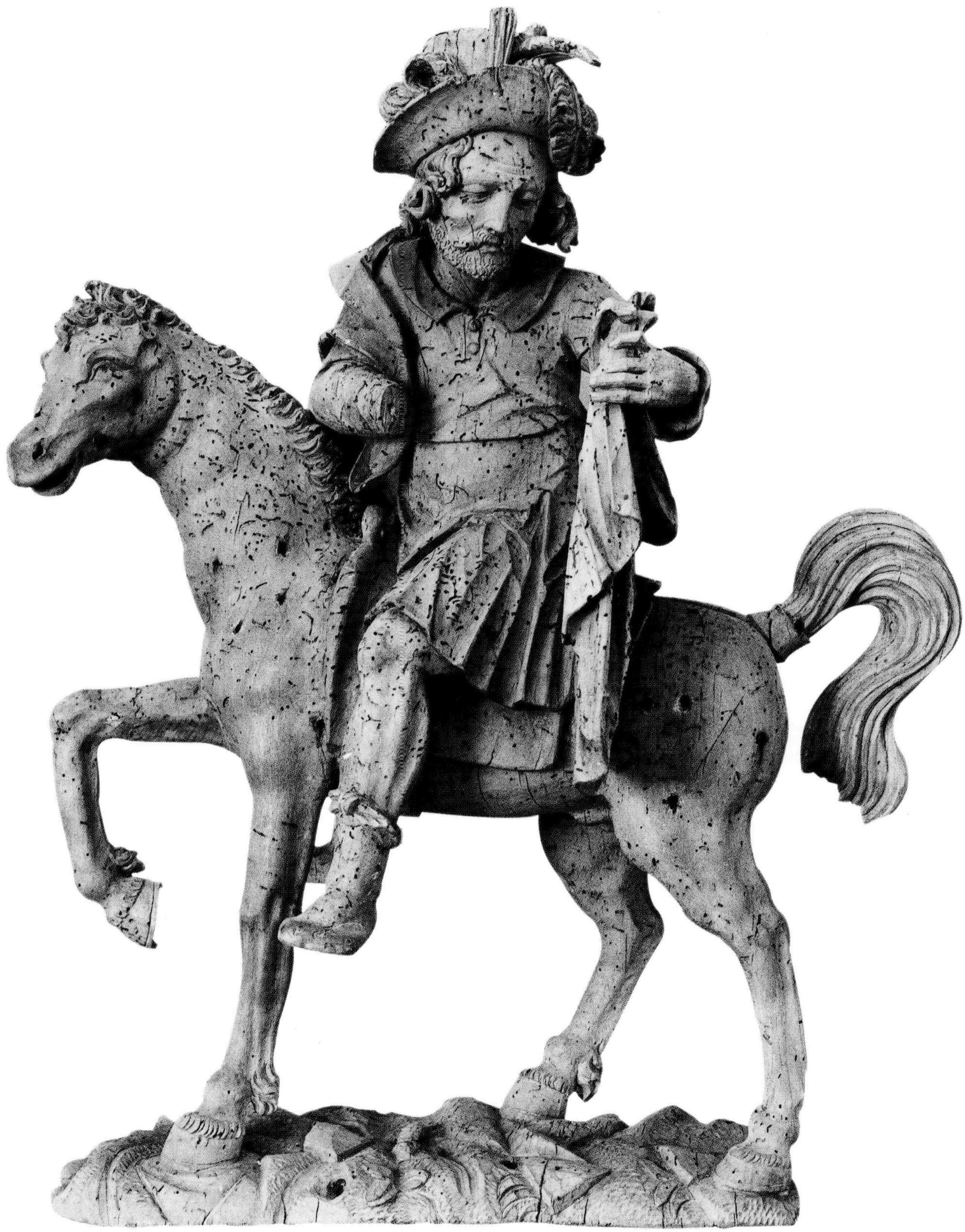

Michael Zürn

Mich d

Gottvater

Michael Zürn, um 1620/25

Holz, Fassung 19. Jh.,
H. 25 cm, Br. 30 cm

Bad Waldsee, Museum im Kornhaus

Die Halbfigur des Gottvater, die sicher von einem kleinen Altar stammt, ist stilistisch gegenüber den Evangelisten aus Überlingen (Mich b) in Richtung auf den Barock weiterentwickelt. Michael Zürns Kunst der differenzierten, auch menschlich nahen Darstellung ist auch hier deutlich.

Lit. ZM, Mi 4.   Abb. 122

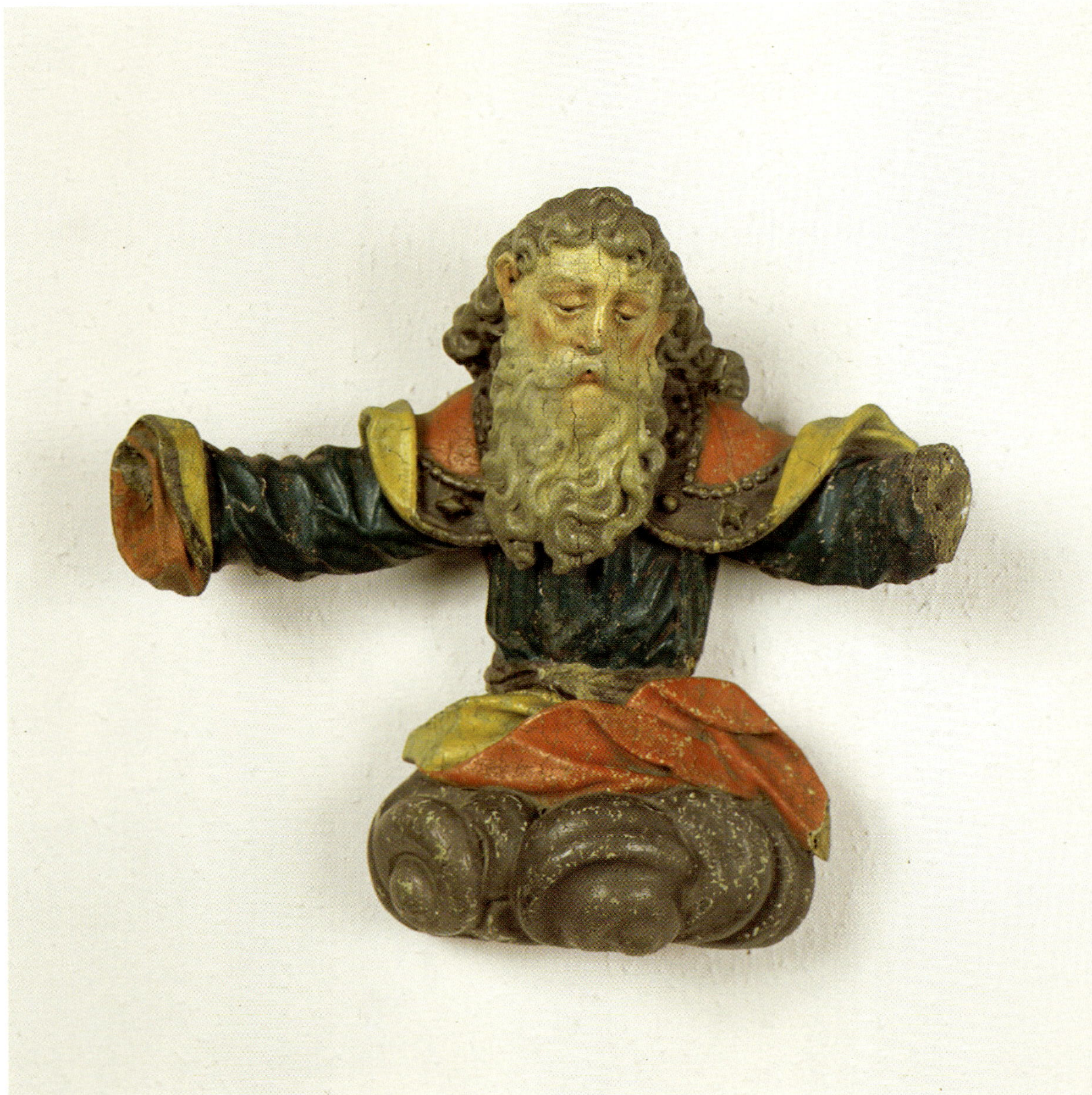

Mich e,f

Heiliger Johannes der Täufer und Heiliger Johannes der Evangelist

Michael Zürn, um 1625

Holz, gefaßt (18. Jh.?), H. 124 und 122 cm

Wilhelmskirch, Gemeinde Wolketsweiler, Kreis Ravensburg, Pfarrkirche Hll. Johannes Ev. und Bapt.

Die beiden Johannesfiguren gehören zu den besten Arbeiten von Michael Zürn. Im Rang sind sie den Evangelisten an der Kanzel in Wasserburg, 1637-39, (ZM, GW 10) und den Sebastian-Figuren in Karlsruhe und München, um 1635/40, (ZM, Mi 10 und 11) ebenbürtig, dürften aber früher sein, etwa gleichzeitig mit dem Waldseer Fraubergaltar, 1624, an dem die Figuren des Jacobus und des Johannes Ev. in der Bekrönung dem Michael Zürn zuzuschreiben sind.

Lit. ZM, Mi 6   Abb. 123, 124

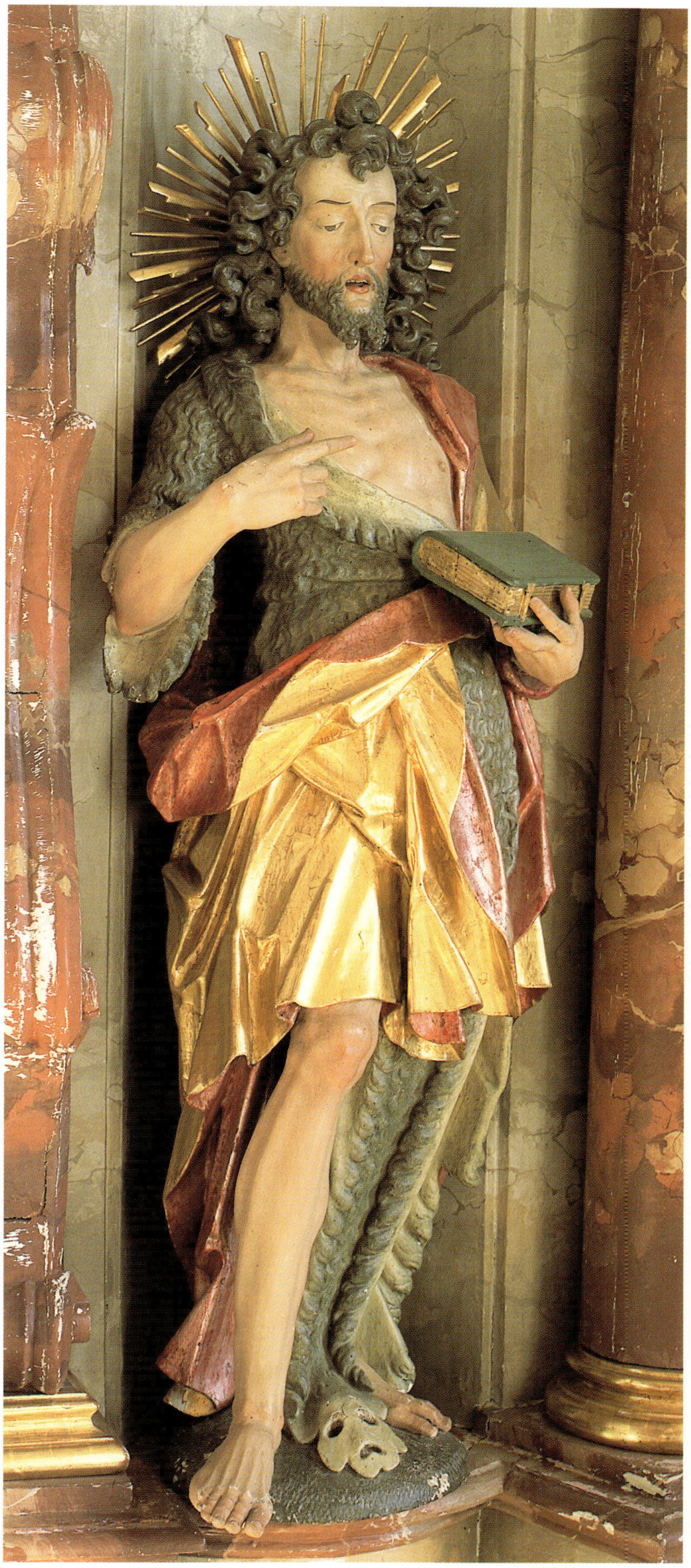

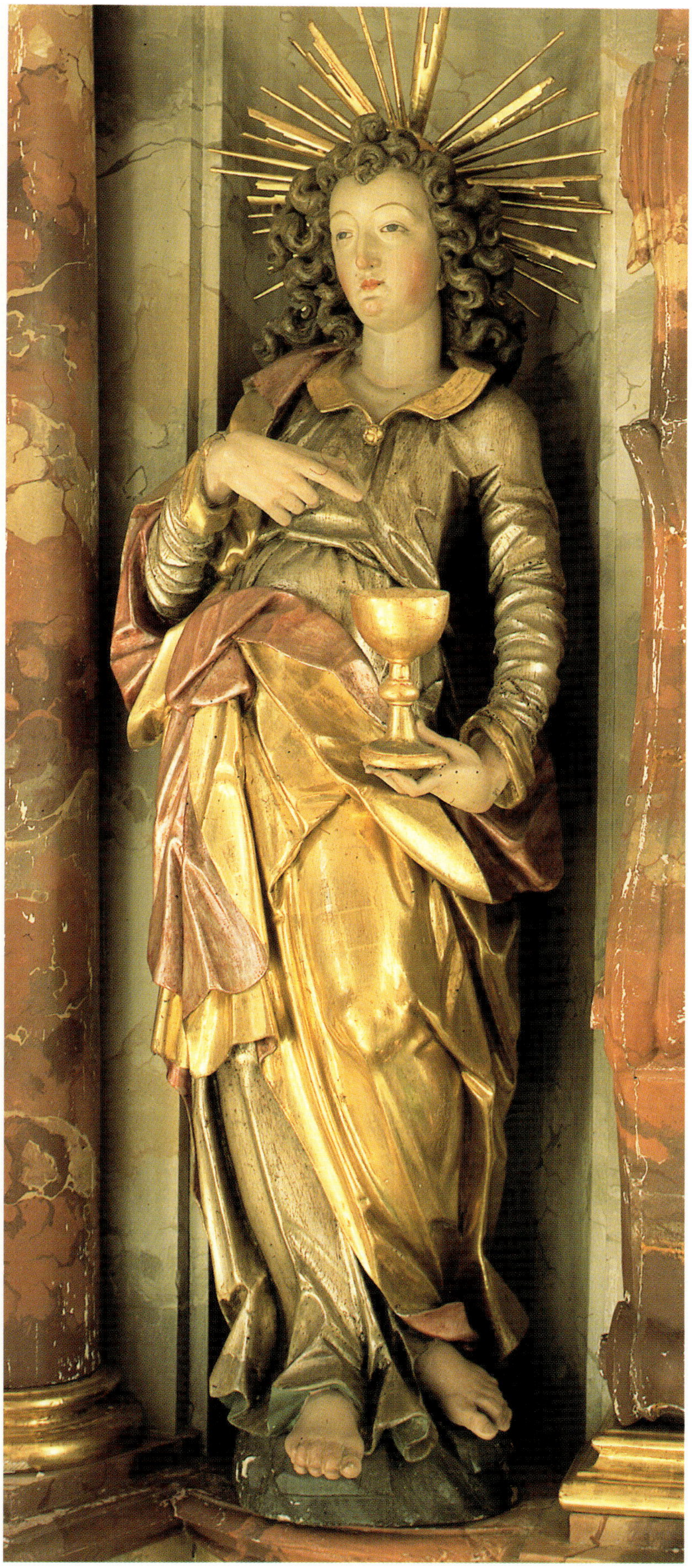

Michael Zürn

Mich g

Heiliger Johannes der Täufer

Michael Zürn, um 1625

Holz, original gefaßt, Teile der Füße, Erdsockel, mehrere Finger und Kreuzstab neu, H. o. Nimbus 30 cm

Heiligkreuztal, Kreis Biberach, Museum Bruderkirche, Staatliche Schlösser und Gärten Baden-Württemberg, Staatliches Vermögens- und Hochbauamt Ulm

Die Figur stammt vom Taufsteindeckel in der ehem. Klosterkirche St. Anna in Heiligkreuztal (dort Kopie). Vielleicht gehörte sie ursprünglich in die Klosterkirche von Salem, deren Ausstattung E. 18. Jh. nach Heiligkreuztal kam. Die kleine Figur ist eine Wiederholung des Johannes d. T. in Wilhelmskirch.

Lit. ZM, Mi 7, Katalog Die Renaissance in Deutschen Südwesten, Heidelberg 1986, Nr I 34 Abb. 125

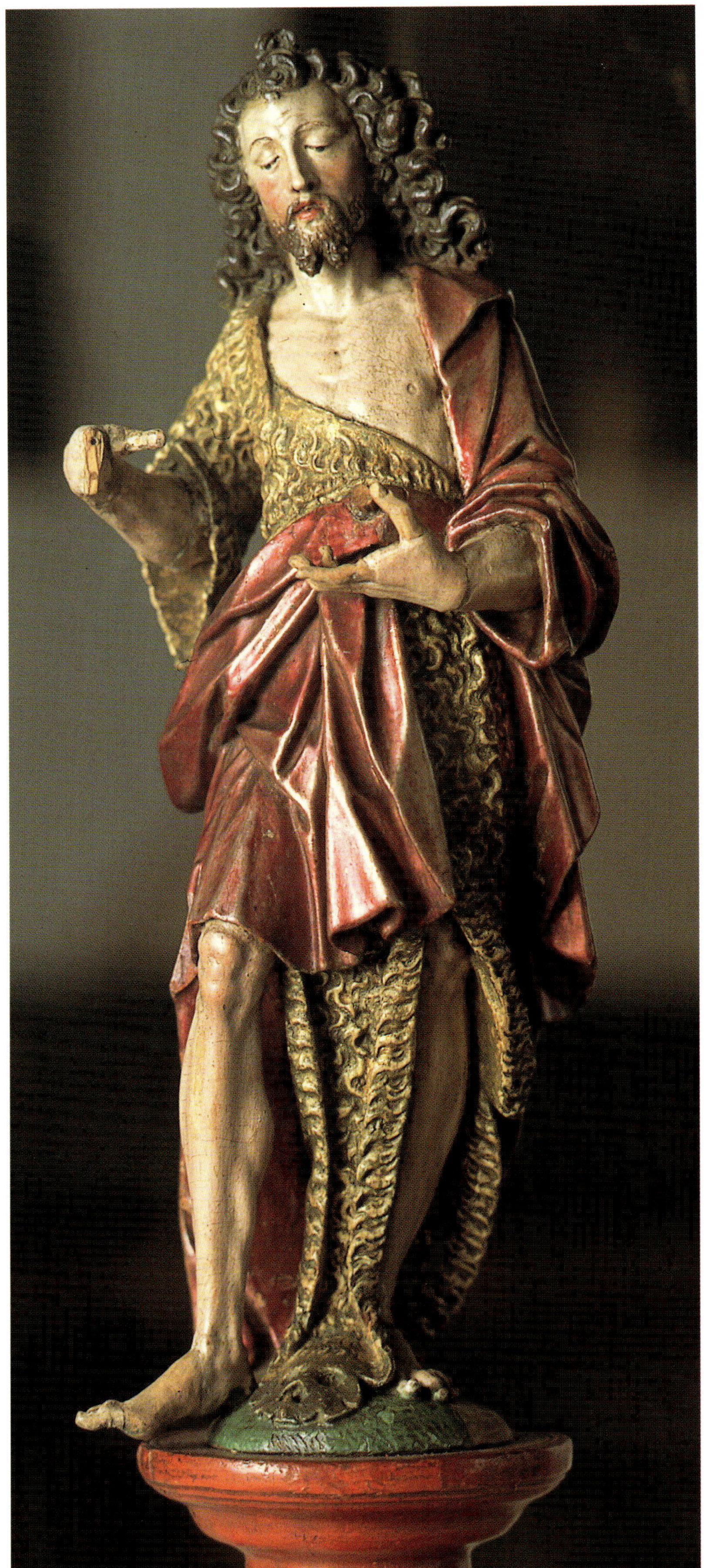

Mich h

Engel

Michael Zürn, um 1635/40

Holz, mit alter Fassung, H. 82 cm

Privatbesitz

Der Engel stammt sicher als sogenannter Dachungsengel von der Bekrönung eines Altars (auf der linken Seite). In der Qualität gehört er zu den besten reifen Werken von Michael Zürn, vergleichbar mit den Sebastiansfiguren in Karlsruhe und München (ZM, Mi 10 und 11). Zeitlich ist er 1635/40 anzusetzen, also in der Wasserburger Zeit, was die Vermutung nahelegt, daß er von einem der verlorenen Altäre aus der Wasserburger Pfarrkirche St. Jacob stammt (ZM, GW 9).

Unpubliziert Abb. 126

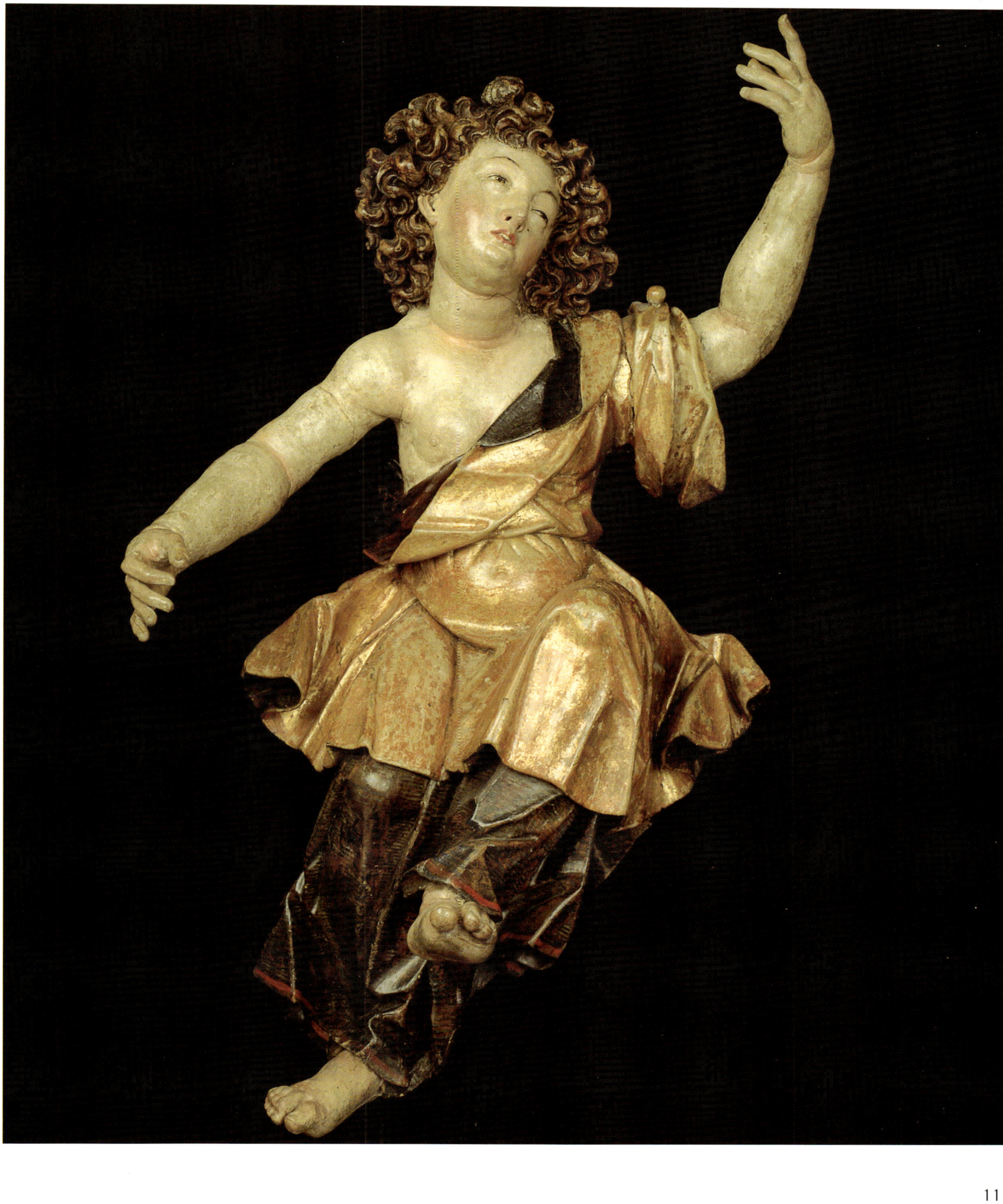

Michael Zürn

Mich k

Engelskopf

Michael Zürn (?), um 1650 (?)

Holz, Fassung erneuert (?), H. 46 cm

Friedrichshafen, Zeppelinmuseum

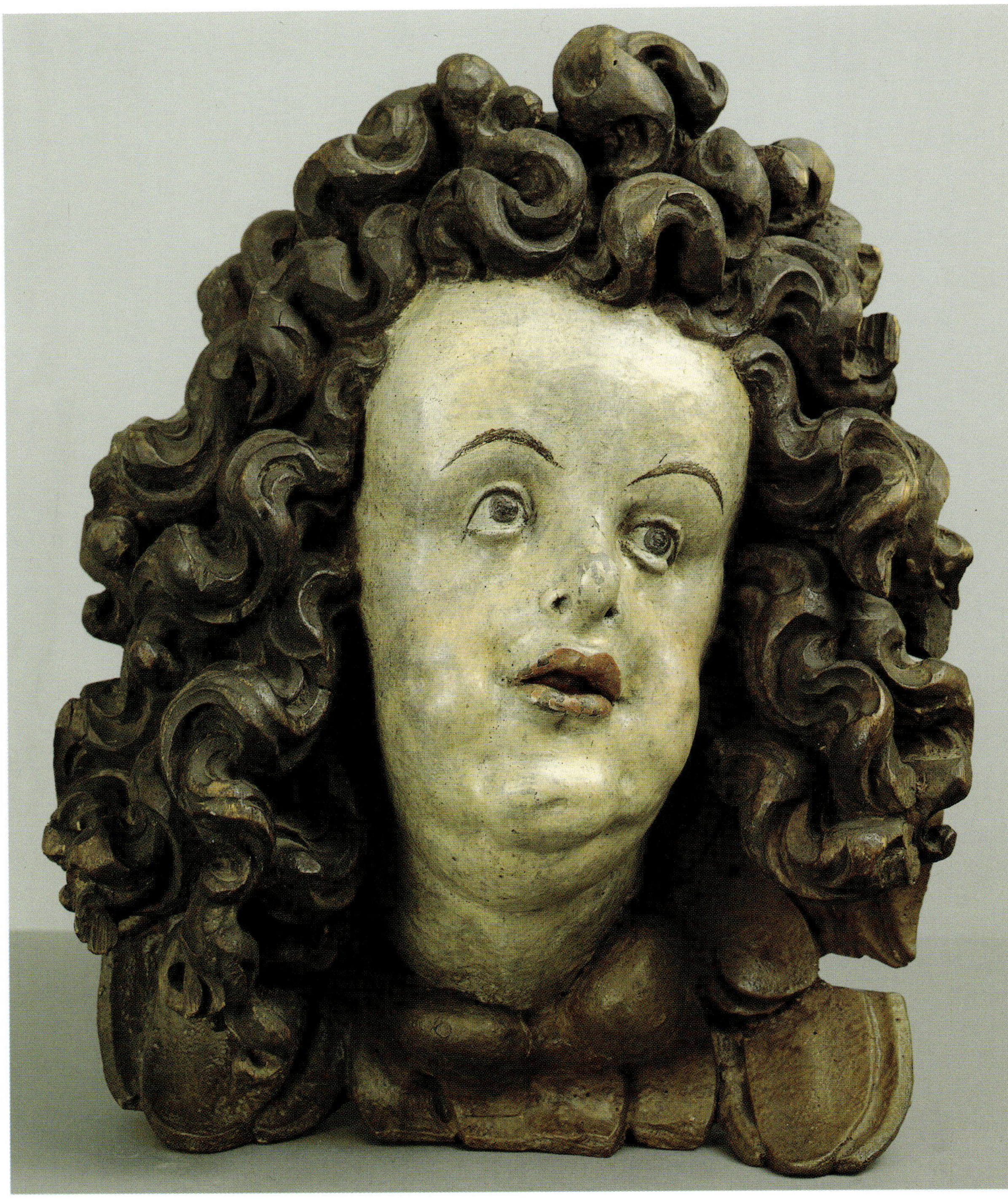

Der reliefartige Engelskopf ist stark auf Untersicht berechnet. In Anbetracht seiner Größe muß er von einem recht großen Altar stammen. Der wiederholt vermutete Zusammenhang mit dem Werk der Zürn läßt sich weder dokumentarisch noch stilistisch bestätigen. Hier soll zur Diskussion gestellt werden, ob sich vielleicht der barocke Spätstil Michael Zürns von 1645 an den Altären in St. Georgen an der Mattig in Oberösterreich (ZM, GW 13) und an dem Grabmal Khevenhüller (ZM, Mi 15), zu dieser teigigen Weichheit weiterentwickelt haben könnte. Die Gestaltung der Haare paßt durchaus zu den genannten Spätwerken von Michael Zürn. Sein letztes archivalisch genanntes Werk ist der nicht erhaltene Hochaltar der Kirche des Frauenklosters St. Maria der Engel in Appenzell, Schweiz, von 1650/51. Als besonderen Zusatzlohn erhielt der Bildhauer drei Seelenmessen auf diesem Altar (ZM, Mi 19). Ob daraus zu schließen ist, daß er sein Ende nahen fühlte, muß offen bleiben.

Unpubliziert Abb. 127

Mich i

Heiliger Rochus

Michael Zürn, um 1638/40

Lindenholz, mit Resten alter Fassung, Engelchen und Pestbeule fehlen, Hut und Stab neu, H. o. Hut 83 cm, mit Hut 95 cm

Stuttgart, Württembergisches Landesmuseum

Die Rochusfigur gehört in die Wasserburger Zeit von Martin und Michael Zürn und könnte von einem der verlorenen Altäre der dortigen Jacobskirche stammen. Das fein empfundene Gesicht und die reliefartige Formung des linken Beines, das im Mantel versinkt, bestimmen die Zuschreibung an Michael.

Lit. ZM, Mi 13, Katalog Die bildhauerfamilie Zürn, Braunau am Inn 1979, Nr. 89 Abb. 128

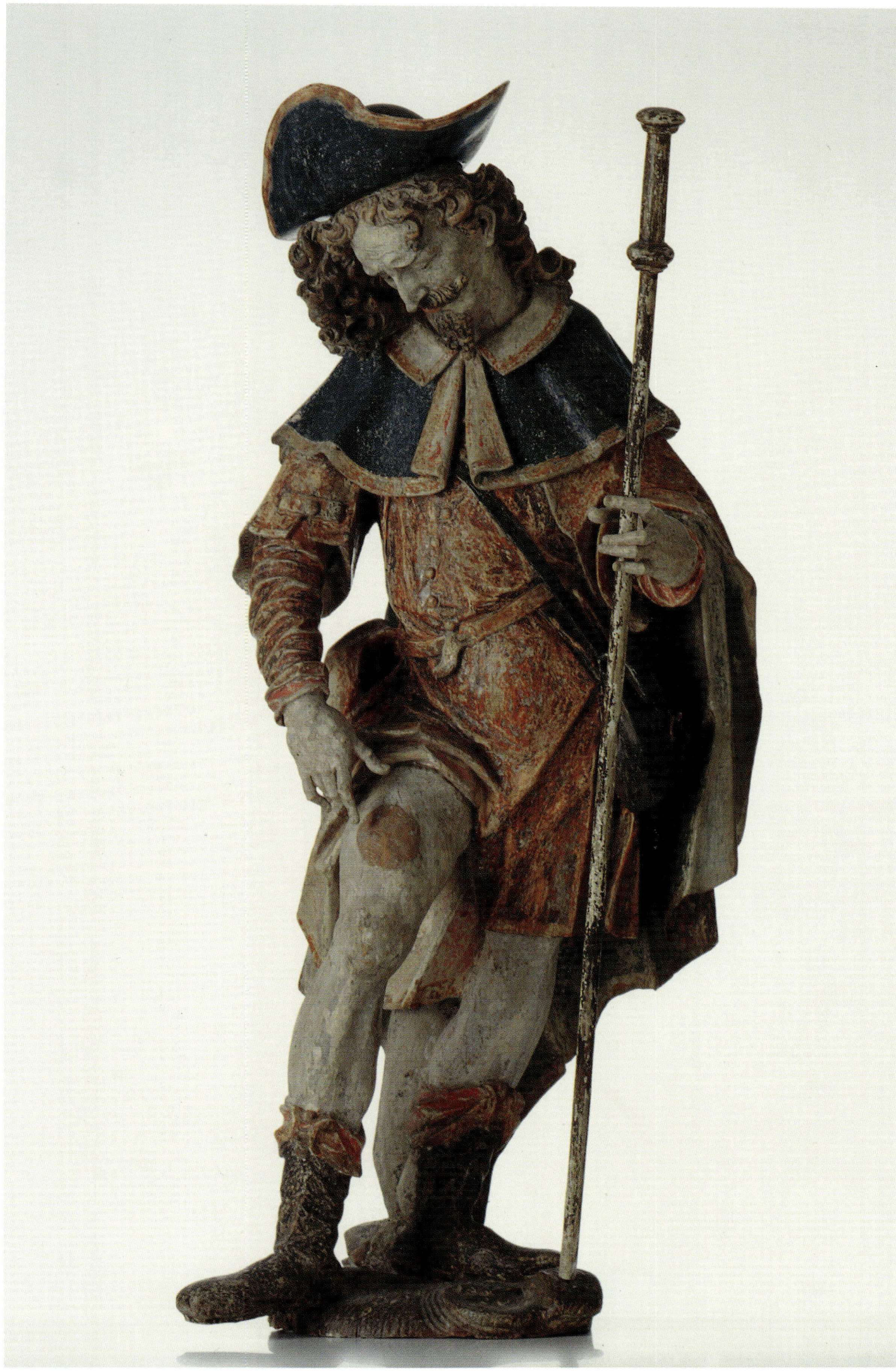

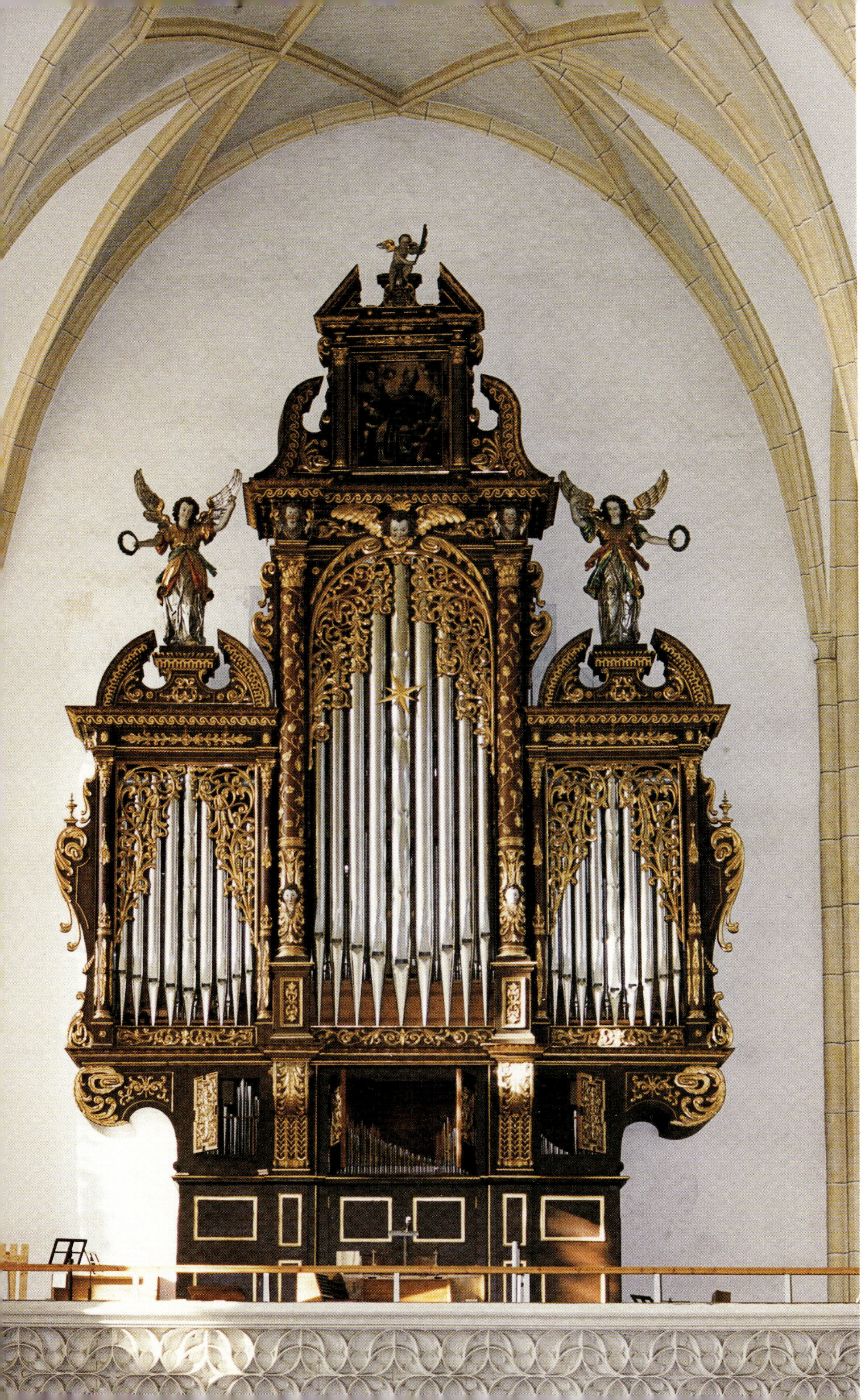

Hans Jacob Zürn

Sohn von Hans Zürn d. Ä., geboren um 1590 wohl in Waldsee. 1616 erstmals genannt, 1622-32 als Meister in Neuötting nachweisbar, 1642 Orgelprospekt in Neuötting vielleicht von ihm.

Mutmaßliche Werke

1642	Neuötting, Stadtpfarrkirche, Orgelprospekt	Jac a
um 1640	Privatbesitz, Engel	Jac b

Hans Jacob Zürns Stil hat - wenn die Zuschreibungen richtig sind - eine gewisse bayrische Komponente, was auf seine Gesellenzeit bei Hans Degler in Weilheim zurückgeführt werden könnte.

Abb. 129
Neuötting, Stadtpfarrkirche,
Orgelprospekt

Hans Jacob Zürn

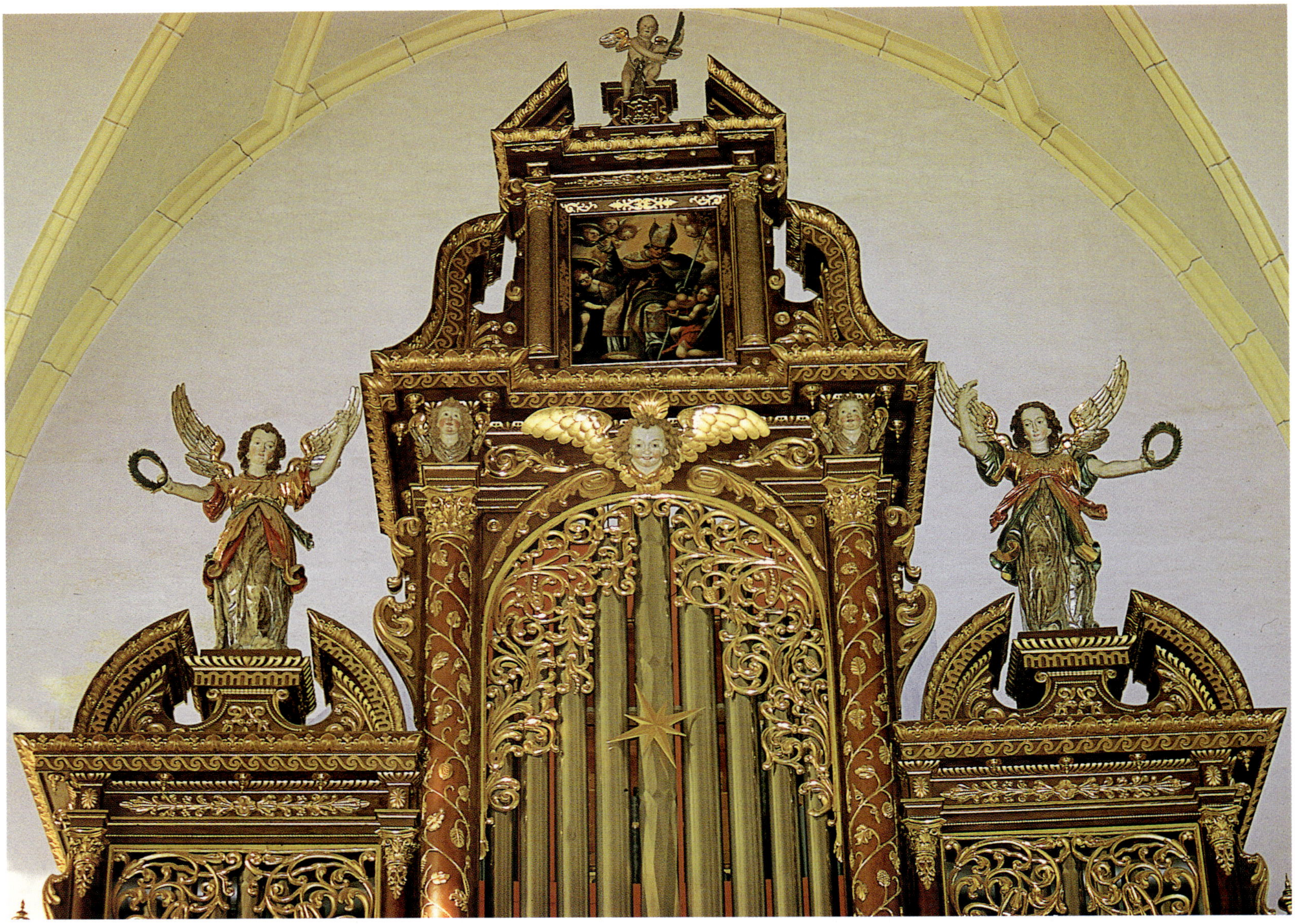

Jac a

Orgelgehäuse mit zwei großen Engeln und fünf Engelsköpfchen.

Hans Jacob Zürn (?), 1642

Holz, neu gefaßt, H. der großen Engel ca 200 cm

Neuötting, Stadtpfarrkirche St. Nikolaus

Seit 1616 wird Hans Jacob bzw. Jacob Zürn mehrmals als einer der sechs Söhne von Hans Zürn d. Ä. genannt, der bei ihm das Bildhauerhandwerk lernte. Von 1622 bis 1632 finden sich fünf Belege (Taufeinträge und Rechnungen) für die Anwesenheit Hans Jacob Zürns in Neuötting. 1629 hilft der „Bildhauer von Ötting" bei der Aufrichtung des Hochaltars in Seeon, und gleichzeitig wird eine „Dorothea Zürn, Bildhauerin von Ötting" (Frau des Bildhauers), im Mitgliederbuch der Rosenkranzbruderschaft von Seeon genannt. Die Errichtung des Orgelprospekts in der Neuöttinger Kirche ist für 1642 gesichert. Der Name von Hans Jacob Zürn wird dabei indessen nicht genannt. Da es sonst keine Werke gibt, die ihm zugeschrieben werden können, muß die Zuweisung des Orgelprospekts an ihn noch reine Vermutung bleiben. Sie stützt sich auf eine allgemeine stilistische Ähnlichkeit der Engel mit Werken der anderen Zürn.

Die Hinweise auf die Neuöttinger Archivalien und den Orgelprospekt sind dem ehem. Stadtpfarrer von Neuötting, Lorenz Hüttner, jetzt Generalvikar des Bischofs von Passau, zu verdanken.

Lit. L. Hüttner, Neuötting am Inn, Wangen im Allgäu 1981. ZM, WU 106. Abb. 130

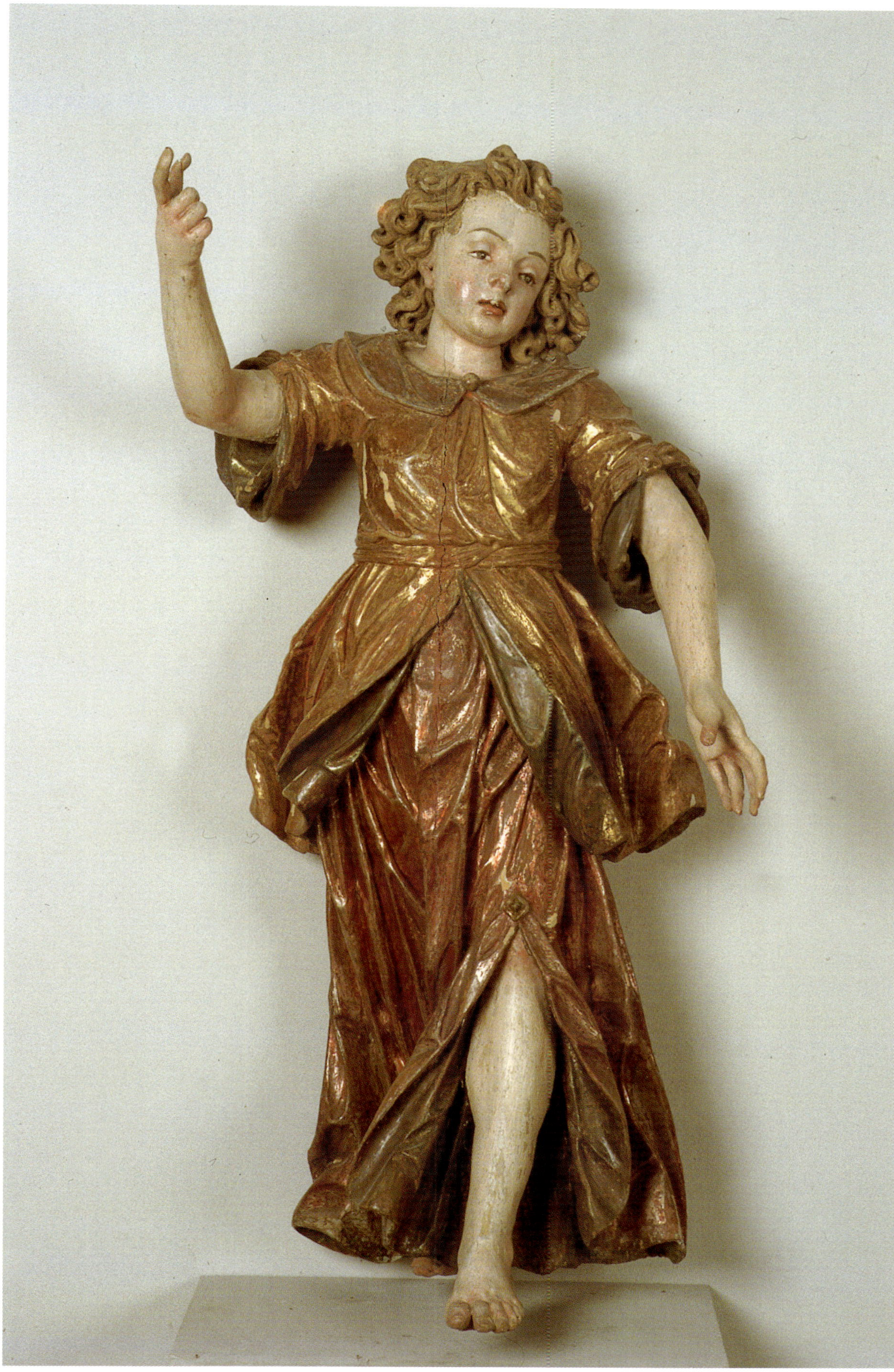

Jac b

Engel

Hans Jacob Zürn (?), um 1640

Holz, gefaßt, H. 74 cm

Privatbesitz

Der Engel gehört angeblich zu einem (erhaltenen) kleinen Altar, der aus der Jakobskirche in Wasserburg stammen soll. Der Gewandstil und die Haare stimmen in erstaunlicher Weise mit den Engeln an der Orgel in Neuötting von 1642 überein, die hier erstmals versuchsweise dem Hans Jacob Zürn zugeschrieben werden (Jac a). Das Gesicht ist ganz anders und paßt zu keinem der bisher bekannten Zürn-Werke. Das Altarwerk, das mit einem Wasserburger Kistler zusammengebracht wird, zeigt Verwandtschaft mit dem Orgelprospekt in Neuötting, an dem sich die vielleicht von Hans Jacob Zürn geschaffenen Figuren befinden. Hier sind also noch viele Fragen offen. Die Kenntnis der Engelsfigur und des Altars wird Herrn Ferdinand Steffan M.A. in Wasserburg am Inn verdankt.

Unpublizert Abb. 131

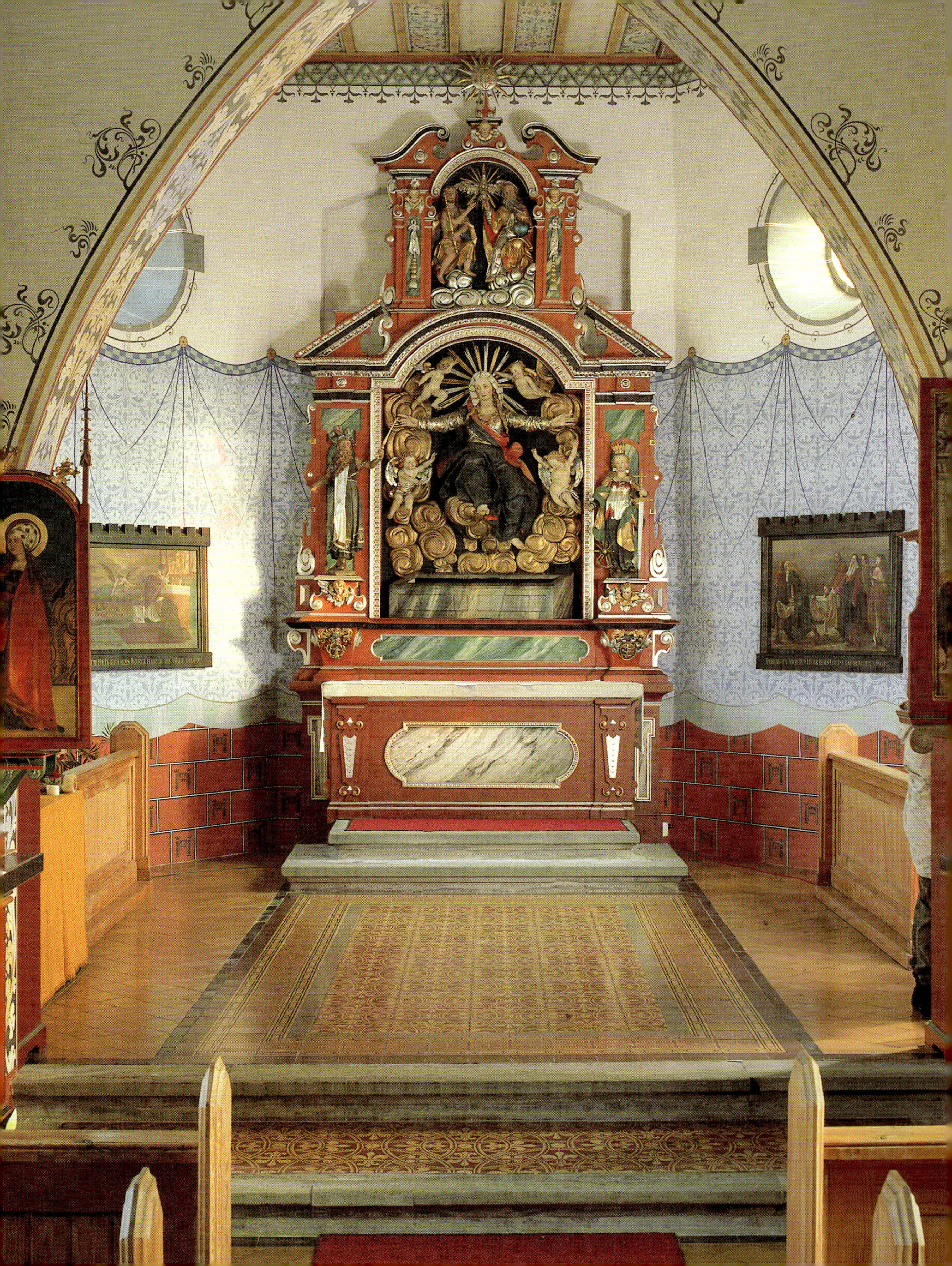

David Zürn

Sohn von Hans Zürn d. Ä., geboren wohl 1598 in Waldsee. 1625 in Überlingen erstmals genannt, seit 1628 Meister in Wasserburg am Inn, dort gestorben 1666. Vater von Michael Zürn d. J. (1654 - 1698).

Wichtigste Werke

1620/25	Bermatingen, Muttergottes	David b
um 1625	Meersburg, Rathaus, Christus	David c
1625/30	Nürnberg, German. Nationalmuseum, Hl. Katharina	David d
1625/30	Wasserburg, Städtisches Museum, Anna Selbdritt	David e
1640/45	Waldsee, Städtisches Museum, Weibliche Heilige	David g

David Zürn schließt sich in etwas gröberer Form an den strengen und monumentalen Stil von Martin Zürn an.

Abb. 132
Altar mit Mariae Himmelfahrt, David Zürn um 1630/35. Holz, neu gefaßt, Gesamthöhe ca. 6 m. Meersburg am Bodensee, Friedhofskapelle Sancta Maria extra muros (ZM Da 7).

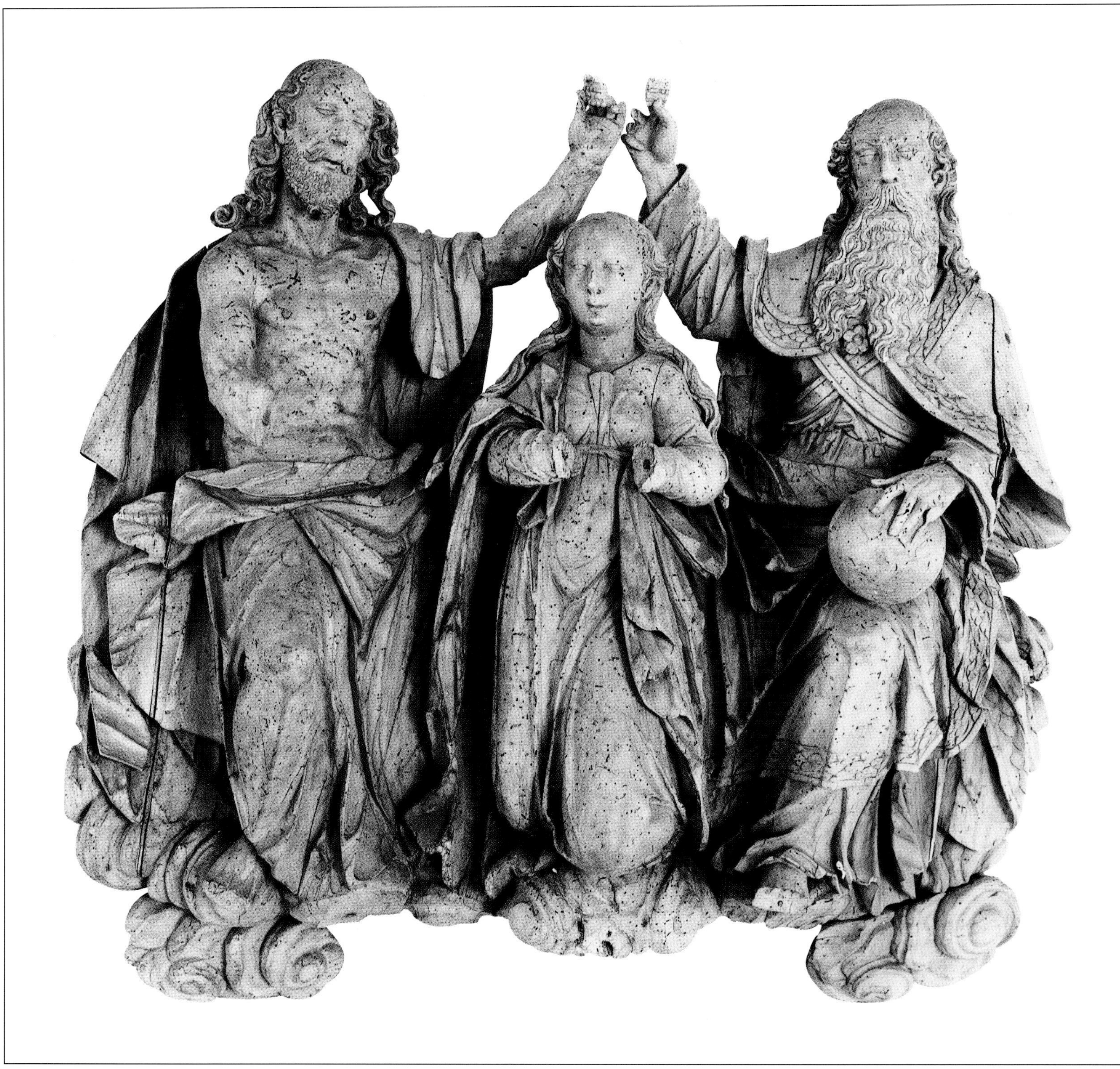

David a

Krönung Mariae

David Zürn, um 1620

Holz, ungefaßt, rote Tönung an den Gewändern Christi und Gottvaters, es fehlen die Hände Mariae, der rechte Unterarm Christi, die Krone und mehrere Finger und Zehen, H. ohne die Wolkenballen 72 cm, Br. 85 cm.

Überlingen, Städtisches Museum

Die Kopfformen der drei Figuren ähneln schon sehr David Zürns späteren Werken, während die Gewänder noch dem Stil Jörg Zürns nahestehen, in dessen Werkstatt in Überlingen David wohl damals arbeitete.

Lit. ZM, Da 2 Abb. 133

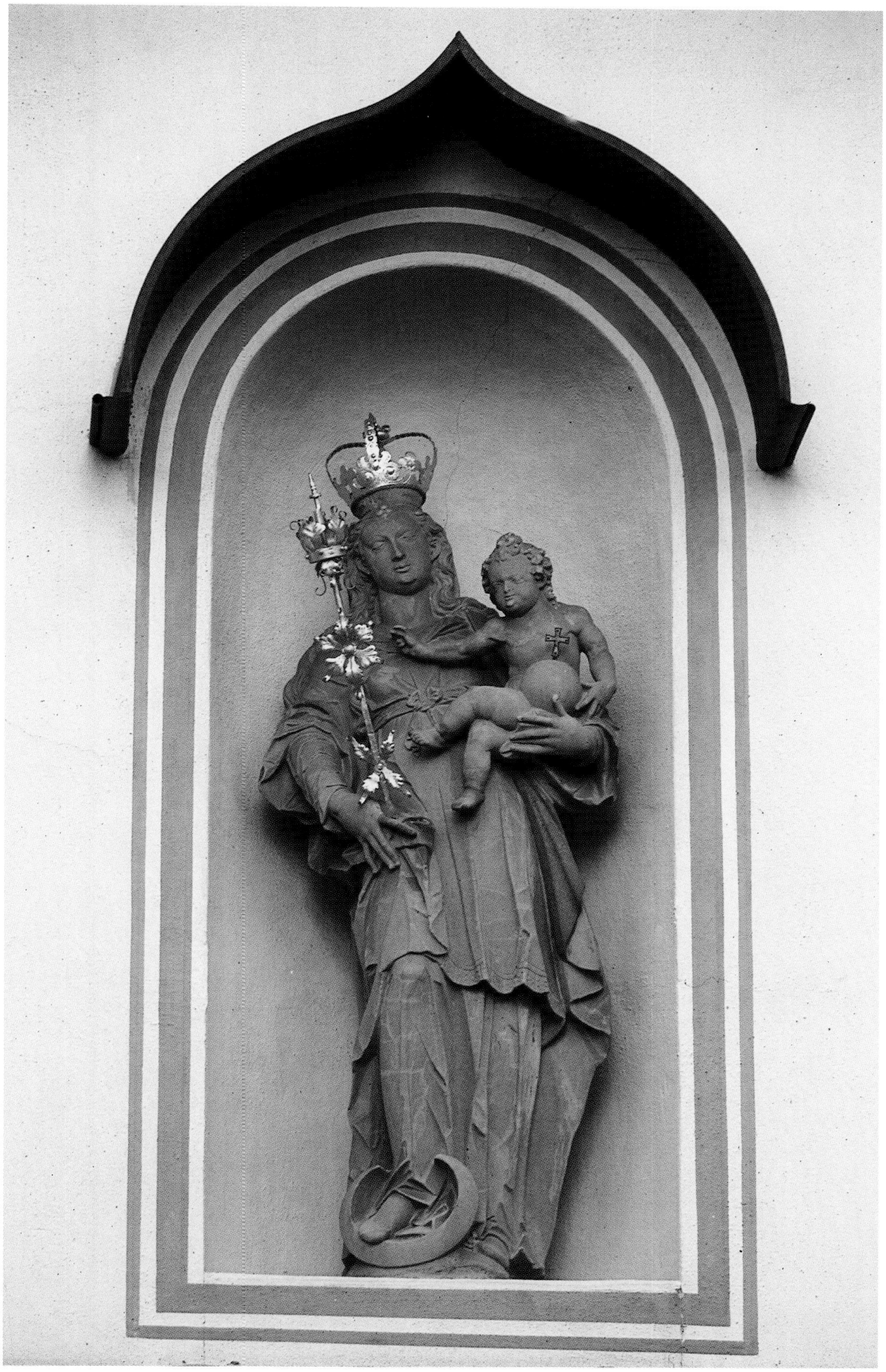

Abb. 134
Muttergottes, David Zürn um 1620/25. Sandstein, H. ca. 170 cm. Markdorf, Bodenseekreis, Pfarrkirche St. Nikolaus, Außennische über dem Südportal (ZM Da 4).

David Zürn

David d

Heilige Katharina

David Zürn, um 1625/30

Lindenholz, wohl ursprüngliche Fassung, H. 164 cm

Nürnberg, Germanisches Nationalmuseum, Inv Nr. Pl. O. 2163

Das harte, knittrige Faltenwerk und die großen Augen sind typisch für den Stil David Zürns. Bei geringerer Feinheit in der Schitzerei gegenüber den Brüdern bewirken sie eine starke Ausstrahlung.

Lit. ZM Da 6   Abb. 135

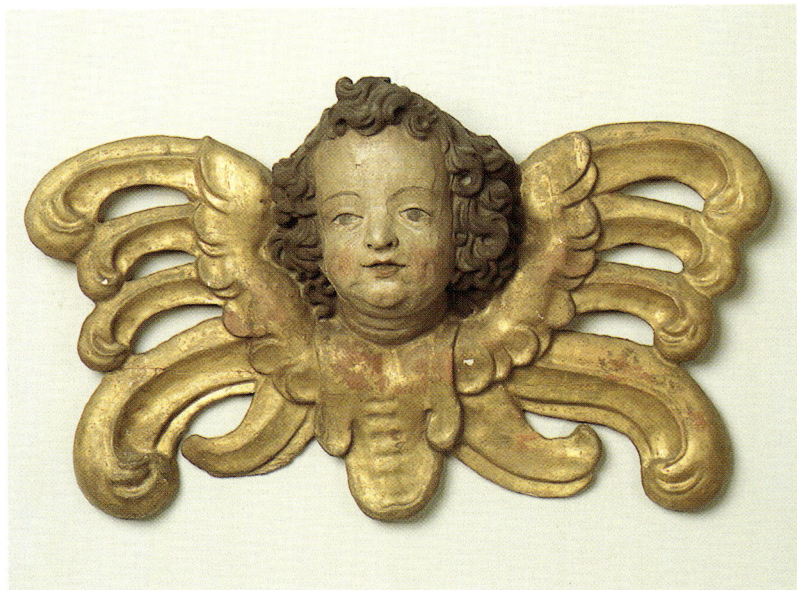

David f

Engelsköpfchen

David Zürn, um 1635/40

Holz, gefaßt, H. 30 cm. Br. 50 cm

Wasserburg am Innn, Museum der Stadt

Das Engelchen mit seinen Flügeln, die dem sogenannten Knorpelwerk ähneln, hat seine Vorbilder in den Engelsköpfchen am Aufgang der Wasserburger Kanzel, 1637-39, von Martin und Michael Zürn (ZM, GW 10). Es ist aber strenger und schematischer und deshalb wohl David Zürn zuzuschreiben. Die Kenntnis des Werks wird Herrn Ferdinand Steffan M.A. verdankt.

Unpubliziert   Abb. 136

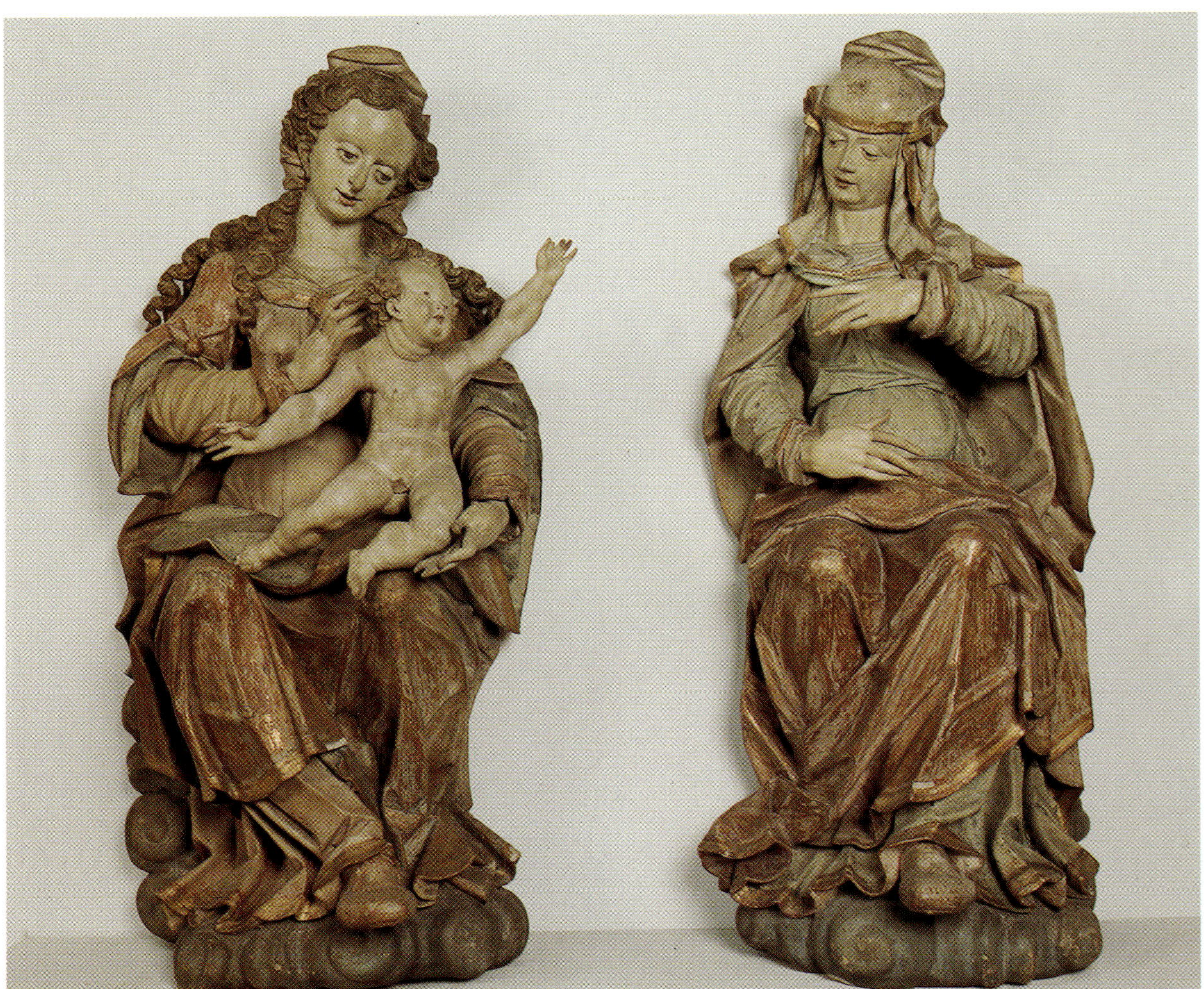

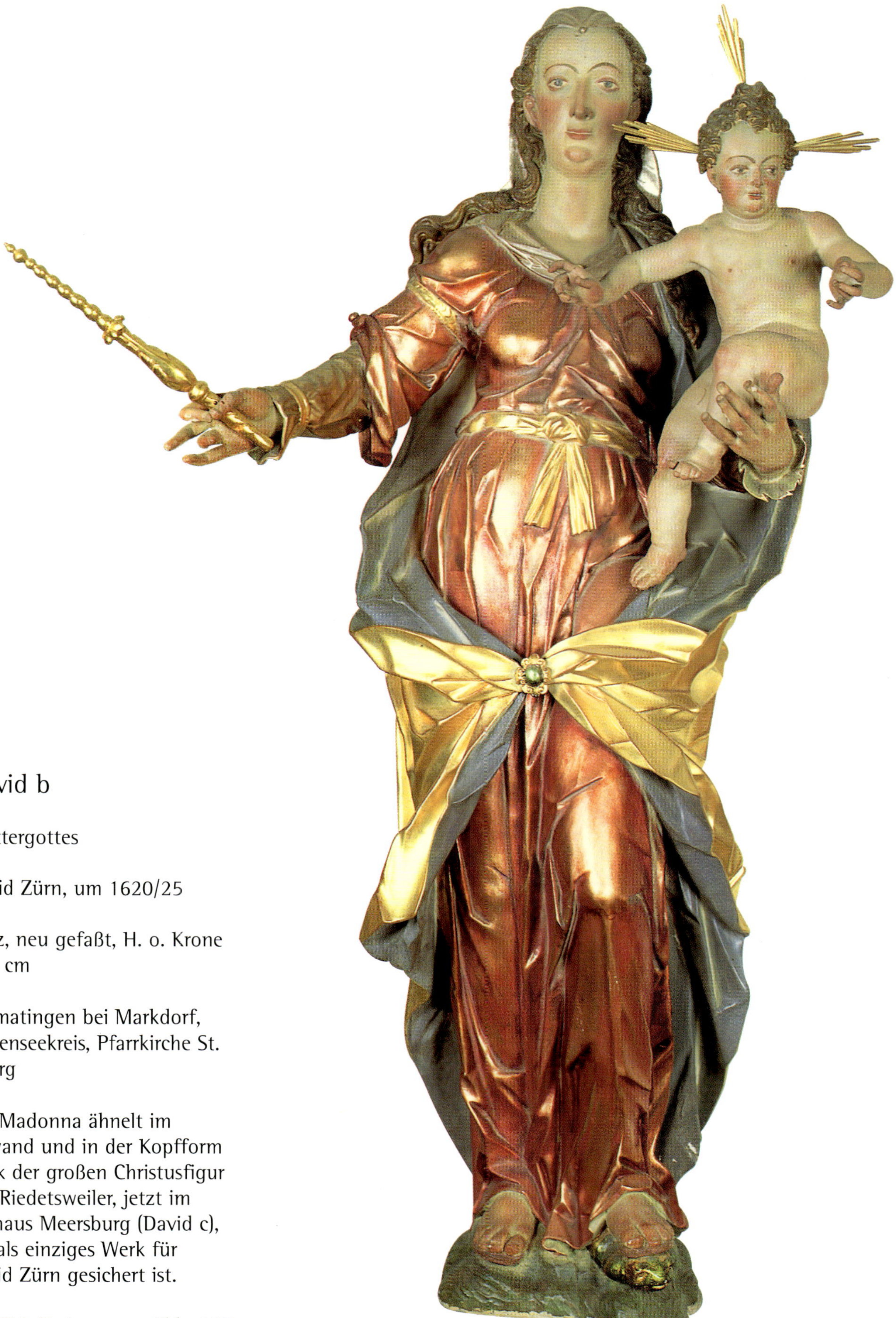

David b

Muttergottes

David Zürn, um 1620/25

Holz, neu gefaßt, H. o. Krone 190 cm

Bermatingen bei Markdorf, Bodenseekreis, Pfarrkirche St. Georg

Die Madonna ähnelt im Gewand und in der Kopfform stark der großen Christusfigur aus Riedetsweiler, jetzt im Rathaus Meersburg (David c), die als einziges Werk für David Zürn gesichert ist.

Lit. ZM, Da3 Abb. 137

David Zürn

David c

Christus als Salvator

David Zürn, um 1625

Holz, wohl ursprünglich ungefaßt, Augen, Lippen und wohl auch das Gewand getönt. Oberfläche verwittert, spätere Übermalungen abgelaugt. Erneuert: Füße, linke Hand, Finger der rechten Hand, Weltkugel ?

Meersburg, Rathaus

Die Figur stammt von der kleinen Kapelle in Riedetsweiler bei Meersburg, wo sie in einer Nische an der Außenwand über dem Eingang stand. Wahrscheinlich wurde sie für diesen Platz geschaffen, worauf die rund geformte Rückseite der Figur hindeutet. Die Signatur auf der Weltkugel kann wohl als Nachweis der Autorschaft gelten, auch wenn sie vielleicht einmal später erneuert worden ist: DAVIT ZIRN BILDHAVERGESEL. Die Datierung um 1625 ergibt sich aus dem Umstand, daß David Zürn 1625 in Überlingen bei Jörg Zürn einen Lehrbrief mit unterzeichnete, also sicher im dortigen Raum auch tätig war. Die Figur ist als einziges gesichertes Werk von David Zürn der Ausgangspunkt für die Bestimmung seines Stils: Harte metallische Knitterfalten, monumentale Statuarik.

Lit. ZM Da 5 Abb. 138

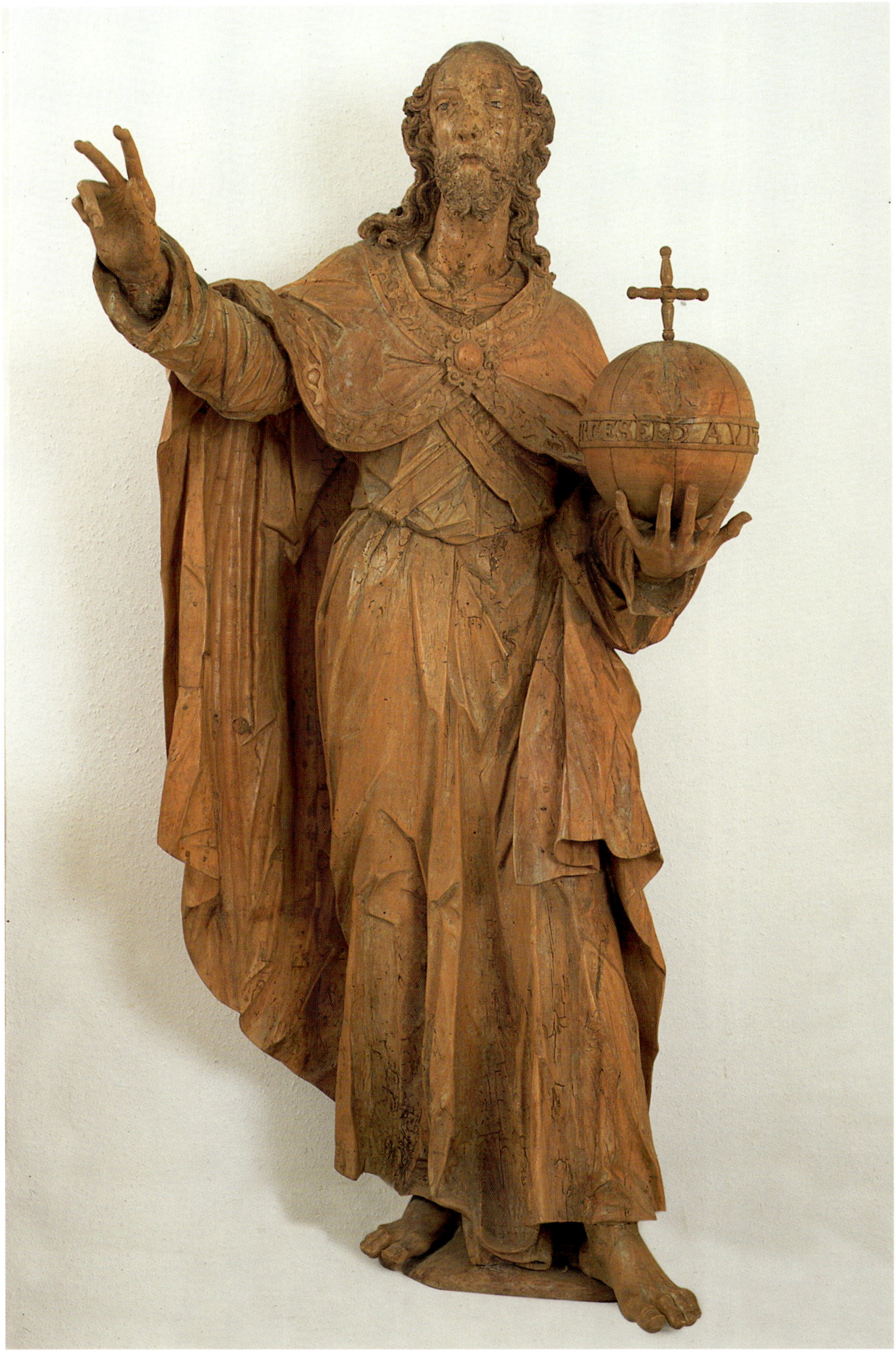

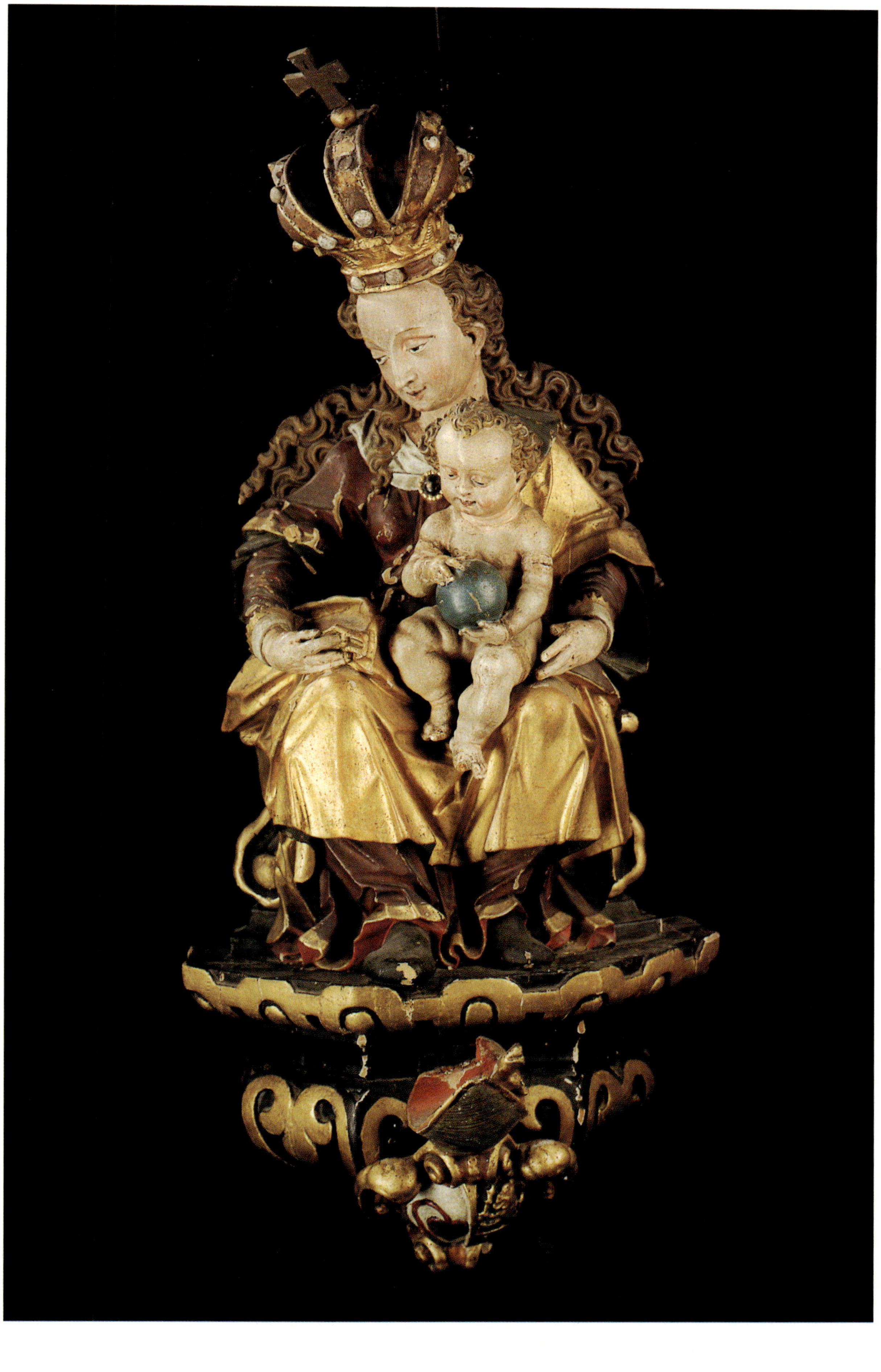

Abb. 139
Muttergottes, David Zürn um 1635. Holz, gefaßt, H. ca. 56 cm. Privatbesitz.

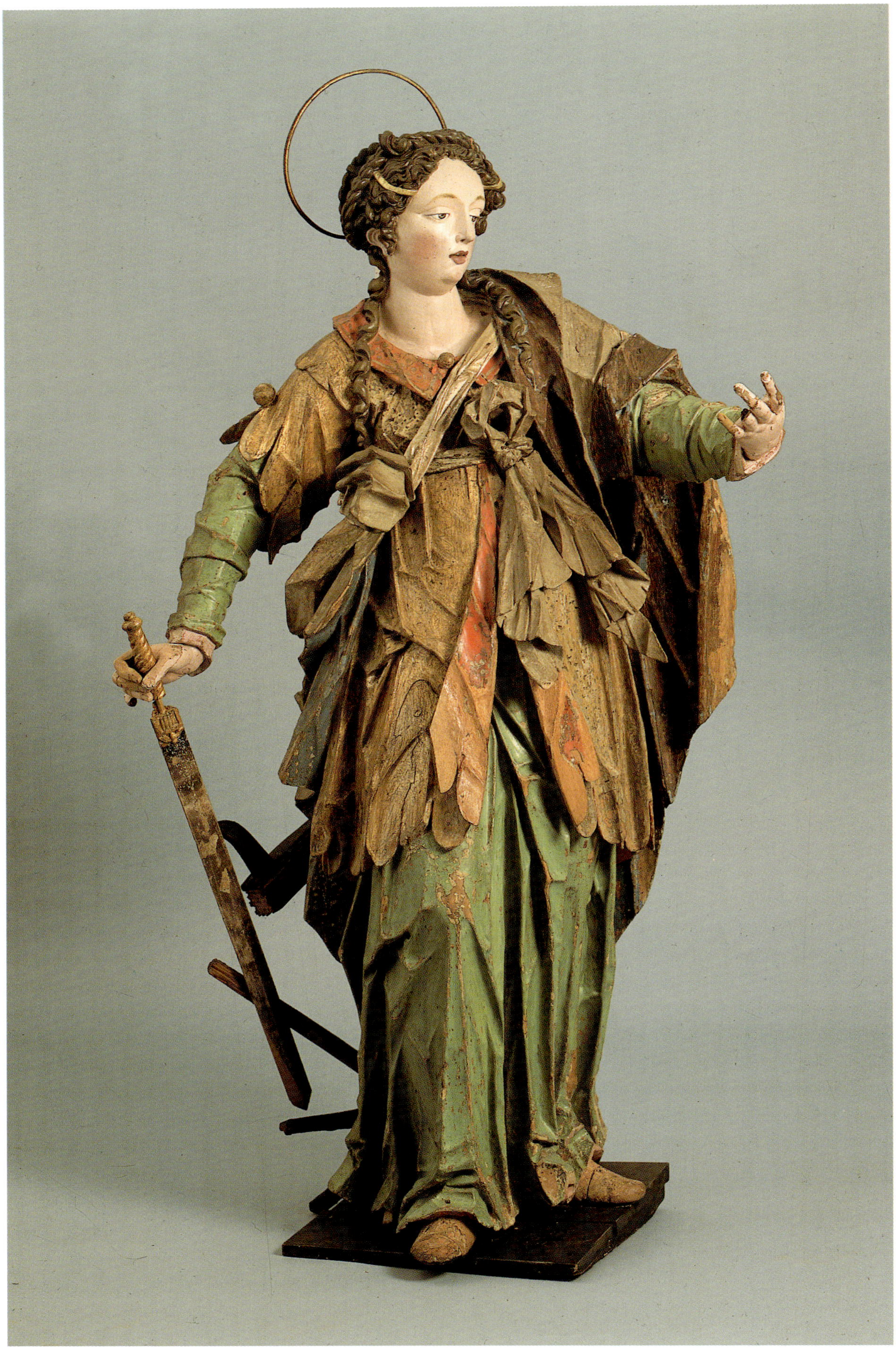

David d

Heilige Katharina

David Zürn, um 1625/30

Lindenholz, wohl ursprüngliche Fassung, H. 164 cm

Nürnberg, Germanisches Nationalmuseum, Inv Nr. Pl. O. 2163

Das harte, knittrige Faltenwerk und die großen Augen sind typisch für den Stil David Zürns. Bei geringerer Feinheit in der Schitzerei gegenüber den Brüdern bewirken sie eine starke Ausstrahlung.

Lit. ZM Da 6 Abb. 140

David g

Weibliche Heilige

David Zürn, um 1640/45

Holz, mit alter Fassung, Attribute und mehrere Finger fehlen, H. 134 cm

Bad Waldsee, Museum im Kornhaus

Die Figur stammt nach alten Nachrichten aller Wahrscheinlichkeit nach aus Wasserburg am Inn. David Zürn ist hier vom Stil seiner Brüder Martin und Michael, die ja 1635-39 in Wasserburg tätig waren, beeinflußt. Die großzügige Strenge und die längliche Kopfform lassen die Figur jedoch eindeutig David Zürn zusprechen.

Lit. ZM Da 11 Abb. 141

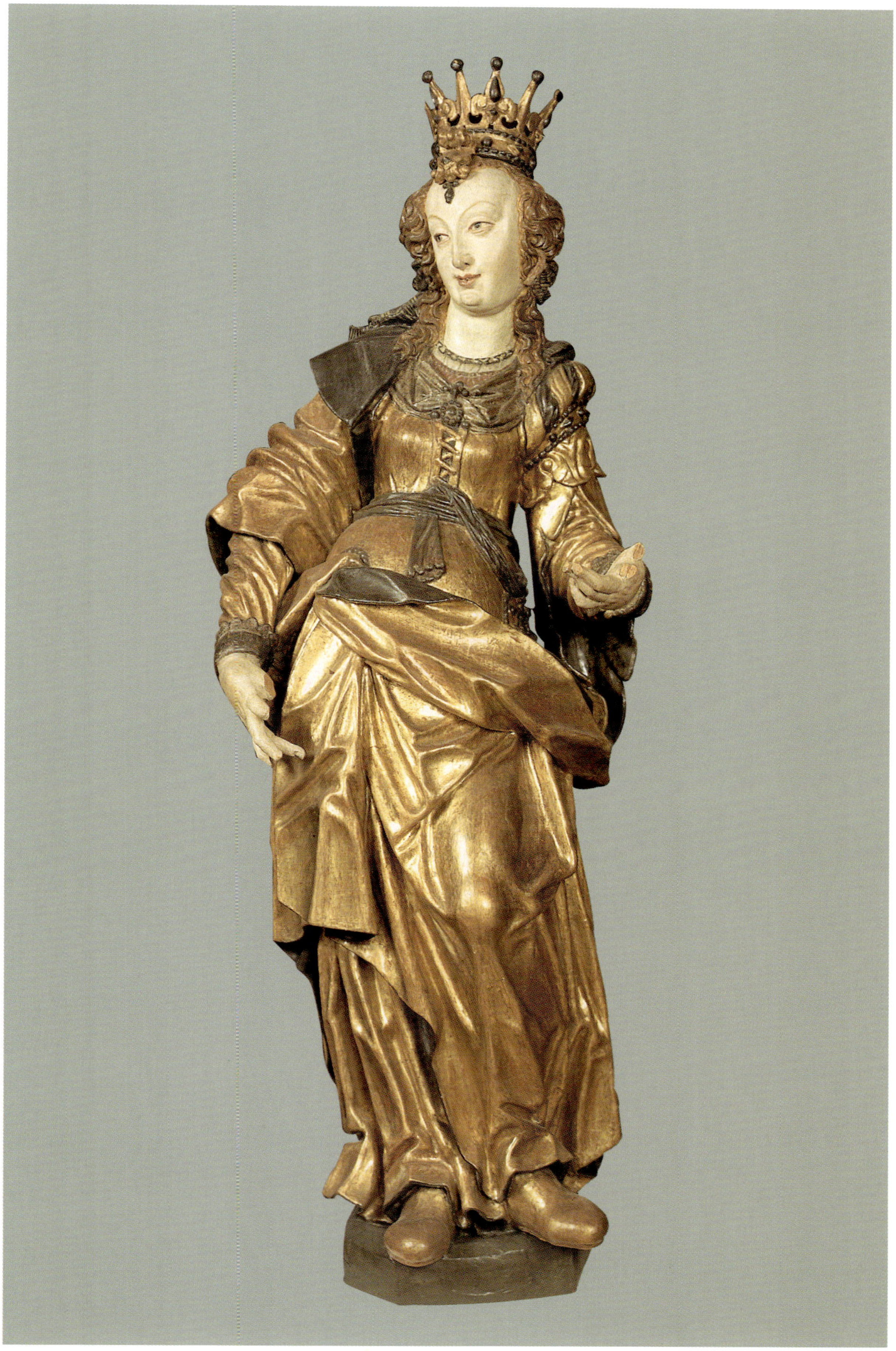

Stammtafel der Waldseer Bildhauer Zürn 1585-1724

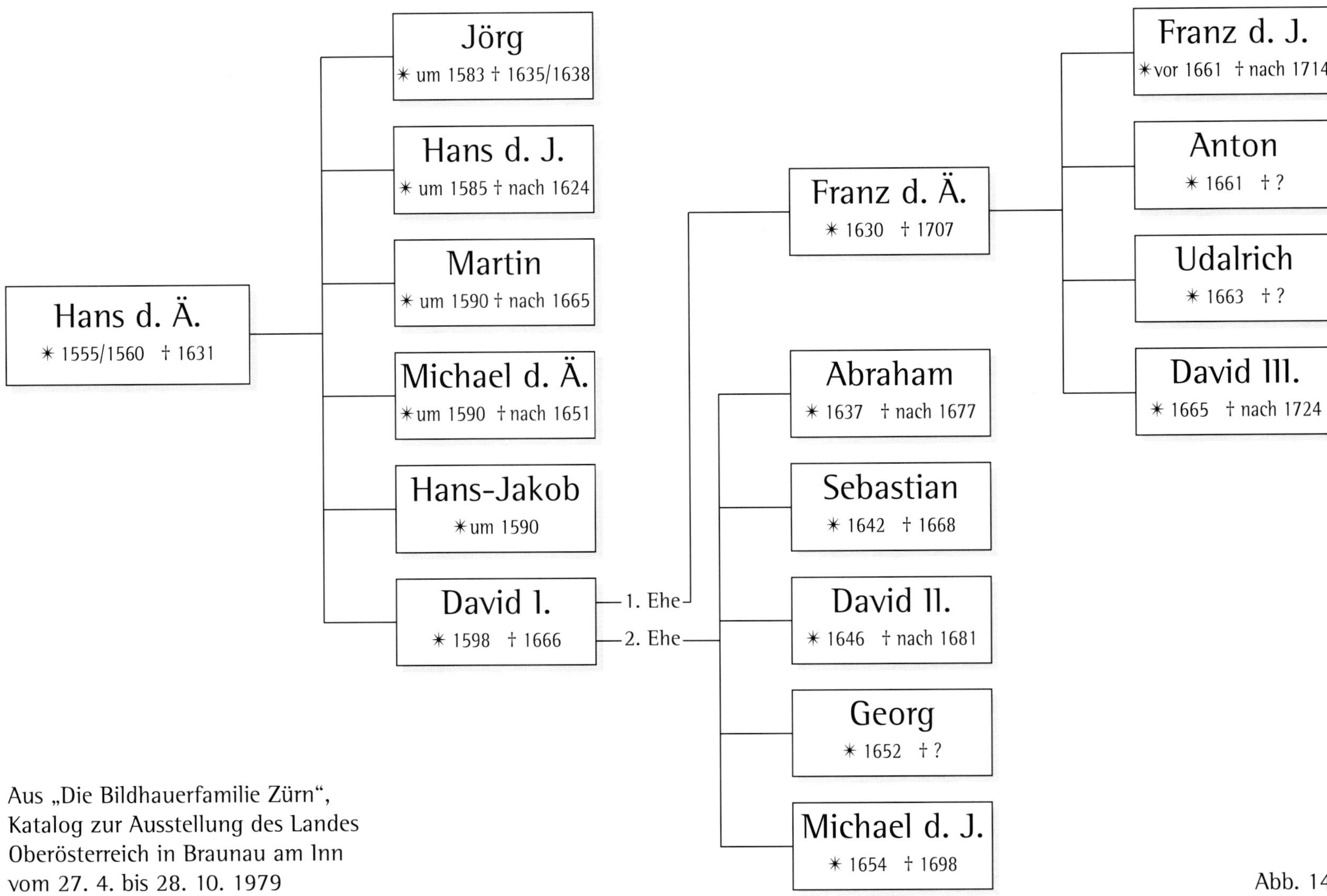

Aus „Die Bildhauerfamilie Zürn“, Katalog zur Ausstellung des Landes Oberösterreich in Braunau am Inn vom 27. 4. bis 28. 10. 1979

Abb. 142

Brigitte Hecht-Lang

Restauratorische Gesichtspunkte

In Bad Waldsee war der Wunsch nach einer Ausstellung über die heimischen Bildhauer Zürn schon lange vorhanden. Die Multscher-Ausstellung in Leutkirch 1993 gab dann den entscheidenden Anstoß. Im Museums- und Heimatverein Bad Waldsee fanden sich engagierte Mitglieder zum „Arbeitskreis Zürn" zusammen und planten für das Jubiläumsjahr 1998 eine Kunstausstellung.

Für die wissenschaftliche Leitung konnte mit dem Zürnforscher und ehemaligen Direktor des Württembergischen Landesmuseums, Professor Dr. C. Zoege von Manteuffel, die Idealbesetzung gefunden werden, und auch die konservatorische Betreuung wurde sichergestellt. Beides waren wichtige Voraussetzungen für die Ausstellung, denn die Bedingungen des Landesdenkmalamtes sind eindeutig: Ausstellungen müssen kunsthistorischen Sinn haben. Risiken für die Kunstwerke müssen vermieden und die Rahmenbedingungen optimal gestaltet werden.

Als Ort der Ausstellung wurde zunächst die Frauenbergkapelle gewählt. Dort steht bereits der Hochaltar von Hans Zürn d.Ä. und atmet quasi dessen Geist und Stil. Der Altar und weitere Zürnfiguren hätten sich gegenseitig gut ergänzt. Dies war zunächst die überzeugende Idee.

Das Konzept der Ausstellung wurde dann jedoch so dynamisch, daß die ursprünglichen Pläne nicht mehr standhielten. Die Anzahl der geplanten Ausstellungsobjekte stieg von 30 auf nahezu 100 hochwertige Exponate, wofür sich die Kapelle als schlichtweg zu klein erwies. Notwendige Umbauarbeiten wären ungerechtfertigt teuer geworden. Nebenräume und Parkplätze waren nicht ausreichend vorhanden. Schließlich sprach die Diözese das entscheidende Urteil: Dieser Kirchenraum darf den Gläubigen und der Seelsorge nicht über drei Monate entzogen werden.

Das Museum im Kornhaus war die einzig mögliche und wohl auch bessere Alternative. Das Kornhaus ist selbst ein Stück Geschichte aus dem 15. Jahrhundert und stand bereits zur Zürnzeit. Das dicke Mauerwerk und die sichtbare, starke Holzbalkenkonstruktion geben der Ausstellung eine gute Atmosphäre. Für die Restauratorin galt es, die klimatischen Bedingungen zu prüfen. Im Winter sinken die Temperaturen in dem nicht heizbaren Haus auf etwa 5 °C ab, und die Luftfeuchtigkeit steigt. Mit einer leichten Temperierung wird man für die Ausstellungszeit, dann auch wieder wärmeres Frühjahr, erwünschte Werte erreichen können, die dem Klima in Kirchen etwa entsprechen.

Warum ist das Klima so wichtig? Ganz einfach, weil die ausgestellten Figuren aus Holz gearbeitet sind. Holz reagiert auf Feuchtigkeit, nimmt sie auf und gibt sie wieder ab. Bei der Quellung des Holzes (der einzelnen Zellwände) vergrößern sich die Abmessungen, bei Schwund verkleinern sie sich. Grundierung und Malschicht werden durch solche Materialbewegungen gelockert; sie können abblättern oder dachartig aufstehen. Selbst bei sogenannten ungefaßten Figuren lösen sich eventuell spannungsbedingt Leimfugen.

Holz verliert auch über Jahrhunderte nicht seine Fähigkeit, Wasser aufnehmen und abgeben zu können. So muß man zwangsläufig dem Klima große Aufmerksamkeit widmen, vor allem die Feuchtigkeitswerte denen am ständigen Aufstellungsort angleichen und konstant halten. Regelmäßige Kontrolle ist nötig. Wetterumschwung oder Besucherandrang begünstigen schnelle Änderungen.

Die Arbeit der Restauratorin begann mit den ersten Plänen. Nach der Auswahl der Exponate durch Professor von Manteuffel waren mit den Leihgebern Verhandlungen zu führen und so manche zusätzlichen Bedingungen zu erfüllen. Auch bei den zuständigen Landes- wie auch Kirchenbehörden gab es etliche bürokratische Hindernisse zu überwinden. Die meisten Ausstellungsstücke mußten am Aufbewahrungsort besichtigt werden, Protokolle waren anzufertigen über Klima und Zustand, Montage- und Transportbedingungen, eventuell nötige restauratorische Maßnahmen und vieles andere mehr. Nach Einvernehmen mit dem Landesdenkmalamt galten die Objekte schließlich als ausleihfähig. Die Leih- und Versicherungsverträge konnten abgeschlossen werden.

Vor dem Transport mußten einige Objekte noch konservatorisch behandelt werden: Festigung an Grundierung und Malschicht, Abnahme von Staub und Eintönung größerer Fehlstellen mit Aquarell.

Die fachgerechte Aufstellung am Ausstellungsort war dann noch eine weitere wichtige Aufgabe.

Nach Ablauf von Ausstellung und Rücktransport werden die einzelnen Exponate abschließend in einem Zeitraum von drei bis sechs Monaten nochmals aufgesucht und auf eventuelle neue Schäden hin kontrolliert.

So ist der Restaurator von der Vorbereitung bis zum Ende einer Ausstellung vielfältig gefordert, und dies nicht nur mit seinem Werkzeug, sondern auch als Organisator, Kalkulator und eigentlich als hauptverantwortliche Oberaufsicht.

Gerade bei der personell wie finanziell schwachen Ausstattung eines kleinen Städtischen Museums war es gut, bereits bei der Planung einer großen Ausstellung eine Fachfrau hinzuzuziehen, wie es hier geschah. Ihre Erfahrung ersparte viele unnötige und ebnete manche schwierigen Wege. Dazukommen muß aber noch der volle Einsatz aller Beteiligten, besonders der ideelle. So ist es auch einem kleinen Museum möglich, die besten Bedingungen zu schaffen.

Das Material und die Fassungen

Eine Ausstellung bietet die Möglichkeit, Figuren im direkten Vergleich zu betrachten. Die nachstehenden Ausführungen über Material und Fassung können für ein besseres Verständnis helfen.

Linde ist das meistverwendete Holz für Schnitzereien. Es eignet sich gut dazu, da es kaum Unterschiede zwischen Früh- und Spätholz aufweist, in alle Richtungen gleichmäßig wächst und einen glatten Schnitt ergibt. Das hat dazu geführt, daß oft das Holz einer Skulptur unbesehen als Linde bezeichnet wird. Erst in jüngerer Zeit werden konsequent Holzbestimmungen vorgenommen. So hat sich zum Beispiel ergeben, daß bei Holzbildwerken des 15. Jahrhunderts von Hans Multscher in etwa 20 % der untersuchten Objekte Linde und ansonsten Weide verwendet worden ist[1]. Bei den Objektbeschreibungen erscheint daher bei den Skulpturen lediglich die Bezeichnung „Holz“. Es sei denn, es liegt eine Holzbestimmung vor. Es konnte zwar nur ein Teil mikroskopisch untersucht werden[2], doch für die Zeit des frühen 17. Jahrhundert und diese Künstlerfamilie scheint sich die Wahl von Lindenholz zu bestätigen.

Für Skulpturen wurde meist ein Stück eines in der Mitte gespaltenen Baumstammes verwendet. Die gespaltene Fläche

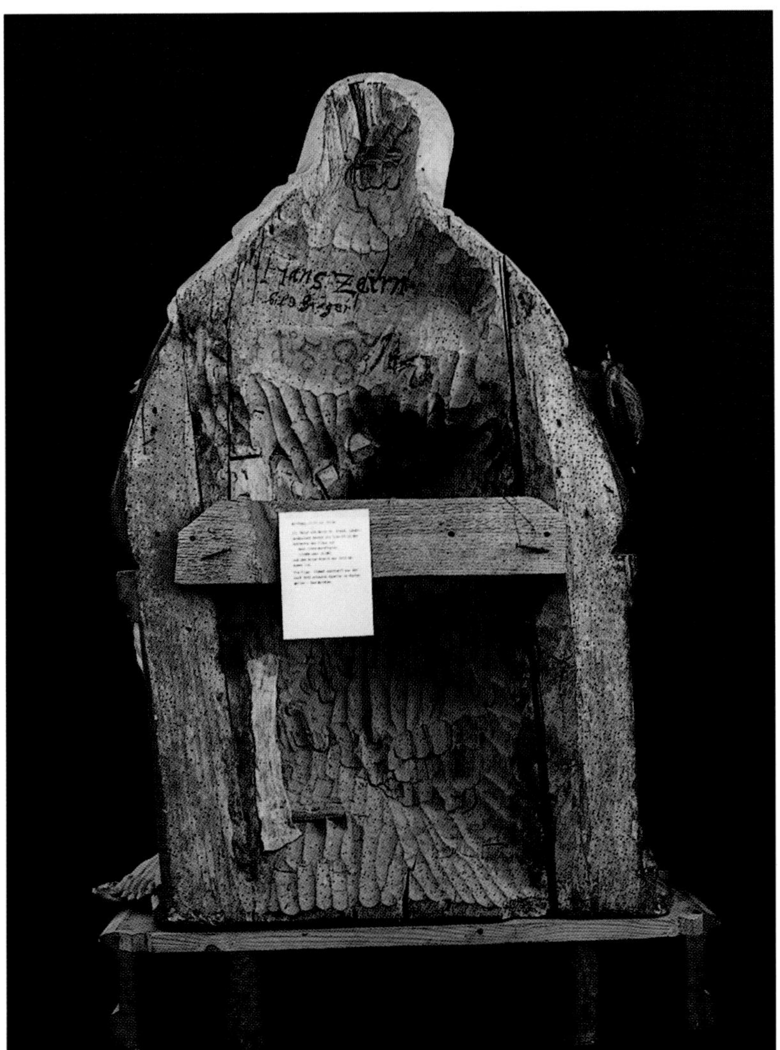

Abb. 143
Rückseite der Pietà mit Signatur „Hans Zeirn 1587“ (siehe auch Abb. 6, Seite 26). Bearbeitungsspuren eines Hohleisens sind deutlich erkennbar.

nahm man als Rückseite. Der Holzkern wurde entfernt und die Figur dadurch von hinten stark ausgehöhlt, um das Reißen des Holzes zu verhindern. Als Werkzeug wurde nach der Grobarbeit mit Beil, Dechsel und Stemmeisen meist ein Hohleisen verwendet, dessen Werkspuren auf der Rückseite einer Figur oft deutlich zu erkennen sind. So auch an der sogenannten „Hopfenweiler Pietà“, in die zusätzlich noch Namenszug und Jahreszahl eingeschnitten sind (HZ a, Abb. 6).

Die überwiegende Anzahl der ausgestellten Werke ist gefaßt, das heißt farbig bemalt, auch vergoldet oder versilbert. Die Fassung besteht aus Grundierung und Farbauftrag. Sie hat die Aufgabe, die plastische Form einer Skulptur in der Farbe zu unterstreichen und zu ergänzen. Mit wenigen Ausnahmen galt das Fassen einer Figur bis ins 19. Jahrhundert als Regel.

Die Handwerker waren im Mittelalter und in der beginnenden Neuzeit in Zünften organisiert, und die Aufgabenstellungen waren klar getrennt. Der Bildhauer schnitzte die Figur und gab sie dann - wohl mit seinem Wunsch über die Art der Fassung - an den sogenannten Faßmaler weiter. Bei größeren Objekten, wie zum Beispiel Altären, konnten diese Verträge bereits vom Auftraggeber getrennt vergeben werden. Der Bildhauer hat meist bei seinen Figuren noch Augen und Lippen farblich markiert, um ihnen abschließend „einen Blick“ zu geben, wohl auch als Hinweis für den Faßmaler. Dies ist allerdings ebenfalls bei original ungefaßten Figuren üblich.

Etliche Figuren haben keine Fassung. Sie sind „holzsichtig“, entweder weil irgendwann alle Fassungsreste abgelaugt wurden oder weil sie ursprünglich schon so konzipiert waren. Als Beleg wird hierfür oft der Überlinger Altar angeführt. Doch gerade dieser war anfangs nicht holzsichtig geplant. Es ist belegt, daß die vorgesehene farbliche Fassung vom Rat der Stadt wieder abbestellt wurde. Ob aus finanziellen oder zeitlichen Gründen, oder weil das künstlerische Konzept geändert worden war, weiß man nicht.

Ungefaßte Figuren

Der Verzicht auf die Farbfassung wird als bewußte künstlerische Entscheidung gedeutet. So finden sich in der Ausstellung Skulpturen, die eindeutig als „holzsichtig“ geplant waren. Dafür gibt es einige Kennzeichen:

Ausgesuchtes Holz ohne Fehler, wie zum Beispiel Äste - schnitzerisch sorgfältige Ausführung (weil auf die Nachbehandlung, das Herausarbeiten von Feinheiten durch die Grundierung verzichtet wird) - farbige Augen- und Lippenmarkierungen, eventuell noch Blutbahnen oder ähnliches - transparenter Überzug auf dem Holz, meist Leim. Wenn nicht mehr holzsichtig erhalten, hilft der Nachweis, daß die vorhandene Fassung eindeutig später zu datieren ist.

Die „Gute Beth“ aus Stuttgart ist ein Beispiel dafür (Martin i, Abb. 85). Sie war ursprünglich eindeutig holzsichtig[3]. Im Technoskop sind die exakten roten Ränder der Stigmata zu erkennen, es laufen Blutbahnen heraus, die sehr sorgfältig gemalt wurden. Die Lippen sind rot angelegt, die Augenbrauen (nur noch Reste) schwarz. Über die Behandlung der weiteren ursprünglichen Oberfläche kann leider nichts mehr gesagt werden. Die jetzige Fassung stammt sicher aus dem 18. Jahrhundert.

Die kleine Kreuzigungsgruppe aus Karlsruhe (Martin n, Abb. 90) ist holzsichtig erhalten[4]. Zinnoberrot waren Lippen, Wundmale und Blutbahnen angelegt, wie jetzt noch Reste zeigen. Ähnliches gilt wohl auch für die Kreuzigungsgruppe aus Freiburg (Martin o, Abb. 91).

Diese drei ursprünglich holzsichtigen Exponate sind aus Lindenholz geschnitzt. Bei den zwei nachfolgend erwähnten wurde Obstbaumholz verwendet. Die dichtere, auch dunklere Oberfläche ist sehr ausdrucksstark.

Der Kruzifix aus Biberach (HJ b, Abb. 62) ist aus Birnbaumholz gearbeitet. Die Brustwarzen sind in dunklerem Holz eingesetzt(!). Zusätzlich farbig markiert sind die schwarzen Augensterne sowie die roten Lippen und Wundmale.

Die als Büttenmann bezeichnete Skulptur (Jörg b, Abb. 47) ist aus Kirschbaumholz geschnitzt. Ihre Kostbarkeit wird zusätzlich noch durch den beigegebenen Stab aus Silber betont.

Doch nicht alle Exponate, die sich heute ohne Fassung präsentieren, waren als holzsichtige Werke geplant. Viele gefaßte Figuren wurden - besonders im 19. und zu Beginn des 20. Jahrhunderts - rigoros abgelaugt, um das „wahre Kunstwerk" freizulegen oder die „Feinheit der reinen Skulptur zu betonen".

An zwei zusammengehörenden Predella-Engeln aus dem ehemaligen Hochaltar in Orsingen (HÄ c, Abb. 20/22) kann die unterschiedliche Wirkung von gefaßter und ungefaßter Figur demonstriert werden. Der eine Engel zeigt die - allerdings zerstörerisch freigelegte - alte Farbfassung, der andere ist abgelaugt, an der Oberfläche mit Leim einpoliert und zeigt sich holzsichtig. (Er konnte vor einiger Zeit aus dem Kunsthandel zurückerworben werden.)

Bei zahlreichen, heute holzsichtigen Figuren kann allerdings nicht mehr eindeutig festgestellt werden, ob sie ursprünglich als gefaßte oder ungefaßte Skulpturen gedacht waren.

Der Hl. Benedikt (Martin e, Abb. 99) weist zum Beispiel unter seinem - bereits während der Herstellung umgeänderten - langen Bart Grundierungsreste auf, die nicht zu datieren sind. Er war sicher längere Zeit ungefaßt. Das läßt sich aus den akuraten und kreisrunden Holzwurmlöchern schließen. Unter einer bindemittelreichen Grundierung legen nämlich sonst die Holzschädlinge Fraßgänge an der Holzoberfläche an, die dann nach der Abnahme der Fassung offen liegen.

Eine besondere Variante ist beim Hl. Matthäus mit Engel festzustellen (Martin f, Abb. 98). Er sieht auf den ersten Blick holzsichtig aus, doch die Skulptur trägt eine holzfarbene Übermalung, die wohl aus dem 20. Jahrhundert stammt.

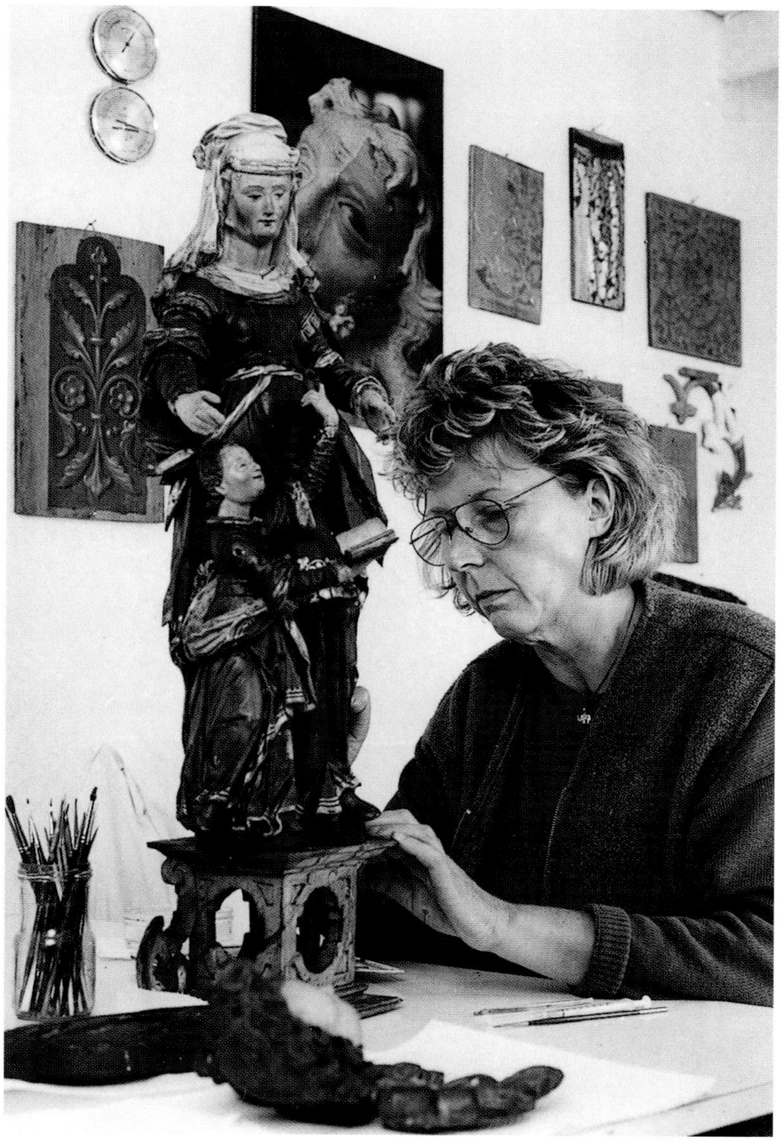

Abb. 144
Jede Figur wird gründlich untersucht. Eventuelle Lockerungen der Fassung werden gesichert.

Gefaßte Figuren

Eine Figur, die gefaßt werden soll, kann vom Bildhauer bereits beim Schnitzen anders behandelt werden: Es muß keine so große Sorgfalt auf die Auswahl des Holzes gelegt werden - die Verleimung mehrerer Teile, auch unterschiedlicher Holzarten, ist unproblematisch - die Holzoberfläche kann rauher belassen werden als bei holzsichtig gedachten Figuren (kleine Unebenheiten werden durch die Grundierung ausgeglichen) - geschnitzter Zierrat, wie Gürtelschnallen, Perlen, Besatzsteine, wird scharfkantiger und höher angelegt. Für eine glänzende Polimentvergoldung/versilberung ist sowieso eine in mehreren Schichten aufgetragene Kreide-Leim-Grundierung notwendig.

Die meisten Neufasssungen, die in der Ausstellung zu sehen sind, stammen aus unserem Jahrhundert. Sie sind sofort als neu zu erkennen wie zum Beispiel bei den Hl. Petrus und Paulus aus Orsingen (HÄ c, Abb. 18/21). Manchmal sind sie auch schon leicht gealtert wie bei den beiden Johannesfiguren aus Wilhelmskirch (Michael e,f, Abb. 123/124).

Eine Sonderstellung nehmen die Neufasssungen des 19. Jahrhunderts ein. Sie sind zwar nicht ursprünglich, halten sich aber doch oft an die originalen Vorgaben, sind meist sehr sorgfältig ausgeführt und weisen bereits eine gewisse Patina auf. Ein Beispiel hierfür ist das Relief „Krönung Mariae" (HJ c, Abb. 51). Die jetzt sichtbare Fasssung ist vermutlich um 1830 zu datieren[5]. Es handelt sich um die dritte Überfassungsphase. Die Metallauflagen wiederholen die ursprüngliche Farbgebung, desgleichen die Haare. Die Inkarnate (Fleischfarben) sollen intensiver rosa gewesen sein und die Gewänder Mariens und Gottvaters silber. Das Relief kann daher - auch in der Farbigkeit des 19. Jahrhunderts - den Farbeindruck des 17. Jahrhunderts ungefähr wiedergeben.

Eine reiche Kombination unterschiedlicher Stilepochen bietet der kleine Altar aus Hagnaufurt (HJ i, Abb. 63-69), der in der Ausstellung komplett gezeigt werden kann. Figuren und Engel stammen aus dem 17. Jahrhundert, der Altaraufbau aus der ersten Hälfte des 18., das Altarbild aus dem 19. Jahrhundert. Es ist rückseitig 1848 datiert. Die technologische Untersuchung ist noch nicht abgeschlossen. Man kann jedoch schon erkennen, daß die jetzt sichtbare Fassung von Figuren und Engeln die Zweitfassung darstellt.

Bei den Engeln ist in den Inkarnaten eine hellere und kühlere Lage nachzuweisen mit stark rosa Abtönungen, zum Beispiel im Ellenbogenbereich. Die vergoldeten Partien sind hier wohl ebenfalls aus der unteren Schicht übernommen und jetzt in Ölgold ausgeführt. Sorgfältig angelegt sind die Flügel, die Federn versilbert (jetzt zum Teil geschwärzt) und abgefaßt mit blauen, grünen und roten Lüstrierungen (transparenter Farbauftrag auf Metallgrund). An den beiden Figuren Jacobus und Anna werden die Farbabtönungen gesteigert durch Begleitstriche und Muster neben den Goldborten, die variantenreich und sauber ausgeführt sind (siehe Skizze). Die Farbfassung der Engel und Figuren ist vermutlich um 1848 zu datieren, doch läßt sich das 17. Jahrhundert auch hier noch farblich erahnen.

Ursprüngliche Farbfassungen aus dem 17. Jahrhundert gibt es nur noch wenige. Diese sogenannten „Originalfassungen" sind sehr empfindlich. Deshalb werden solche Figuren nur recht selten zu Ausstellungen ausgeliehen.

Einige Beispiele können dennoch gezeigt werden, so die Büste des Jacobus aus Nürnberg (HÄ b, Abb. 13). Das Gesichtsinkarnat zeigt die - wieder freigelegte - originale Fassung. Auf der Leim-Kreidegrundierung liegt ein rosiger Farbton. Die Wangen sind intensiver getönt. Der Mund ist hellrot, die Iris dunkelbraun. Die Augenwinkel sind rot. Der untere Lidrand ist dunkel abgesetzt. Interessant ist hier, daß Haare und Bart ungrundiert blieben, wohl um bewußt die kantige Schnitzstruktur zu erhalten[6].

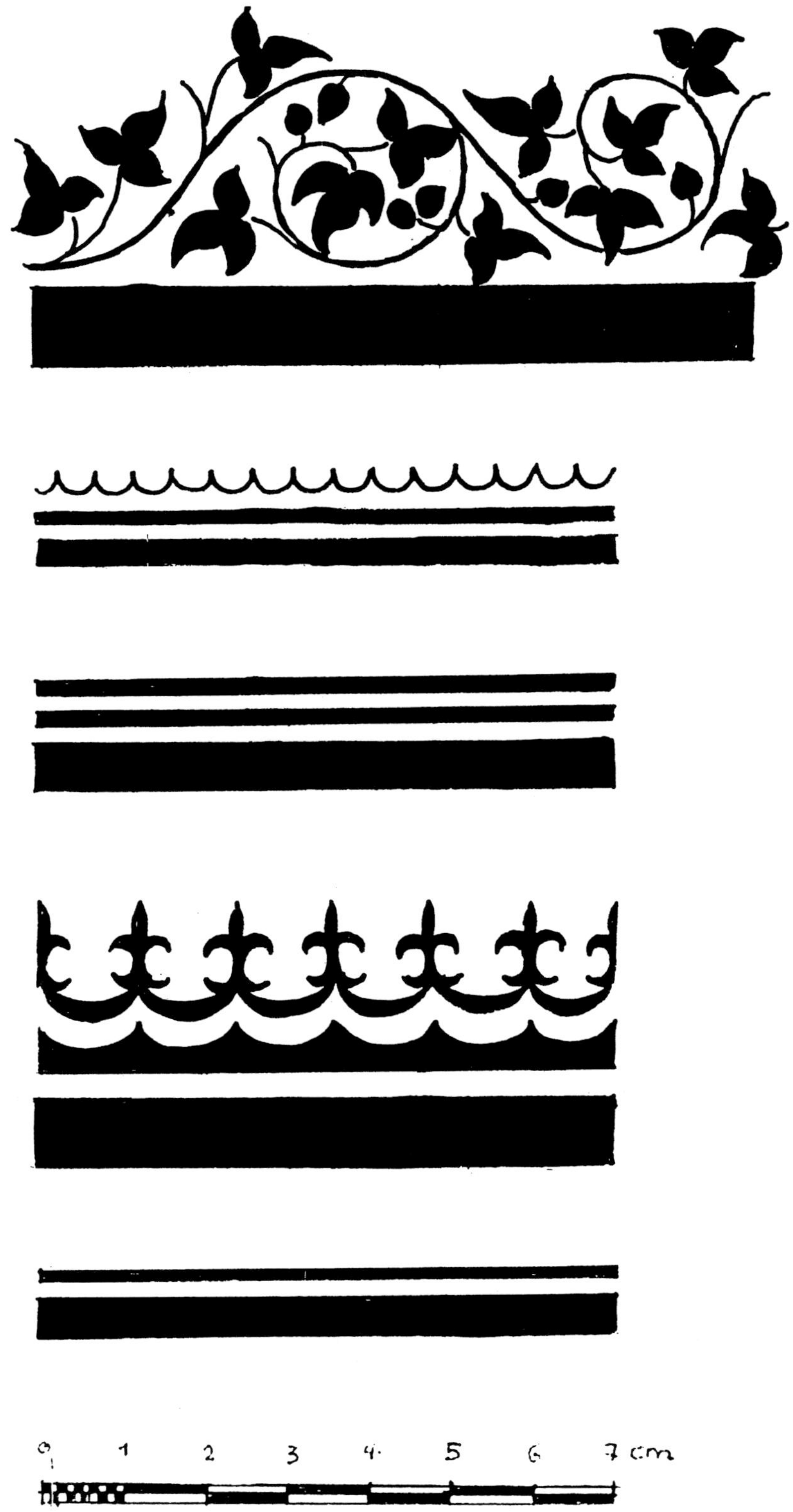

Abb. 145
Unterschiedliche Ornamentborten der Fassung aus dem 19. Jh. schmücken die Gewandsäume der Hagnaufurter Figuren.

Bei der raumgreifenden Figur der Katharina, ebenfalls aus Nürnberg (David d, Abb. 140), zeigt sich das Bild nicht so klar. Untersuchungen haben ergeben, daß die ursprüngliche Farbfassung aus Vergoldung und Versilberung bestand. Jetzt sichtbar sind originale Metallauflagen und Farbflächen der Zweit- und Drittfassung, allerdings aus dem 17. Jahrhundert[7].

Der kleine Sebastian aus Privatbesitz (Jörg n, Abb. 46) ist in zweifacher Hinsicht eine Rarität. Er zeigt seine erste Farbfassung, bei der nur der Oberflächenschmutz entfernt werden mußte. Überdies ist er aus dem selteneren Werkstoff Alabaster. Die Farbe des Baumstammes hat sich von ursprünglich braun jetzt chemisch in grün verwandelt. Das Lendentuch ist rot unterlegt und vergoldet. Die Figur wurde ohne Grundierung gefaßt. Die Farben sind transparent aufgetragen, so daß der Ton des Alabasters durchscheint und „mitspricht"[8], was besonders schön in den Inkarnatsbereichen zu beobachten ist. Die Möglichkeiten des Materials sind hier gekonnt ausgeschöpft worden. Ein Hinweis darauf, daß die Bildhauer Zürn nicht nur mit dem Werkstoff Holz meisterhaft umgehen, sondern auch mit Stein gut arbeiteten konnten.

Verwendete Literatur:
Hans Portsteffen: Holzsichtig oder polychromiert?, in: Restauro 1/97.

Anmerkungen:
1) Für die Ausstellung „Hans Multscher" im Ulmer Museum 1997 wurden die Holzbestimmungen von Restauratorin Elisabeth Krebs, Württembergisches Landesmuseum Stuttgart, durchgeführt.
2) Die meisten dankenswerterweise von Elisabeth Krebs, Herbst 1997.
3) Freundl. Mitteilung von Chefrestaurator Hans Westhoff, Württembergisches Landesmuseum Stuttgart.
4) Freundl. Mitteilung von Diplom-Restauratorin Andrea Wähning, Badisches Landesmuseum Karlsruhe.
5) Aus dem Untersuchungs- und Restaurierungsbericht des Landesdemkmalamtes Baden-Württemberg, freundlicherweise zur Verfügung gestellt von Landeskonservator Helmut F. Reichwald.
6) Aus dem Untersuchungs- und Restaurierungsbericht des Germanischen Nationalmuseums Nürnberg, freundlicherweie zur Verfügung gestellt von Restaurator Josef Pröll.
7) wie Anm. 6.
8) wie Anm. 3.

Otto Beck

Warum die Zürn vor allem Kruzifixe, Bibelgruppen und Heiligenaltäre gestalteten

Zeitgeschichtliche Hintergründe ihres künstlerischen Schaffens

Wenn jemand unterwegs ist und hin und wieder eine Kirche oder Kapelle betritt, wird seine Aufmerksamkeit meist ihren Kunstwerken gelten. Dazu gehören neben der Architektur vor allem Fresken, Stukkaturen und Altaraufbauten. Mitunter hilft einem ein Führer, dies und jenes besser zu verstehen. Nicht selten beschränken sich die Angaben jedoch auf historische und ikonographische Daten. Über die theologische Aussage eines Gemäldes oder Altars wie auch über die zeitgeschichtlichen Hintergründe, aus denen heraus sich das Werk erklären läßt, ist oft wenig zu erfahren. Vor Jahrzehnten mag das entsprechende Wissen noch selbstverständlicher gewesen sein. Heute indes stehen viele ratlos vor Kunstgegenständen, die von einem alten Maler, Bildhauer oder Stukkator geschaffen wurden.

Ähnlich ergeht es einem nicht selten bei Ausstellungen. Als 1993 in Stuttgart die Niklaus-Weckmann-Schau Tausende in ihren Bann zog, war selbst aus dem Katalog[1] über die frömmigkeitsgeschichtlichen Zusammenhänge nur wenig zu erfahren.[2] Dasselbe widerfuhr im Herbst 1997 den Besuchern der Ulmer Multscher-Sammlung. Die Arbeitsweise von Bildhauern und ihrer Werkstätten wurden erläutert.[3] Freundliche Stadtführerinnen verwiesen auf Schüsselfalten, Wirklichkeitsnähe und Ausdruckskraft der Schaustücke. Höchst selten aber war etwas über religiöse Beweggründe zu hören, die einen Künstler seinerzeit zu seinem Schaffen veranlaßt hatten. Ist das Werk ein Ausdruck seines eigenen Glaubensbekenntnisses? Stand ein frommer Stifter oder eine ganze Familie dahinter? Gab es bestimmte kirchliche Vorschriften? Welche theologischen Grundsätze mußten beim Gestalten beachtet werden? Fragen über Fragen, auf die man gern auch Antworten erführe.

Dasselbe gilt im Hinblick auf die aus Waldsee stammenden Zürn. Anläßlich des Stadtjubiläums im Jahr 1998, bei dem Ereignisse und Persönlichkeiten seiner 700jährigen Vergangenheit gewürdigt werden, spielt gerade diese Künstlerfamilie eine Hauptrolle. Doch was wissen wir über die Zeit der ausgehenden Renaissance und des beginnenden Barock, in der ihre Werke entstanden sind? Vielleicht erinnern sich manche Ausstellungsbesucher daran, daß im vorhergehenden Jahrhundert durch den Humanismus, die Reformation und den Bauernkrieg das Mittelalter beendet und eine neue Epoche eingeleitet worden war. Nach den Reisen eines Christoph Kolumbus in die Neue Welt und der Kopernikanischen Wende erfüllte viele Menschen ein neues Lebensgefühl. Auf der einen Seite, heißt es, sei die überkommene Volksfrömmigkeit teilweise veräußerlicht gewesen und habe sich in Nebensächlichkeiten verloren. Gleichzeitig suchten viele Gläubige aber auch Trost und Hilfe durch Sakramente und Gebete. Doch die protestantischen Prediger verurteilten gute Werke und setzten allein auf Glauben und Gnade. Überkommene Bildwerke - und mochten sie noch so wertvoll sein - schienen ihnen fehl am Platz. Deshalb wurden zum Beweis für die Annahme der neuen Lehre auch in Ulm, Biberach, Memmingen, Kempten, Isny und Lindau alle „Götzen" aus den Gotteshäusern entfernt und großenteils zerstört. Katholisch gebliebene Künstler, wie Conrad Schaffner (1527), Daniel Mauch (1529) und Hieronymus Zeitblom (1532)[4], verließen ihre angestammte Heimat und suchten ein neues Tätigkeitsfeld. Die nach dem Abendländischen Schisma 1417 in Konstanz mühsam wiedererlangte kirchliche Einheit zerbrach abermals, und der Riß zwischen den beiden Konfessionen entzweite nun Städte und Dörfer.

Im Zeitalter der katholischen Reformen

In Orten und Gegenden, die von Glaubenskämpfen verschont geblieben waren, verlief das religiöse Leben weiterhin in althergebrachten Bahnen. Der am 25. September 1555 auf dem Reichstag in Augsburg verabschiedete „Ewige Religionsfriede" schrieb die inzwischen veränderten Gegebenheiten vorläufig fest. Deshalb hatten im Deutschen Reich und damit auch in Oberschwaben fortan die Landesfürsten das Sagen, und Altkirchliche und Neugläubige mußten sich nach deren Bekenntnis richten.[5]

Für das vorderösterreichische Waldsee, wo eben um diese Zeit Hans Zürn d. Ä. (um 1555-nach 26.6.1631) das Licht der Welt erblickte[6], blieb demzufolge alles beim alten. Jahrein und jahraus besuchten die Bürger in der Stadtkirche, im Heilig-Geist-Spital und zeitweise auch auf dem Frauenberg[7] die Messen und Andachten der Augustiner-Chorherren von „Sankt Peter". Sie feierten die Feste der Sebastians-, Barbara- und Jakobs-Bruderschaft mit und wallfahrteten nach Reute, Gaisbeuren, Volkertshaus, Haisterkirch, Gwigg und Steinhausen. Schließlich hatte ihr aus Haisterkirch stammender Propst Hieronymus Schlaich (1523-1550) von 1545 bis 1547 - zusammen mit seinem Generaloberen Cervini Seripando - an der ersten Sitzungsperiode des Reformkonzil von Trient teilgenommen.[8] Hier auf der 19. Allgemeinen Kirchenversammlung war die überkommene katholische Frömmigkeit nicht nur gutgeheißen, sondern sogar aufs eindringlichste empfohlen worden. Eine schon 1549 in Markdorf einberufene Konstanzer Diözesansynode ging auf die nachreformatorischen Zustände ein.[9]

Obwohl die einschlägigen Archivalien großenteils verloren sind, darf angenommen werden, daß der Waldseer Stiftskonvent auch die schon früher in die Wege geleitete Ordensreform[10] noch zu Lebzeiten des Konzilspropstes bejaht und spätestens unter seinen Nachfolgern verwirklicht hat. 1563 vom Tridentinum verabschiedet[11], wurde sie Anfang September 1567 auf der Konstanzer Diözesansynode eingeschärft.[12] Wenig später folgten ihr die benachbarten Terziarinnen in der städtischen Klause und in Reute, die Benediktinermönche von Weingarten und Ochsenhausen, die Prämonstratenser-Chorherren von Rot, Weißenau, Schussenried und Marchtal, die Zisterzienserinnen von Baindt, Heggbach, Gutenzell und Heiligkreuztal[13], die Dominikanerinnen von Sießen, Ennetach und Löwental sowie die Stiftsdamen von

Buchau. Auch dort im Federseestädtchen, wo um 1570 der inzwischen etwa fünfzehn Jahre alte Hans Zürn wohl bei Bildhauer Jakob Grangler[14] seine vier- oder fünfjährige Lehre antrat, blühte das kirchliche Leben neu auf.[15] Unter Fürstäbtissin Maria Jakobäa von Schwarzenberg (1556-1594) brauchte das Damenstift für seine Konventgebäude und Klosterpfarreien weiterhin Kruzifixe und Heiligenfiguren - in Kappel, Dürnau, Kanzach, Betzenweiler, Oggelsbeuren und Mittelbiberach genauso wie in Renhardsweiler, Braunenweiler, Uigendorf, Ertingen und Ennetach.

Nach der wohl um 1580 erfolgten Heimkehr Hans Zürns d.Ä., der sich zuvor vielleicht auch noch in einer anderen Werkstatt umgesehen hatte und 1582 in Waldsee als „Meister der freien Kunst des Bildhauens in Stein und Holz" eine Barbara Väthin (Näthin, Späthin?) zur Frau nahm[16], dürfte er hier ebenfalls kirchliche und weltliche Auftraggeber bedient haben. Viele von ihnen waren rund ums Städtchen für Pfarrkirchen und Weilerkapellen zuständig. Man denke an die Waldseer Augustiner-Chorherren, die Spitalpflege, zu der seit 1389 das Rieddorf Ziegelbach gehörte, und die Patronatsorte der Truchsessen von Waldburg. Auch die Prämonstratenser von Rot, denen die Gotteshäuser in Haisterkirch, Molpertshaus und Mühlhausen unterstanden, sowie das Reichsstift Schussenried mit seinen Sakralbauten - 1590 sind einige kleinere Arbeiten verbürgt[17] - kamen hierfür infrage: Michelwinnaden, Eggmannsried, Eberhardzell, Winterstettendorf, Muttensweiler, Stafflangen, Oggelshausen, Attenweiler, Steinhausen, Otterswang, Reichenbach, Allmannsweiler und Untereggatsweiler. Ebenso die Herrschaftsgebiete der Reichsabteien Weingarten, Baindt und Ochsenhausen mit ihrem ständigen Skulpturenbedarf. Nicht zu vergessen die Adelshäuser von Königsegg, Wolfegg, Wurzach, Zeil und Kißlegg sowie Ratsherren benachbarter Land- und Reichsstädte, wie Wangen und Überlingen, die von der Kunstfertigkeit der Waldseer Zürnfamilie hörten und bei ihr Figuren und Altäre bestellten. Leider ist ein Teil ihrer damaligen Arbeiten dem Dreißigjährigen Krieg zum Opfer gefallen.

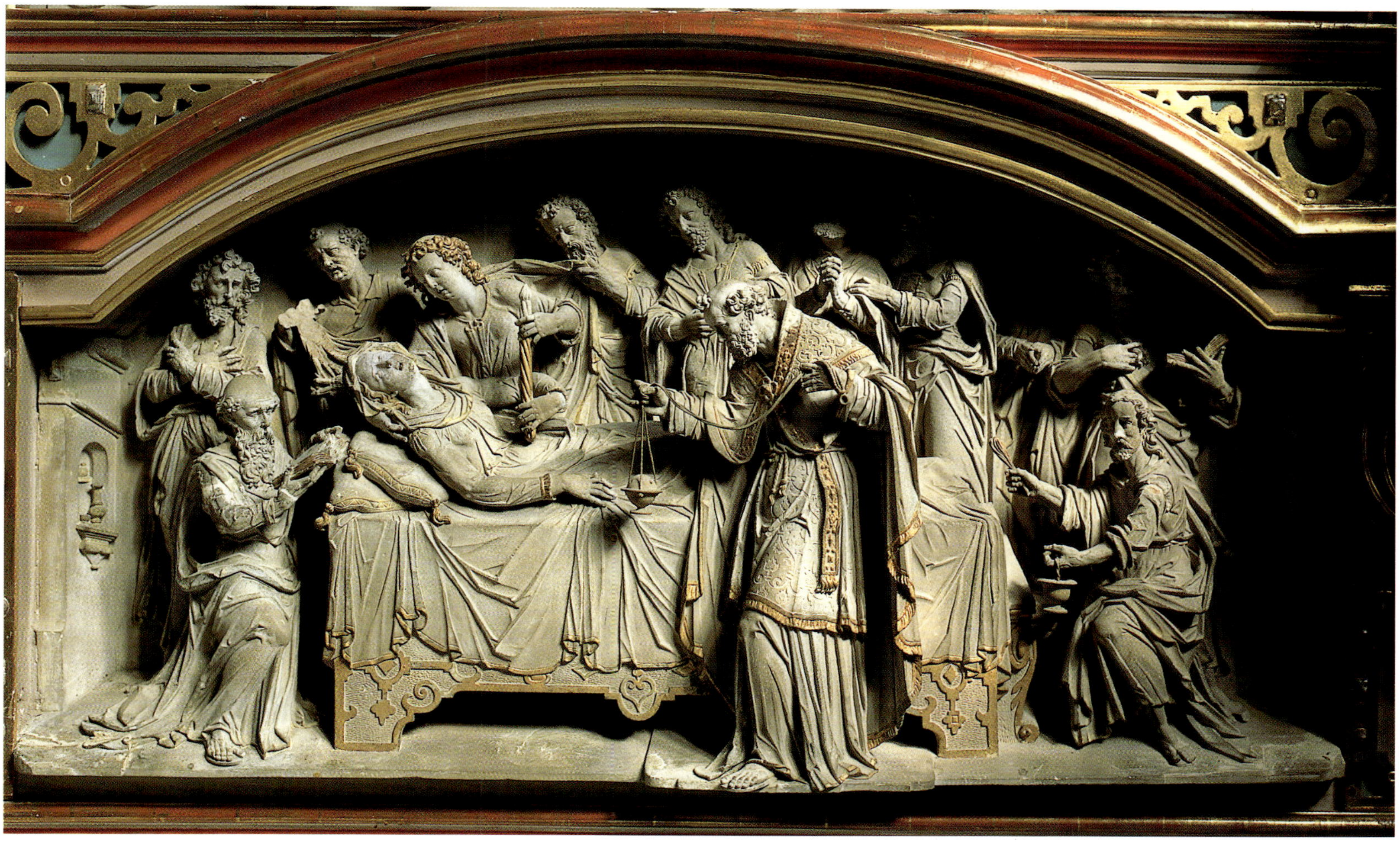

Abb. 146
Tod Mariae, Predellarelief im Marienaltar der Familie Betz, Jörg Zürn 1607/10. Kalkstein, Br. ca 125 cm. Überlingen, Münster St. Nikolaus (ZM J 1).

Darf Heiliges bildlich dargestellt werden?

Meister Hans Zürn und seine Frau Barbara, die zwischen 1583 und 1598 sechs Söhnen das Leben schenkte, müssen fromme Leute gewesen sein. Sonst hätten sie keine so ausdrucksvollen Heiligenfiguren[18] zuwege gebracht. Die Werkstatt, in der Jörg, Hans, Martin, Michael, David und Hans Jakob früh mitarbeiteten, erfreute sich eines guten Rufes. Allerdings gerieten einige davon, besonders wenn sie über den Durst getrunken hatten, mit anderen in Händel.[19] Sonst aber hielten sie sich an das katholische Herkommen und genossen so das Vertrauen altgläubiger Kreise. In den meisten Kirchen des Umlandes, vor allem in den großen Gotteshäusern der Klöster und Städte, standen noch spätmittelalterliche Flügelaltäre mit Tafelbildern und Schreinfiguren der Gotik. Einheimische Bildhauer, voran Hans Zürn und seine Söhne, kannten sie gut und verdankten ihnen die Fähigkeit, in ihren Statuen auch Gefühle wiederzugeben.[20] Nur in den evangelisch gewordenen Sakralbauten von Biberach, Ulm, Memmingen, Isny, Kempten, Lindau und Konstanz war von Anhängern des Schweizer Reformators Huldrych Zwingli (1484-1531), der in Oberschwaben zunächst Gehör gefunden hatte, nach dem Züricher Beispiel vom 1. September 1523 alles „Götzenwerk" unerbittlich entfernt worden.

Nach ihm, Martin Luther (1483-1556), Martin Bucer (1491-1551) aus Straßburg, der 1531 auch in Ulm, Memmingen und Kempten predigte, und Johann Calvin (1509-1564) zufolge war die katholische Meßfeier und alles, was damit zusammenhing, „Teufelsdienst". Die Verwandlung von Brot und Wein in den Leib und das Blut Christi und die Gegenwart des Herrn in der Hostie galt ihnen als Unfug, Scharlatanerie und Pfaffentrug. Wozu brauchte man für das „reine Evangelium" als „lauteres Wort Gottes", durch das einem Glauben geschenkt wird, noch geweihte Altäre, heilige Sakramente und gesalbte Priester? Für die Liturgie, hieß es, genüge ein einfacher Abendmahlstisch. Die Fürbitte von Heiligen und ein Fegefeuer gebe es nicht, und gute Werke sowie Gebete für Verstorbene seien wertlos. Wenn - so wurde gesagt - der Sünder glaube und dadurch Gott Recht gebe, bewirke Gott Gnade und rechtfertige dadurch den Menschen. Deshalb hätten auch Mönche und Nonnen kein Daseinsrecht, sondern Christenmenschen erlangten die Gunst des Himmels am sichersten, wenn sie mitten in der Welt lebten und in Beruf und Familie ihre Pflichten erfüllten.[21]

Das aber forderte, wie schon angedeutet, eine Antwort der Katholischen Kirche heraus, und die erfolgte - nach zahlreichen Religionsgesprächen - auf dem Konzil von Trient (1545/1563). In insgesamt 25 Sitzungen wurden die wichtigsten Streitfragen erörtert und zu guter Letzt am 3. und 4. Dezember 1563 in einem aus Zeitmangel abgekürzten Verfahren auch ein Bilderdekret[22] verabschiedet. Es war von Kardinal Louis Guise, dem Vorsitzenden der Französischen Bischofskonferenz, wegen der calvinistischen Bilderstürme eingebracht und von den Synodalen angenommen worden. Nachdem sich Luthers Freund Andreas Karlstadt (um 1480-1541) mit seiner Schrift „Von Abtuhung der Bylder" (1522) auf das alttestamentliche Bilderverbot[23] berufen hatte und 1530 auch Zwingli dessen Ansichten gefolgt war, sollte klargestellt werden, wie sich Katholiken fortan verhalten sollten. Kurz gesagt: Gemälde, Reliefs und Skulpturen an Wänden, auf Sockeln und über Altären können die Glaubenswahrheiten veranschaulichen und die Frömmigkeit fördern. Wörtlich: „Bilder Christi, der jungfräulichen Gottesgebärerin und anderer Heiliger sollen in den Kirchen gehalten und beibehalten werden. Sie sind gebührend in Ehren zu halten und zu verehren. Man darf jedoch nicht meinen, sie enthielten etwas Göttliches, oder es gehe eine geheimnisvolle Kraft von ihnen aus... Durch Verehren, Küssen, Entblößen des Hauptes und Kniebeugen wird Christus angebetet und der dargestellte Heilige verehrt".[24] Hierin könne man sich auf frühere Konzilien, besonders auf das, was schon die Synode von Nikaia 325 gegenüber Bildgegnern verlautbart hat[25], berufen.

Kunstwerke des Glaubens und der Frömmigkeit

Vierhundert Jahre sind jetzt vergangen, seitdem Vater Hans Zürn seine drei älteren Buben Jörg, Hans und Martin mit in die Werkstatt genommen hat und sie mithelfen durften. Als angehender Mittvierziger, der für eine achtköpfige Familie sorgen mußte, hatte er alle Hände voll zu tun: Werkholz beschaffen, die Stämme und Bretter lagern, Holzblöcke zurechtsägen, gegebenenfalls sie spalten und schälen und, wenn erforderlich, den Schnitzblock auf der Werkbank befestigen oder in sie einspannen. Zuvor mußte er sich mit dem Auftraggeber unterhalten, über dessen Wünsche nachdenken und eine Kartonskizze fertigen, die nun auf den Rohling zu übertragen war. Nun konnte der Bildhauer mit der Säge die groben Umrisse herausarbeiten, mit Beschlagbeil und Schnitzeisen überflüssige Holzteile entfernen, Fehlstücke anleimen und auf der Rückseite den Stammkern herausnehmen. Dadurch konnte das Trocknen beschleunigt und die Gefahr von Schwundrissen verringert werden. Anschließend ging es mit Klöpfel, Schnitzmessern, und Löffelbohrer weiter ans Werk, bis zuletzt mit Ziehklinge und Raspel die Oberflächen geglättet, grundiert und gefaßt werden konnten. Die Mithilfe von Lehrlingen und Gesellen war, vor allem bei größeren Aufträgen, unabdingbar. Doch eines Tages konnte auch Jörg als Ältester selbständig arbeiten. Danach kam er vermutlich in Konstanz bei Vaters Altersgenossen Hans Morinck (1555-1616) in die Steinbildhauer-Lehre[26] und anschließend in Überlingen bei Holzbildhauer Virgil Moll (1550-1606) in die Werkstatt, bis er nach dessen Tod einheiraten und sich selbständig machen konnte.[27] Dafür rückten in Waldsee die drei Jüngeren - Michael, David und Hans Jakob - hoffnungsvoll nach.

Was im ersten Jahrzehnt des 17. Jahrhunderts unter ihren Händen alles entstanden ist, wissen wir nicht. Bekannt ist jedoch, daß der einheimische Bildhauer Jakob Bendel (um 1585-1555/1660), der von den Truchsessen und dem Stift begünstigt wurde, mitunter den Mißmut der Zürn erregte.[28] Sie indes erfreuten sich als Mitglieder der städtischen Schmiede-

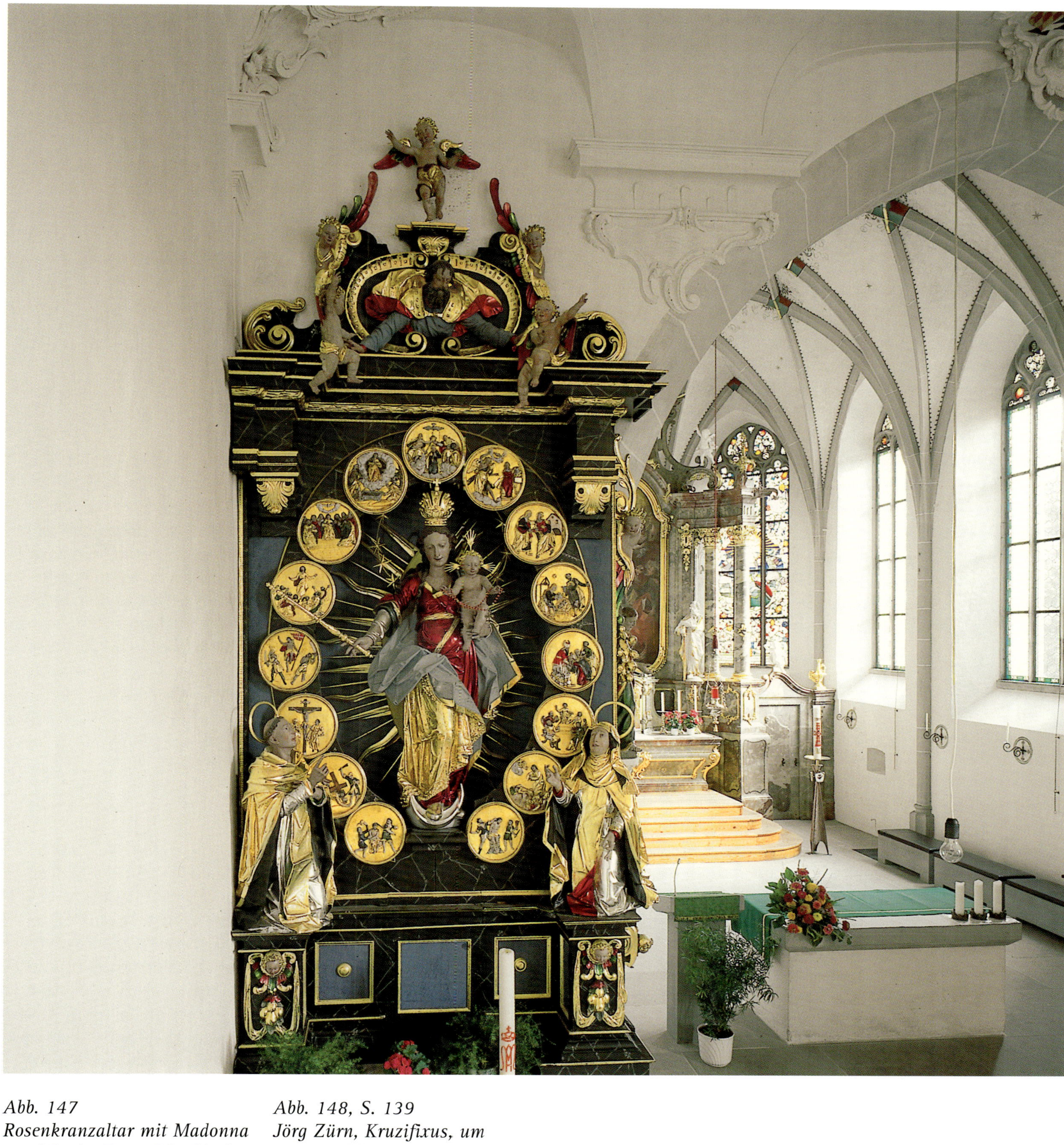

Abb. 147
Rosenkranzaltar mit Madonna von Martin Zürn, Pfarrkirche Owingen.

Abb. 148, S. 139
Jörg Zürn, Kruzifixus, um 1613, Schloß Heiligenberg, Gruftkapelle.
(s. Katalogtext Seite 44)

zunft des besonderen Wohlwollens des Rates. Vielleicht hängen damit auch die ihnen 1608/1625 von der Allgäustadt Wangen übertragenen Aufträge zusammen. So lieferte Hans Zürn d.Ä. damals zwei große Kruzifixe dorthin, für die auf dem Engelberg und an der Isnyer Brücke eigens Bildstöcke errichtet wurden.[29] Die Christusfigur nahe der Argenbrücke erinnert noch stark an gotische Vorbilder. Sie und die jüngere (um 1617/1625) in „Sankt Wolfgang", die Hans Zürn d.J. zugeschrieben wird und schon zum Frühbarock überleitet, zeugen dafür, daß sie sich in die Passion Jesu vertieft haben.[30] Das gilt für seine beiden Söhne Hans und Martin auch hinsichtlich der Rosenkranz-Medaillons in Pfullendorf (1615)[31] und Wangen (1622)[32]. Das Leiden Jesu und das Marienleben waren bereits im Mittelalter bevorzugte Bildmotive gewesen und, wie schon erläutert, 1563 vom Konzil in Trient den Bischöfen und Seelsorgern abermals ans Herz gelegt worden.[33] Die vom 18. bis 24. Oktober 1609 unter dem Reformbischof Jakob Fugger von Kirchberg (1604-1626) in Konstanz abgehaltene weitere Diözesansynode, an der auch der Waldseer Propst Michael II. Spiegler (1608-1615) teilnahm[34], war darauf bedacht, daß die Konzilsbeschlüsse weiter verwirklicht wurden.

Um jene Zeit erlebten auch die Bruderschaften einen ungeahnten Auftrieb. Manche, wie die am 29. Februar 1460 in Waldsee nach einer Pestepidemie gestiftete Sebastians-Bruderschaft[35], bestanden seit dem späten Mittelalter. Viele Gläubige erkannten in dem frühchristlichen Blutzeugen einen hilfreichen himmlischen Fürsprecher. Wer namentlich auf die Muttergottes vertraute, schloß sich der meistenorts bestehenden oder neu gegründeten Rosenkranz-Bruderschaft an. Auch ihre Mitglieder fanden sich zu eigenen Gottesdiensten zusammen, beteten miteinander, hielten Prozessionen und gedachten ihrer Verstorbenen. In den Pfarrkirchen wurden für sie landauf und landab auch eigene Altäre errichtet. In Pfullendorf, wo Martin Zürn dafür wenig später fünfzehn Rundreliefs schnitzte, geschah das am 11. April 1615 durch Pfarrer Anton Bregenzer (1612-1632).[36] In Wangen rechnete die Stadt am 21. September 1622 mit Meister Hans Zürn d.Ä. und dessen beiden Söhnen - wohl Hans und Michael - in derselben Angelegenheit ab.[37] In Überlingen, das den Rosenkranzaltar 1631 in der Werkstatt Jörg Zürns herstellen ließ, war seine Bruderschaft kurz zuvor durch den Kapuzinerpater Stanislaus von Wutöschingen, dem auch das Prozessionsgelübde zu verdanken ist, angeregt worden.[38] In Waldsee wurde eine weitere 1777 durch den letzten Augustinerabt Kaspar Kessler (1774-1788) aus der Taufe gehoben, bestand aber nur bis Anfang 1784.[39]

Wenn man die Zürnaltäre genauer betrachtet, so müssen ihre Schöpfer nicht nur hervorragende Kunsthandwerker, sondern auch fromme Katholiken gewesen sein. Vor allem Jörg Zürn, der in Überlingen zuerst einen Marienaltar (1607-1610)[40] und dann - als Gipfel seiner Tätigkeit - binnen drei Jahren den prachtvollen Hochaltar (1613-1616)[41] gestaltete, ist mit seinem Vater Hans und seinen Brüdern Martin und Michael sicher begeistert ans Werk gegangen. Auch der Choraltar (1621/1624) in der Frauenberg-Kapelle von Bad Waldsee, den Hans Zürn d.Ä. wohl ebenfalls mit Martin und Michael ausgeführt hat, bestätigt das.[42] Ebenso die Halbfigur Gottvaters (um 1620/1625) - wohl von Michael Zürn - im dortigen Heimatmuseum.[43] Die Beispiele, von denen weitere durch die Zürn-Ausstellungen in Braunau am Inn (1979)[44] und Bad Waldsee (1998) erstmals bekannt geworden sind, ließen sich leicht vermehren.

Schnitzaltäre als Höhepunkte ihres Schaffens

Wenn die Zürn den Auftrag für einen Altaraufbau erhielten, war es für sie nicht nur eine hohe Ehre, sondern sie fühlten sich auch besonders herausgefordert. Obwohl im Arbeitsvertrag der Eigentümer der Kirche oder Kapelle, die zuständige Patronatsherrschaft, der jeweilige Pfarrer oder eine Bruderschaft dahinter standen, ging es dabei doch um etwas Wesentliches: Auf der meist vom zuständigen Bischof oder mitunter auch von einem Abt geweihten und rechteckigen Tischplatte (Mensa), die gewöhnlich mit einem steinernen Unterbau (Stipes) verbunden ist, wurde - wie man damals sagte - die Messe gefeiert. Die alttestamentlichen Opfer Abels, Abrahams und Melchisedeks verbanden sich in Wort und Bild mit dem Heilsereignis des Neuen Bundes. Unter den sakramentalen Zeichen von Brot und Wein vergegenwärtigt nun ein damit beauftragter Priester das Kreuzesopfer Christi, an dem die versammelten Gläubigen Anteil erhalten. Damit erinnert der Altar an das Letzte Abendmahl, bei dem Jesus mit seinen Aposteln die erste Eucharistie gefeiert hat, und versinnbildet so als „Tisch des Herrn" den Eckstein Jesus Christus (Mt 21,42).

Der Wandel vom frühchristlichen, anfangs noch aus Holz gefertigten und beweglichen Tischaltar zum steinernen Blockaltar der Spätantike und des Frühmittelalters zum späteren, meist in eine Apsis gestellten Kastenaltar war geschichtlich bedingt. In ihm waren bei der Konsekration - eingedenk der einstigen Feier über Märtyrergräbern - Reliquien von Heiligen geborgen worden. Er war mit einem Kreuz, Leuchtern und Reliquiaren und im 11. Jahrhundert vereinzelt und danach immer häufiger mit einem Aufsatz versehen. In ihm fanden zuerst Büsten und später ganze Figuren von Heiligen Platz, die während der Gotik zu Gruppen zusammengefaßt wurden und im Barock auch Bilder umrahmten. Auf diese Weise sollten wichtige Glaubenswahrheiten dargestellt und zudem das Leben und Sterben der Schutzpatrone, deren man an bestimmten Tagen gedachte, vor Augen geführt werden. Zunächst auf den Titel der Dreifaltigkeit, Gottvaters, des gekreuzigten und auferstandenen Christus und den Heiligen Geist geweiht, kam im Hauptaltar meist auch der Kirchenpatron zu Ehren. Dazu gesellte sich seit dem 7. Jahrhundert, je nach der Größe des Sakralraums und der Anzahl der Seitenkapellen, eine Reihe von Nebenaltären. An ihnen feierten zuerst in den Klöstern die Priestermönche und später auch die Schar der Pfründgeistlichen die inzwischen täglich vorgeschriebene Messe. Vom Spätmittelalter an erschienen dazu an

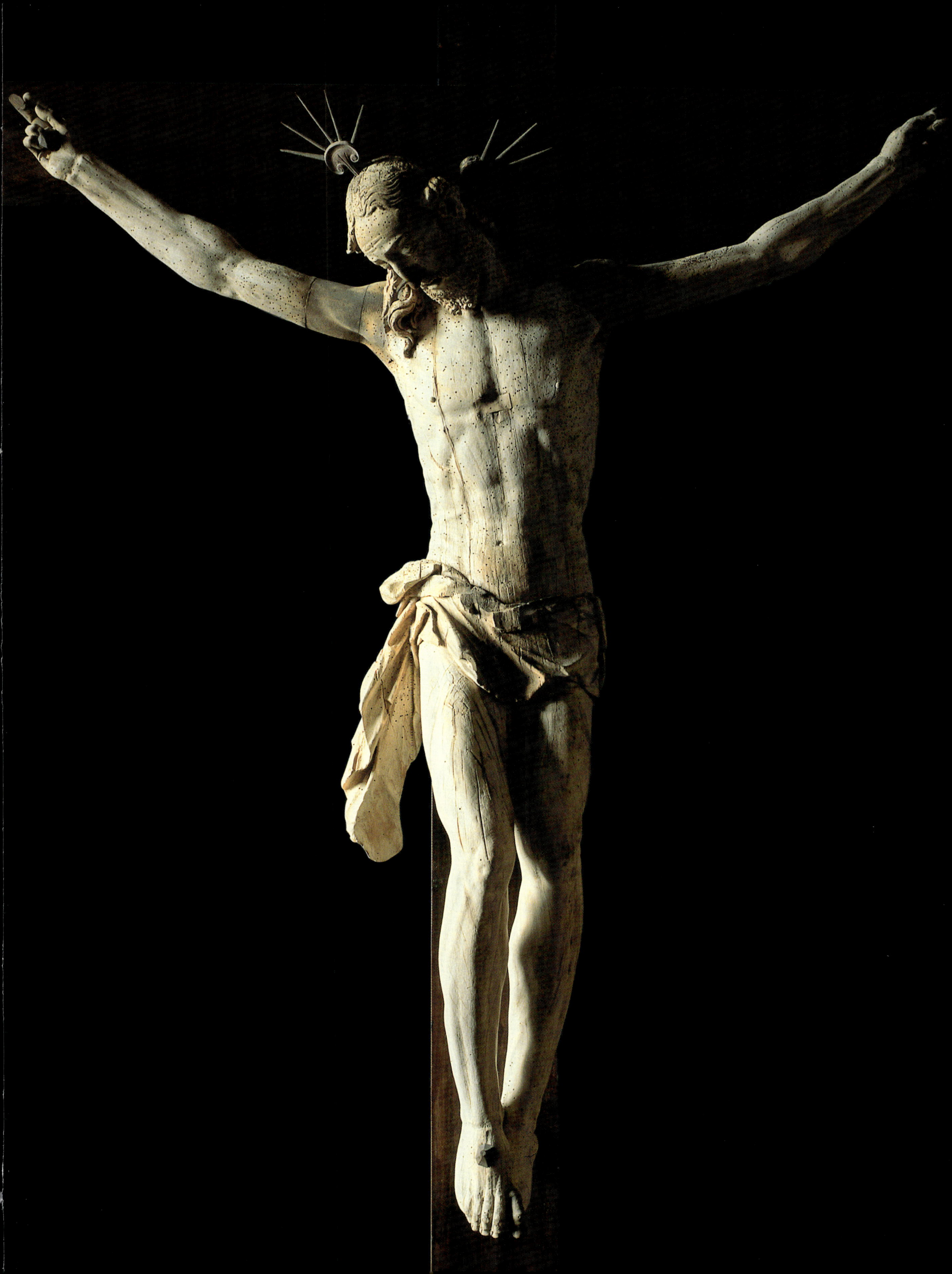

bestimmten Tagen die Mitglieder der Zünfte und Bruderschaften, von denen es vor allem in den Städten eine ganze Reihe gab.

Spätmittelalterliche Flügelaltäre[45], deren Reste sich heute oft in Museen finden, müssen auch den Zürn vertraut gewesen sein. Über der kastenförmigen Predella, die entweder bemalt oder mit Skulpturen versehen war, erhob sich das Retabel: ein figurengeschmückter Schrein, der durch bild- oder reliefverzierte Klappflügel geschlossen und geöffnet werden konnte. Darüber folgte der Auszug mit einer Kreuzigungsgruppe und den Gesprengestatuetten. Vermutlich haben die Zürn daneben aber auch mehrgeschossige Renaissance-Aufbauten, von denen in Oberschwaben allerdings wenig erhalten geblieben ist, gekannt. Mit dem Virgil Moll zugeschriebenen Hochaltar (um 1605-1607) in der Schloßkirche von Haigerloch und den Choraltären (1603-1707) des Weilheimer Bildhauers Hans Degler (1564/1565-1634/1635) in „Sankt Ulrich und Afra" zu Augsburg könnte zumindest Jörg Zürn vertraut gewesen sein. Denn beim Betrachten seines zum Frühbarock überleitenden Überlinger Hochaltars nimmt vieles von dem neu Gestalt an, was schon anderthalb Jahrhunderte Meister der Gotik den Gläubigen eindrucksvoll vor Augen geführt hatten. Aber das Rad der Zeit war nicht stehen geblieben. Seit dem vor einem halben Jahrhundert beendeten Konzil von Trient gab es ein neues Glaubensverständnis.

Über den breiten Altartisch, auf dem fortan jeden Tag das Abendmahl vergegenwärtigt werden sollte, erinnerte der erst zweiunddreißigjährige Künstler in dem monstranzartigen, fünfgeschossigen, fünfzehn Meter hohen und viereinhalb Meter breiten Aufbau an Angelpunkte der christlichen Heilsgeschichte. Die Menschwerdung Jesu, die Dreifaltigkeit und eine Schar der Engel und Heiligen sind in dreizehn etwa lebensgroßen und gut fünfzig kleineren Figuren dargestellt. Wer hier - damals und später - Gottesdienste mitfeiern würde, sollte eindrucksvoll erleben, was jahrein und jahraus aus der Heiligen Schrift vorgelesen, in der Predigt ausgedeutet und in der Feier des Todes und der Auferstehung des Herrn gefeiert wurde, bis er „in Herrlichkeit" wiederkommt. Das schon zuvor linker Hand errichtete, mit einer Abendmahlsgruppe geschmückte Sakramentshaus (um 1611)[46], in dem das eucharistische Brot für stille Beter, Kranke und Sterbende geborgen wird, sollte der dazugehörige Tabernakel sein.

Aus alledem erhellt, weshalb die Zürn hier und andernorts solche Werke geschaffen haben. Zwar wurde ihnen das theologische Programm von anderer Seite vorgegeben - von Theologen, Äbten, Prioren, Konventen, Pfarrern, Bruderschaftskaplänen und anderen. Doch als Handwerker und Künstler waren sie herausgefordert, die Vorschläge in die Tat umzusetzen. Von der Notwendigkeit des Broterwerbs abgesehen: Sie wußten, daß dahinter ungezählte Menschen mit Sorgen und Nöten standen, Dankesschuldige und Bittstellende, wie es den Zeitumständen entsprach. Hatten sie nicht selber immer wieder Mißernten und Hungerjahre, Viehseuchen und Pestepidemien miterlebt? Das Volkssterben von 1600, 1609, 1611 und 1625 war auch ihnen nahegegangen. 1616 hatte der Waldseer Stadtrat durch Jakob Bendel zu Ehren Sankt Sebastians einen neuen Bruderschaftsaltar anfertigen lassen.[47] Als im Hochsommer 1628 der Schwarze Tod abermals drohte[48], zog David Zürn nach Wasserburg am Inn.[49] Nachdem Oberschwaben im Frühjahr 1632 Kriegsschauplatz geworden war, flohen auch seine beiden älteren Brüder Martin und Michael wohl mit dem Jüngsten Hans Jakob in den Chiemgau.[50] Ihr Vater Hans, wie vielleicht ihr gleichnamiger zweitältester Bruder in Buchhorn wohl schon ein paar Jahre zuvor[51], muß um jene Zeit gestorben sein.[52] Jörg Zürn in Überlingen, der Älteste und wohl auch Begabteste der Künstlerfamilie, verarmte in der Zeit, als die Münsterstadt von den Schweden belagert wurde (1632-1634)[53], und nach 1635 verliert sich auch seine Spur. Doch ein Teil der Zürn-Altäre sowie Kruzifixe, Engelsgestalten, Madonnen und Heiligenskulpturen haben ihr Leben fast vier Jahrhunderte überdauert. Wieviele Nachgeborene sind durch ihr Werk erbaut und wieviele Künstler davon angeregt worden? Es zeugt in ihrer oberschwäbischen Heimat und weit darüber hinaus, in Museen teilweise sogar über ganz Europa verstreut, vom Glaubensgeist und von der Volksfrömmigkeit einer längst vergangenen Zeit und kann auch Christen von heute ermutigen.

Anmerkungen

1) Weilandt, Gerhard/Roller, Stefan (Red.): Meisterwerke massenhaft. Die Bildhauerwerkstatt des Niklaus Weckmann und die Malerei in Ulm um 1500. Stuttgart 1993.
2) Hartmut Boockmann (ebd. 55-62) geht auf Kirchlichkeit und Frömmigkeit im spätmittelalterlichen Ulm ein. Er schildert das religiöse Leben unmittelbar vor der Reformation.
3) Reinhardt, Brigitte/Roth, Michael (Hrsg.): Hans Multscher. Bildhauer der Spätgotik in Ulm. Ulm 1997.
4) Weilandt, Gerhard (wie Anm. 1.) 426.
5) Lortz, Joseph: Die Reformation in Deutschland (Freiburg-Basel-Wien 1982[6]) 286-288.
6) Manteuffel, Claus Zoege von: Die Bildhauerfamilie Zürn 1606-1666 (Weißenhorn 1969) I 20.
7) Nach dem Visitationsbericht des Dietmannser Dekans Blasius Hag wurde die Kirche auf dem Berg beim Siechenhaus 1576 nicht versehen. Bossert, Gustav: Die Visitationsprotokolle der Diözese Konstanz von 1574 bis 1581, in: Blätter für Württembergische Kirchengeschichte 6 (1891) 37.
8) Barczyk, Michael: Kirche und Stift St. Peter zu Waldsee (= Veröffentlichungen des Stadtarchivs Bad Waldsee B 3. Bad Waldsee (1979) 14.
9) Brehm, Karl: Zur Geschichte der letzten Konstanzer Diözesansynoden, in: Schwäbisches Archiv 30 (1912) 81.
10) Jedin, Hubert (Hrsg.): Handbuch der Kirchengeschichte IV: Reformation, Katholische Reform und Gegenreformation (Freiburg-Basel-Wien 1975[2]) 480-481.
11) Ebd. 518.
12) Sambeth, Johann Georg: Die Constanzer Synode vom Jahre 1567, in: FDA 21 (1890) 152-153.
13) 1573 z. B. visitierte der Generalabt Nicolas I. Boucherat aufgrund des Kapitelsbeschlusses vom Mai 1565 die oberschwäbischen Frauenzisterzen (5./6.7. Wald, 7./8.7. Heiligkreuztal, 9./10.7. Baindt, 12./13.7. Heggbach, 14./15.7. Gutenzell). Beck, Otto: Die Reichsabtei Heggbach (Sigmaringen 1980) 503.
14) Krangler, Gragler, Grengler. Vgl. Manteuffel, von (wie Anm. 6) 18. Ebenso Endrich, Anna: Die Zunft und ihre Zeit in Buchau und am Federsee. Bad Buchau 1960. Sie weist anhand der Steuerbücher von 1492 und 1510 nach, daß es in Buchau ein Tischmacherhaus, also eine Bildhauer-Werkstätte, gab. Jakob Grengler aus Buchau hat 1562/1563 nach Heiligenberg ein Kruzifix und 12 von ihm geschnitzte und gefaßte Köpfchen geliefert. Dazu kamen 1575 ein weiteres Kreuz sowie Engel und ein Heiliger Geist. Die Familie Grangler, Gragler oder Krangler ist schon 1492 mit einem Cunrat, 1532 mit einem Hans und 1557 mit dessen Sohn Jakob bezeugt. Bis 1595 sind der alte und junge Jakob verzeichnet. Bei ihnen muß Hans Zürn d. Ä. um 1570 seine Lehre gemacht haben. Ebd. 39.
15) Bossert, Gustav (wie Anm. 7) I 9.
16) Manteuffel, von (wie Anm. 6) I 18.
17) Türgesprenge, Fassen eines Köpfchens, 12 Rosen. Alfons Kasper: Eine süddeutsche Bildhauerfamilie, in: Schwäbische Zeitung 18 (1962) Nr. 28 v. 3.3., Schwabenland.
18) Manteuffel, von (wie Anm. 6) II Abb. 1-299 sowie die Lichtbilder dieses Katalogs.
19) Manteuffel, von (wie Anm. 6) I 162, 164, 172-185, 190.
20) Ebd. I 86.
21) Vgl. Blickle, Peter: Eine neue christliche Theologie und Ethik, in: Die Geschichte der Stadt Memmingen (Stuttgart 1997) I 355-358.
22) De invocatione, veneratione et reliquiis sanctorum, et sacris imaginibus, in: Canones et Decreta sacrosancti oecumenici Concilii Tridentini (Regensburg 1903) 162-164.
23) „Du sollst dir kein Bild machen von Gott und oder irgend etwas am Himmel droben, auf der Erde unten oder im Wasser unter der Erde!" (Ex 20,4).
24) Bilddekret (wie Anm. 19) 163.
25) Conc. Nic. II. act 3, 4, 6. Ebd.
26) Manteuffel, von (wie Anm. 6) I 88.
27) Ebd. I 21, 88-89.
28) Ebd. I 26-30.
29) Ebd. I 25, 65-66, 152, 154.
30) Ebd. II Abb. 108-109.
31) Ebd. II Abb. 188-104.
32) Ebd. I 104-106, II Abb. 152-173.
33) Bilddekret (wie Anm. 19) 163.
34) Brehm (wie Anm. 9) 83.
35) Diözesanarchiv von Schwaben 23 (1905) 65-66.
36) Groner, Josef: Die Chroniken der Stadt Pfullendorf (Pfullendorf 1982) 143.
37) Manteuffel, von (wie Anm. 6) II I 168-169, II 385, II Abb. 112-116.
38) Koberg, Gerda: Vom kirchlichen Leben, in: Überlingen - Bild einer Stadt (Weißenhorn 1970) 78.
39) Beck, Paul: Bruderschaften und Bündnisse im Landkapitel (Wurzach-) Waldsee, in: Diözesanarchiv von Schwaben 23 (1905) 71.
40) Manteuffel, von (wie Anm. 6) I 22, 72, II 362-364, Abb. 112-116.
41) Ebd. I 71-80, II 320-327, 360, 369-374, Abb. 1-31.
42) Ebd. II Abb. 32-36.
43) Ebd. I 123, II 415, Abb. 268.
44) Pörner, Karl/Straub, Dietmar: Die Bildhauerfamilie Zürn 1585-1724 (Ausstellungs-Katalog des Landes Oberösterreich). Linz 1979.
45) Vgl. Schindler, Herbert: Der Schnitzaltar. Meisterwerke und Meister in Süddeutschland, Österreich und Südtirol (Regensburg 1978[2]) 83.
46) Manteuffel, von (wie Anm. 6) I 92-93, II Abb. 118-125.
47) Barczyk, Michael (Hrsg.): Chronik der Stadt Waldsee 330-1806, in: Bad Waldsee - Zeugnisse aus Zeit und Zeitung (Bad Waldsee 1984) 136.
48) Ebd. 137-139.
49) Manteuffel, von (wie Anm. 6) I 179.
50) Ebd. I 187.
51) Ebd. I 26, 172.
52) Ebd. I 184.
53) Ebd. I 182-186.

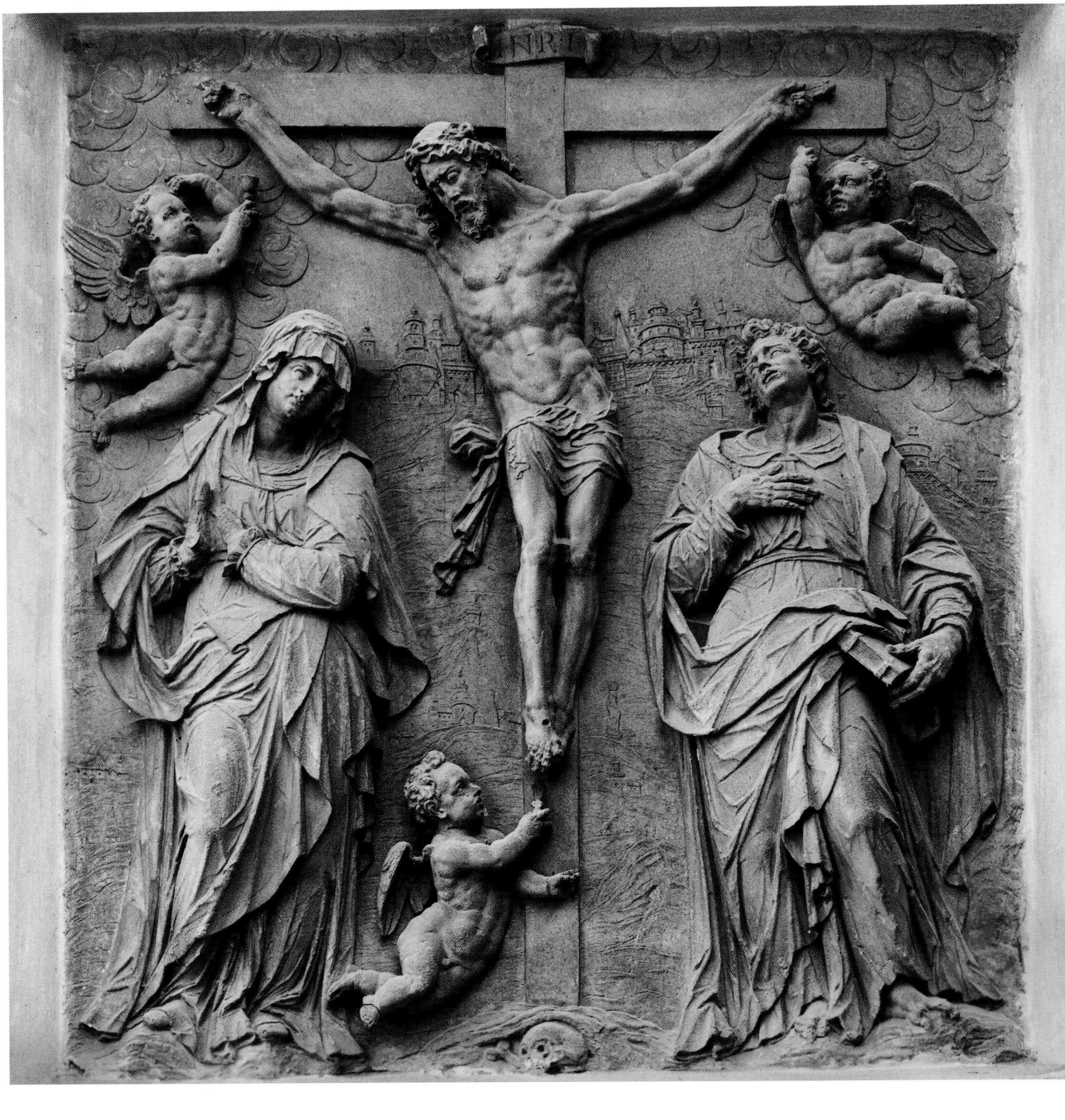

Abb. 149
„Christus am Kreuz" von Hans Morinck, 1606, Pfarrkirche Oberstadion, Kreis Biberach

Judith Maier

Künstler in Oberschwaben zwischen Gotik und Barock

1. Historischer Hintergrund

Die Reformation in Deutschland, eingeleitet von Martin Luther, hatte das Deutsche Reich aufgerührt und dabei auch die Probleme der „kleinen Leute“ ins öffentliche Bewußtsein gebracht. Wellen des Bauernkriegs von 1525 erreichten die Städte, die selbst oft noch ein bäuerliches Gepräge trugen und in denen soziale Spannungen zwischen dem reicheren Bürgertum und dem „gemeinen“ Mann herrschten. In fast allen achtzehn kleineren und größeren Reichsstädten des späteren Gebietes der Diözese Rottenburg-Stuttgart - Buchau war die kleinste - stimmten die Bürger für oder gegen die Reformation ab und führten sie bei einer Mehrheit auch ein. Dabei diente das Vorgehen Ulms vielen als Vorbild. Dort hatte es bereits in den zwanziger Jahren des 16. Jahrhunderts eine reformationsfreundliche Laienbewegung gegeben. Sie war kaum auf Gegenwehr gestoßen, so daß die Reformation schließlich offen eingeführt werden konnte. Nachdem die Stadt dem Schmalkaldischen Bund beigetreten war, kam es am 19. Juni 1531 zum Bildersturm im Münster. Ähnlich verhielt es sich in Biberach, wo am Osterdienstag 1531 die Messe abgeschafft wurde. Dem folgenden Bildersturm fiel in der Stadtkirche auch der Hochaltar von Niklaus Weckmann zum Opfer - nach dem Zeugnis des Chronisten Lucas Seydler „mußt er ins Feuer“.

Nachdem Herzog Ulrich von Württemberg, der 1519 aus seinem Land vertrieben worden war, es 1534 zurückerobert hatte, führte er auch hier die Reformation ein. Zuvor hatte in Stuttgart im Auftrag Kaiser Karls V. dessen Bruder Ferdinand als österreichischer Statthalter seines Amtes gewaltet. So befahl Ulrich 1540, daß alle Bilder und Gemälde und damit vorwiegend Altäre aus den Kirchen entfernt werden sollten. Einige Bildwerke wurden jedoch privat versteckt und später in katholisch gebliebenen Gotteshäusern wieder aufgestellt, also gerettet. Beispielsweise findet sich in Unlingen noch eine Madonnenfigur aus Schorndorf.

Außerhalb der Reichsstädte - etwa in Waldsee und Riedlingen - hat es in Oberschwaben nach 1525 nur vereinzelt Versuche gegeben, die Reformation weiter einzuführen. Sie konnte sich aber auf Dauer nicht durchsetzen. Von der damaligen Diözese Konstanz wurden die katholischen Gebiete kaum unterstützt. Sie war verunsichert und mußte, wie die meisten anderen Bistümer auch, gegen sittliche Mißstände im Klerus vorgehen.

1547 besiegten die kaiserlichen Truppen den Schmalkaldischen Bund der protestantischen Fürsten endgültig. Es begann nun - vor allem auch auf dem Land - eine Rekatholisierung. 1551 kam es auf Befehl Karls V. in den Reichsstädten zu einer Regimentsänderung zugunsten des Patriziats und der Katholiken. Im Augsburger Religionsfrieden 1555 wurde der religiöse und territoriale Status quo im Deutschen Reich geregelt („cuius regio eius religio“) und damit ein, wenn auch noch unsicherer Ausgleich zwischen Katholiken und Lutheranern geschaffen.

Um die Mitte des 16. Jahrhunderts begann die Katholische Kirche mit ihrer Reform. Dabei stellte zunächst das Konzil von Trient (1545-1563) die Seelsorge wieder in den Mittelpunkt und beschloß, den Klerus besser und strenger auszubilden. In allen Diözesen sollten regelmäßig Visitationen stattfinden, um die Verhältnisse in den Pfarreien zu erneuern. Auf der Bischofssynode 1548 in Dillingen wurde deshalb die mangelnde Seelsorge auf den Dörfern und das Fehlen an geeigneten, gelehrten und ehrsamen Priestern bedauert. Dadurch festigte sich zwar wieder das katholische Glaubensbewußtsein. Andererseits zeigte sich aber auch die mangelnde Kompromißbereitschaft. Denn der Glaubenszwiespalt wurde nicht, wie erhofft, beseitigt, sondern verstärkt, und so standen mehr und mehr zwei Konfessionen einander gegenüber.

Zwei neue Orden, Jesuiten und Kapuziner, schufen die Grundlagen für ein neues Selbstbewußtsein der Katholiken. Ein pflichtbewußter, gebildeter und zuchtvoll lebender Klerus sollte hierfür die Voraussetzung sein. In unserer Region übte besonders das 1564 gegründete Jesuitenkolleg Dillingen einen großen Einfluß aus. Der Schwerpunkt lag hierbei zunächst vorwiegend in der Seelsorge. Patres wurden als „Missionare“ in die Pfarreien geschickt. Doch schon bald erlangte das Dillinger Kolleg einen so guten Ruf, daß andere Orden, voran die Benediktiner und die Prämonstratenser, ihre Priester zum Studium in das Donaustädtchen schickten. Die Orden selbst - und damit auch die Klöster - kamen wieder zu neuem Selbstbewußtsein und zu neuer Macht. In vielen Städten wurden insbesondere durch die Kapuziner neue Kloster gegründet. Diese innere Reform und Festigung der Katholischen Kirche, bekannt unter den Begriffen „Gegenreformation“ oder „Katholische Erneuerung“, ließ einen neuen Klerus wachsen, in dem die Reformbestimmungen des Tridentinischen Konzils ihre Wirkung zeigten. Wichtige Impulse gab in Vorderösterreich, zu dem unser Gebiet weithin gehörte, auch das Bistum Konstanz. Es ging unerbittlich gegen Aberglauben und das Konkubinat der Priester vor, erließ strenge Schulordnungen und geistliche Standesvorschriften. Protestanten wurde das Bürgerrecht verweigert, oder sie mußten das Land verlassen.

Das Ende des 16. Jahrhunderts zeigt eine starke Betonung des konfessionellen Bewußtseins, die sich auch in einer immer stärker werdenden politischen Gruppenbildung innerhalb des Reiches ausdrückte, auch dadurch begünstigt, daß Rudolf II. (1576-1612) seine Residenz nach Prag verlegte und sich dadurch dem süddeutschen und schwäbischen Raum entfremdete. So kam es 1608 zum Zusammenschluß der kalvinistischen Kurpfalz und der protestantischen Stände Württemberg, Nürnberg und Ulm zur „Union“. Darauf reagierten die katholischen Stände, angeführt von Maximilian I. von Bayern, 1609 mit der Gründung des „Liga“-Schutzbündnisses.

Der Religionsfrieden kam in eine ernste Krise. Die Konflikte innerhalb des Reichsverbandes verschärften sich und führten schließlich zu Kämpfen mit Waffengewalt, die als Dreißigjähriger Krieg in die Geschichte eingehen sollten. Das 1629 erlassene Restitutionsedikt des Kaisers ordnete die Rückgabe aller von Protestanten seit 1552 widerrechtlich eingezogenen kirchlichen

Güter an. Davon waren vor allem die schwäbischen Reichsstädte sowie Württemberg betroffen. 1632 schloß sich der württembergische Herzog mit den übrigen deutschen protestantischen Ständen den Schweden an. Nachdem jene die fränkischen und schwäbischen Gebiete erobert hatten, schenkte ihr König seinen Generalen und Bundesgenossen als Lehen nichtherzogliche, katholische Ländereien. Die neuen Herren übten dort dann auch das landesherrliche Reformationsrecht aus. Als die Schweden 1634 doch geschlagen wurden, konnten die vertriebenen Ordensleute zurückkehren, darunter auch die Jesuiten. Unter nun wieder katholischen Landesherren fand mancherorts eine Gegenreformation statt.

1635 wurde die Liga aufgelöst. 1638 erhielt Eberhard III. von Württemberg den Großteil seines Herzogtums zurück. Die evangelischen Stände schlossen sich nun Frankreich an. Seitdem war Schwaben einer der wichtigsten Kriegsschauplätze: Quartier für den Winter, Durchzug und Zwangseinquartierung von Truppen, oder Schlachtfeld - das eine Mal von den Franzosen und Schweden, ein andermal von den Bayern und Kaiserlichen. Es waren Jahre, in denen das Land völlig verwüstet wurde. Städte und Dörfer hatte die Soldadeska geplündert und mit schwersten Kontributionen belegt. Felder verödeten. 1635 forderte die Pest zahllose Opfer. Die Klöster wurden bettelarm und verfielen. Ihre Äbte und Mönche lebten oft jahrelang im Exil. Insbesondere die Schweiz nahm viele Flüchtlinge auf. Der Frieden von 1648 schließlich verlangte die Rückgabe der 1629 restituierten schwäbischen Klöster an ihre früheren Besitzer.

Das Land litt noch lang an den Folgen des Krieges. Zahlreiche Kirchen und Klöster waren zerstört, Kunstwerke und Handschriften vernichtet, Sakristeien und Schatzkammern ausgeplündert. Durch ausgefallene Ernten, hohe Abgaben und Diebstahl der Getreidevorräte kam es zur Hungersnot. Sie sowie Pest und andere Seuchen zogen von 1632 bis 1648 einen Bevölkerungsschwund auf ein Fünftel nach sich.

2. Auswirkungen auf die Kunst in Süddeutschland

Bis weit in das 16. Jahrhundert hinein war die Kirche eine Hauptauftraggeberin für Künstler in Deutschland. Erst seit Ende des 15. Jahrhunderts ließen sich selbstbewußte Bürger porträtieren und gaben Stiftungen in Form von Altären o.ä. in Auftrag. Es war aber auch die Zeit der großen Entdeckungen (Amerika), die ein Interesse an kuriosen und exotischen Dingen weckte. Fürsten richteten sich Schatz- und Wunderkammern ein, in denen sie zum Beispiel Straußeneier, karibische Muscheln, von Goldschmieden reich verziert, sowie technische Spielereien sammelten und aufbewahrten.

Mit dem Beginn der Reformation breitete sich Unsicherheit aus. Manche Künstler, die in ihrem Beruf keine Verdienstquelle mehr sahen, verließen das Land. Damit nicht genug, wurden während der Reformation viele Kirchen ihrer Bildwerke beraubt. Katholischerseits verzichtete man, um keine weiteren Bilderstürme heraufzubeschwören, auf neue Aufträge. Um 1550 herrschte neben der religiösen Unsicherheit auch eine gewisse Übersättigung nach dem Reichtum der Spätgotik. Bestärkt durch das Konzil von Trient und ein neues Selbstbewußtsein der Katholiken kam es so gegen Ende des 16. Jahrhunderts zu einer neuen Blüte kirchlicher Kunst. Man holte die vor dem Bildersturm geretteten Werke aus ihren Verstecken hervor und stellte sie wieder auf, auch in Neubauten, und man gab neue Aufträge zum Ausschmücken von Kirchen und Klöstern. Darüber hinaus gab es für die Künstler im profanen Bereich zunehmend neue Möglichkeiten. Hierbei verarbeiteten die Bildhauer und Maler auch neue Einflüsse aus Italien, den Niederlanden und Frankreich (Renaissance, Manierismus, Frühbarock). Sie fanden jedoch nur allmählich Eingang in die deutsche Kunst. Während beispielsweise in Italien, das damals als Maßstab galt, die Spätrenaissance ausklang und bereits die ersten frühbarocken Elemente auftauchten, lagen die Wurzeln der deutschen Kunst meist noch in der Kunst der Spätgotik. Der Grund hierfür lag, wie bereits angedeutet, in den Glaubenskonflikten, durch die Deutschland für Jahrzehnte ein brach liegendes künstlerisches Feld wurde. Erst nach und nach kamen Künstler aus dem Ausland (in dieser Zeit meist in Italien geschulte Niederländer), wurden neue Strömungen auch über die Beziehungen des Adels und der großen Handelshäuser (Fugger, Welser) in das Reich gebracht. Ein neues Medium, die Druckgraphik, sorgte zusätzlich für die Verbreitung neuer Stilrichtungen und Formgebungen. Auf diese Weise konnten die Auftraggeber den Künstlern genaue Vorgaben, nicht zuletzt bezüglich des ikonographischen Programms, machen.

Der Dreißigjährige Krieg dagegen ließ Süddeutschland, von den erheblichen finanziellen Belastungen abgesehen, verhältnismäßig lang unberührt. So konnte sich die Kunst zumindest bis in die dreißiger Jahre des 17. Jahrhunderts entwickeln. Denn erst mit dem Vordringen des schwedischen Heeres nach Süden 1631 sah sich auch unser Gebiet bedroht. Als dann 1634/35 im Gefolge des Krieges die Pest, andere Seuchen und Hunger ausbrachen, kam es in Schwaben zu starken Bevölkerungseinbrüchen, von denen es sich erst Jahrzehnte später einigermaßen erholte.

3. Zur Skulptur

Wie man aus dem historischen Hintergrund des ausgehenden 16. und des beginnenden 17. Jahrhunderts ersehen kann, kam es in dieser Zeit im katholischen Süden Deutschlands zu einer neuen Blüte der kirchlichen Kunst, die nicht zuletzt durch die Gegenreformation angeregt wurde. Außer Grabmälern und Epitaphien gelangte aus dem Bedarf nach kultbedingter Kunst heraus auch die Altarplastik wieder zur Geltung. Dabei suchten die Künstler nach neuen, gültigen Formen und stilistischen Möglichkeiten, die sich auch mit den Wünschen der Auftraggeber (meist Kirche oder Adel) verbinden ließen. In dieser Periode zeichnen sich zu guter Letzt zwei Richtungen ab, die sich nebeneinander weiterentwickelten und prägend für die weitere Kunstentwicklung in Oberschwaben wurden:

1. die gotisierende Richtung, die sich an die bodenständige Tradition der Spätgotik anschließt und nur sehr zögernd, wenn überhaupt, Elemente der vorherrschenden „italianisierenden" Richtung aufnimmt, und

2. die italianisierende Richtung, die sich an der von niederländischen Künstlern im Bodenseeraum eingeführten italienischen Renaissance ausrichtet.

Im folgenden werden die Hauptvertreter beider stilistischen Strömungen in Oberschwaben vorgestellt. Es sind meist Künstler, die im zweiten Drittel des 16. Jahrhunderts geboren und seit den damaligen siebziger Jahren tätig waren. Damit stellten sie die Generation vor Jörg Zürn und seinen Brüdern dar. So wird auch ein Einblick in die Bildhauerkunst Oberschwabens vor dieser bedeutenden Familie gegeben, und die möglichen Wurzeln ihrer Kunst aufgezeigt.[1]

Bildhauer der gotisierenden Richtung

Hans Ulrich Glöckler

(Waldshut um 1560 - Überlingen 1611)[2]

Glöckler erlernte in Waldshut das Schreinerhandwerk. Nach Lehrzeit und Wanderschaft ließ er sich in Überlingen nieder, wo er 1582 das Bürgerrecht erwarb und eine Werkstatt gründete. Außer für die Stadt Überlingen führte er auch Aufträge für die Grafen von Zollern in Hechingen und vor allem für die Grafen von Fürstenberg in Heiligenberg aus. Dort übertrug man ihm die plastische Ausstattung der Schloßkapelle, für die er 1607 die letzten Stücke lieferte. Am 20. November 1611 starb er in Überlingen. In Glöckler ist der Hauptvertreter der „gotisierenden" Richtung zu sehen. Sein Stil soll an Beispielen erläutert werden.

In den Fürstenbergschen Rechnungsbüchern sind für die Jahre 1593 bis 1607 Arbeiten belegt, die Glöckler für die 1586 begonnene Schloßkapelle ausführte: eine Apostelreihe in vollplastisch geschnitzten, etwa 70 cm hohen Holzfiguren an der Brüstung der Galerie, eine Relieffolge als Vertäfelung von Galerie und Orgelempore sowie deren Brüstung.

Die Apostelfiguren stehen, als Kniestücke wiedergegeben, in Nischendurchbrüchen auf Sockeln. Ihnen jeweils zugeordnet an der Unterseite der Galerie findet sich ein Relief mit der Szene ihres Martyriums. Insgesamt wirken sie eher dekorativ als monumental und zeigen keine große räumliche Selbständigkeit. Es entsteht der Eindruck gotischer Gewandfiguren. Reiche, schwere Manteldrapierungen sorgen für einen geschlossenen Umriß. Die Gesichter zeigen sich mager und sorgenvoll, und die Bewegungen wirken etwas eckig. Dennoch erreicht Glöckler in der Darstellung von Gesten und Gesichtsausdruck eine neue Lebendigkeit. Die Gesichter mit ihren geöffneten Lippen erwecken im Betrachter den unmittelbaren Eindruck des Redens. Schwärmeri-

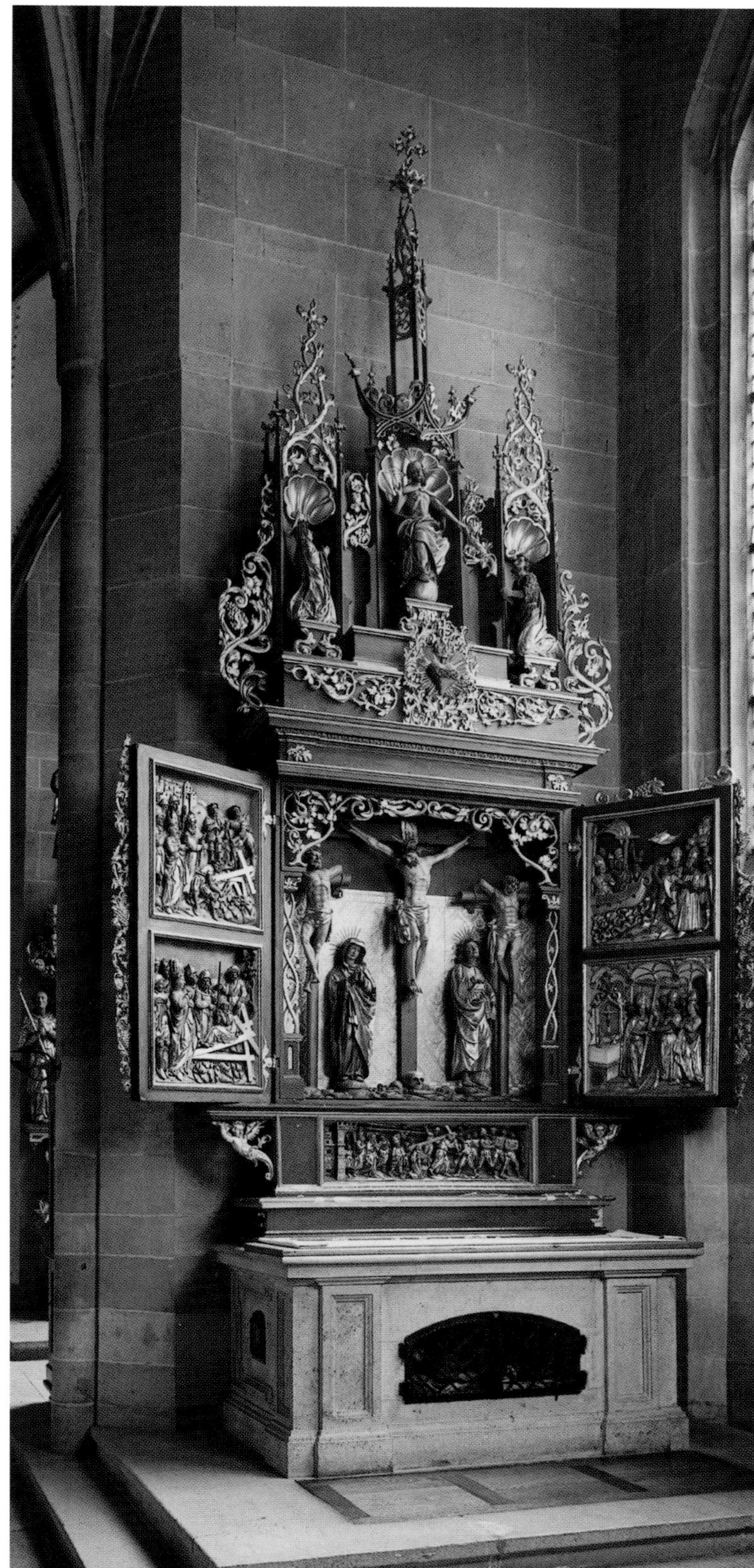

Abb. 150
„Heiligkreuzaltar" von Hans Ulrich Glöckler, 1592, Überlinger Münster

sche Blicke, die Neigung des Kopfes sowie das Zurückbiegen des Oberkörpers erzeugen ebenfalls den Eindruck von Erregung - ganz im Unterschied zur sorgenvollen Nachdenklichkeit der Spätgotik. Darin zeigt sich, ganz im Sinn des neuen Glaubensbewußtseins, die deutliche Absicht, auf den Betrachter einzuwirken.

Als letzte Figur dieser Reihe wurde 1596 die Thomasskulptur aufgestellt. In ihr läßt sich auch der Einfluß der italienischen Hochrenaissance erkennen: Die Gewandfalten erscheinen geschwungener und fließender; Kanten oder Brechungen werden vermieden; die Kurven finden zu einem harmonischeren Rhythmus. Auch die Haare bedecken den Kopf nicht mehr perückenartig, sondern erscheinen natürlicher.

Die Apostelfiguren werden von einer kleinen Säulenordnung mit vegetabilischem Ornament umrahmt. In Oberitalien im 14. Jahrhundert entstanden, war es in Deutschland seit Beginn des 16. Jahrhunderts immer häufiger verwendet worden. Das zeigt, daß neben der bodenständigen Tradition auch italienische Details bekannt waren und ebenso wie die zeitgenössischen niederländischen Ornamente von Glöckler bei Bedarf angewandt wurden.

Die Martyriumsreliefs, die von Glöckler zwischen 1596 und 1607 geliefert wurden, erinnern in ihrer einfachen Illustrationsweise eher an spätmittelalterliche Holzschnittserien. Auf neutralem Grund, dem nur wenige landschaftliche oder architektonische Details beigegeben wurden, scheinen die aufgelegten Figuren in ihren eckigen, ausfahrenden Bewegungen innezuhalten. In den feinen, parallelen, kerbschnittartigen Falten der Gewänder zeigt sich ebenfalls Glöcklers Verbundenheit mit der spätgotischen Tradition. Ebenso in der Vorliebe für zeitgenössische Kleidung unter Verzicht auf alles Antikisierende.

Die Passionsreliefs, die entlang der Orgelempore angebracht sind, weisen in den späteren Arbeiten wieder auf das langsame Eindringen italienischer Vorstellungen hin. Fließend geschwungene Linien, weichere und vollere Figuren und Gesichter. Die Vermeidung von Ecken und Überkreuzungen belegen dies. Dennoch weicht Glöckler nicht von seinem Schema ab.

Bereits an den wenigen Beispielen läßt sich Glöcklers eigentümlicher Stil ablesen: Deutlich bleibt er den Formen und Vorstellungen der deutschen mittelalterlichen Tradition verbunden, verknüpft sie jedoch andeutungsweise mit dem Schönheitsideal der Renaissance, ohne ihnen aber zu viel Gewicht zuzumessen. Der Zeitpunkt zu diesem Schritt liegt wohl um 1591/1592.[3)]

So zeigt der Heiligkreuzaltar im Überlinger Münster (1592) in Aufbau und System zwar deutlich die wesentlichen Elemente der Spätgotik-Altäre (Predella, Flügelaufsatz mit Gesprenge). In den Details folgen jedoch zaghafte Andeutungen der Renaissance: Die Figuren neigen zu einer selbstbewußteren Natürlichkeit, und die Gewänder, den Körper mehr umspielend als einengend, fallen weicher und lockerer.

Wie der 1609 gestiftete Waibel-Altar im Überlinger Münster beweist, hat Glöckler in seinen Spätwerken dennoch den Parallelfaltenstil in Kerbschnittmanier wieder aufgenommen. Wollte er damit bewußt seine Ablehnung anderen Tendenzen gegenüber zeigen? Trotzdem mündete diese gotisierende Richtung später in den Stil Zürns und den eigentlichen Barock, wo ihre Formelemente noch längere Zeit weiterlebten.

Glöcklers eigentümlicher Stil tritt auch in Abwandlungen und Mischungen auf. Das läßt auf eine große Werkstatt schließen. Besonders in der Gegend um Inzigkofen (Landkreis Sigmaringen) dürfte ein Geselle Glöcklers tätig gewesen sein. Denn einige der dortigen Skulpturen kommen seinem Stil sehr nahe. Man denke etwa an den Heiligen Georg in der Inzigkofer Kirche, die Hell[4)] Glöcklers Werkstatt zuordnet.

Weitere Werke Glöcklers:
- das Grablegungsrelief in der Stiftskirche von Betenbrunn,
- der Michaelsaltar in der Michaelskapelle von Aufkirch (1608),
- das Schutzmantelmadonna-Relief in der Kirche von Hindelwangen (um 1610).

Hans Dürner (um 1550/60 - Ellwangen/Jagst 1613)[5)]

Die meisten Daten aus dem Leben dieses Bildhauers stammen aus Biberacher Archivalien. Zusammen mit seiner Frau Rosine Moll erwirbt der aus „Granna“ (Granheim?) stammende Künstler dort 1583 das Bürgerrecht, so daß er wohl zwischen 1550 und 1560 geboren wurde. 1589 wird sein Name erstmals in den Heiligenberger Rechnungsbüchern erwähnt. Bis 1590/1591 ist er dort tätig und kehrt dann nach Biberach zurück. Von den Aufträgen, die er dort ausführt, ist leider nichts mehr erhalten: 1590 der Orgelprospekt für die Stadtpfarrkirche (1780 abgebrochen), 1600 die Renovierung der dortigen Kanzel, 1599-1602 der Hochaltar (1720 abgebrochen), 1601 der Altar der oberen Kapelle St. Nikolaus (1804 abgebrochen). 1610 erscheint letztmals Dürners Name in Biberach. Am 7.6.1613 stirbt er in Ellwangen/Jagst, bevor er den Hochalter für die dortige Stiftskirche vollenden konnte.

Das Werk Dürners ist schwer zu fassen. Lange Zeit galten die Reliefengel an der Decke der Heiligenberger Schloßkapelle als die einzigen noch erhaltenen belegten Plastiken von seiner Hand. Zwar weisen sie in der körperlichen Plastizität und Bewegung auf Einflüsse der Renaissance hin, erinnern jedoch in ihrer Ausführung und mehr einfachen, dekorativen Wirkung eher an hochgotische Vorstellungen.

Vor über dreißig Jahren nun konnten die Assistenzfiguren des Chorbogenkreuzes in der Biberacher Stadtpfarrkirche als Werke Dürners von 1608/1609 erkannt werden. Anhand dieser beiden Skulpturen, Mariens und des Evangelisten Johannes, lassen sich einige Merkmale seines Stils herausarbeiten: Die schlanken Figuren stehen in lockerem Kontrapost. Entlang des Standbeins ziehen sich tief geschnittene, gotisch anmutende Parallelfalten. Der Kopf mit seinem vollen Antlitz, kleinem Mund und Doppelkinn sitzt auf einem dicklichen Hals. Nur sparsame Bewe-

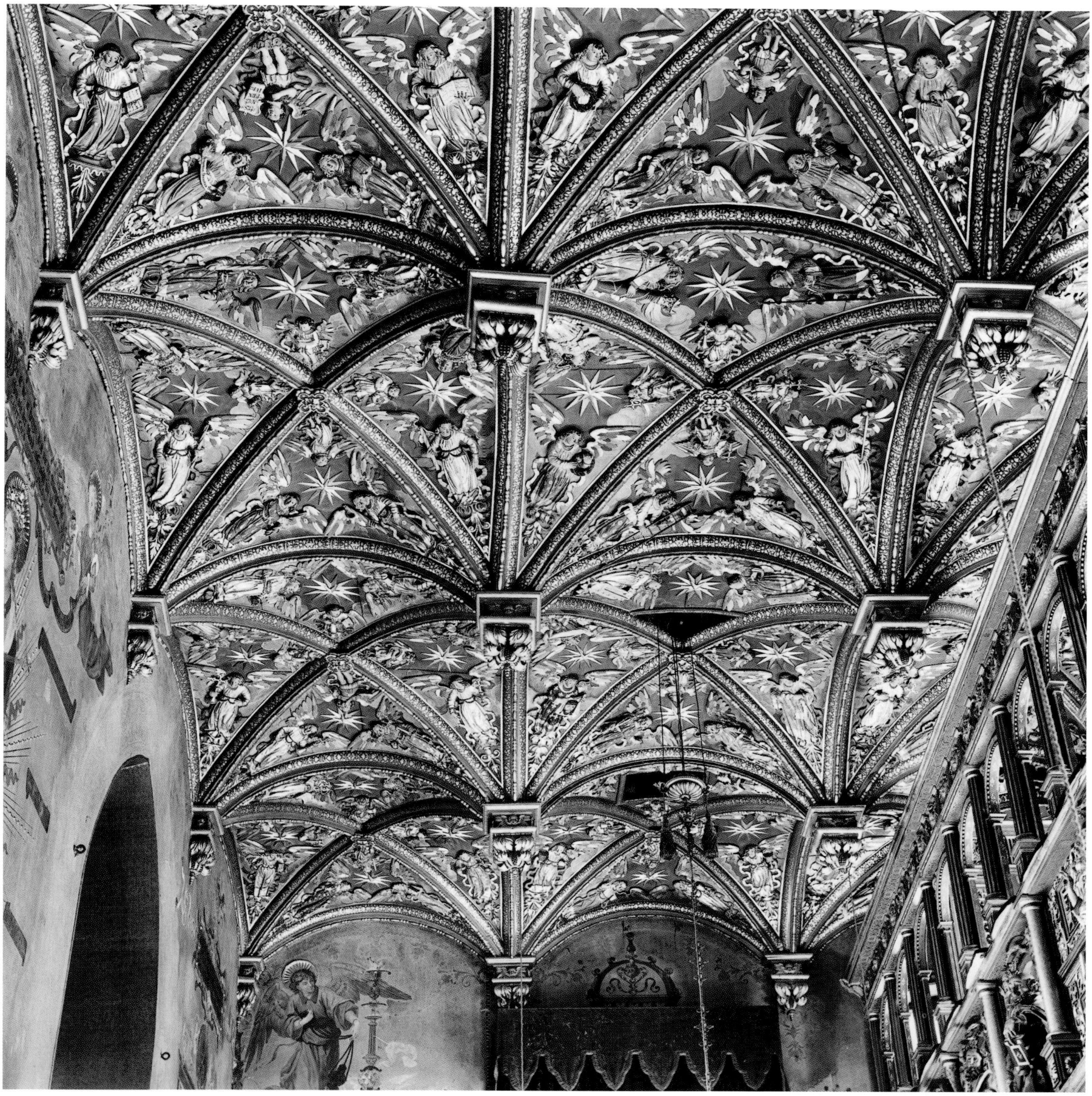

Abb. 151
Die Decke der Heiligenberger Schloßkapelle von Hans Dürner, zwischen 1589 und 1591

gungen unterbrechen den geschlossenen Umriß der Statuen, die dadurch eine Art Gelassenheit und statische Ruhe ausstrahlen. Dürner wird deshalb gern als ein Manierist mit spätgotischen Tendenzen gesehen - im Unterschied zu den dynamischen Figurenkonzeptionen des Barock.

Aufgrund dieser Stilmerkmale werden Dürner die Figuren einer Kreuzigungsgruppe in der Katholischen Pfarrkirche Ahlen (Gemeinde Uttenweiler) zugeschrieben. In der Maria wiederholt sich, vom spiegelverkehrten Kontrapost und der etwas veränderten Haltung der Hände abgesehen, die Biberacher Madonna. Das zeigt sich in der gesamten, leicht geschwungenen Körperhaltung und der Modellierung von Kopf und Gesicht.

Durch Vergleiche mit noch erhaltenen Figuren Dürners in Ellwangen/Jagst werden ihm weitere Figuren - der Christuskörper und die Maria des Vesperbildes vom Settelinaltar in der Biberacher Stadtpfarrkirche - zuerkannt. Daraus ergibt sich wieder eine Formenverwandtschaft zu einem Kruzifix in der Biberacher Magdalenenkirche, das samt seinen Assistenzfiguren aus einer offenen Friedhofskapelle stammt. Die gesamte Gruppe weist bereits allgemein manieristisch schlanke Proportionen auf. Die teilweise noch etwas kantige und tiefe Faltenführung, auch die Haarbildung, weisen jedoch noch auf spätgotische Stileigentümlichkeiten hin. In der Figur des Johannes drückt sich schon die anscheinend für Dürner typische Ruhe und Gelassenheit in verinnerlichtem Schmerz aus. Somit hätten wir es hier mit einem frühen Werk des Meisters zu tun, das wohl um 1590 entstanden sein dürfte. Schahl will in dieser Gruppe auch einen Einfluß Morincks und des Meisters der allegorischen Frauengestalten an den Kaminen des Heiligenberger Saals, die Dürner sicherlich gekannt hat, erkennen.[6]

So findet Dürner in seiner Entwicklung zu einer ihm eigenen „Verkörperung demütiger persönlicher Hingabe“[7] seiner Figuren und erreicht auf diese Weise eine Einheitlichkeit.

Weitere Werke, die Dürner und seiner Werkstatt zugeordnet werden:

- die Assistenzfiguren (Maria und der Apostel Johannes) einer Kreuzigungsgruppe in der Katholischen Pfarrkirche Heiligkreuz in Allmannsweiler
- die Assistenzfiguren (Maria und der Apostel Johannes) einer Kreuzigungsgruppe in der Katholischen Dreifaltigkeitskirche in Biberach.

Melchior Binder

(um 1555 Hundersingen/Donau - 28.9.1615 Ehingen)[8]

Über Binders Wirken unterrichten vor allem die Abtsrodel des Klosters Salem, in denen er zwischen 1588 und 1601 häufig erwähnt wird. Auch gibt es Hinweise in den Kirchenbüchern von Ostrach und Ehingen.

Binder wurde um 1555 wahrscheinlich in Hundersingen an der Donau geboren. Über seine Ausbildung und sein frühes Werk ist leider nichts bekannt. Von dem Salemer Abt Christian II. Fürst, einen gebürtigen Herbertinger, erhielt er wohl seine ersten Aufträge. 1588 bis 1601 arbeitete er in Pfullendorf, unterhielt dort auch eine Werkstatt und führte zahlreiche Aufträge für die Zisterzienserabtei aus. 1594 vollendete er für sie sein größtes Werk: das Salemer Chorgestühl, das aus zwei Doppelreihen mit insgesamt hundert Plätzen bestand. Etwa ein Jahr später zog er nach Ostrach. 1597 wurde ihm sogar durch die Truchsessen von Waldburg-Scheer Land zugeteilt. In den nächsten Jahren erhielt er im Ort selbst und in benachbarten Dörfern einige Aufträge. 1606 siedelte er nach Ehingen über, für dessen Stadtpfarrkirche er zwei Altäre schnitzte. Von dort aus führte er auch einige Arbeiten für das Zisterzienserinnenkloster Heiligkreuztal aus. Sein letztes Werk war der Marienaltar (1615) im Kloster Birnau, dem Tochterkloster Salems, der jedoch 1643 bei der Plünderung durch die Schweden mit verbrannte. Ein Sohn Melchior Binders namens Zacharias (vor 1600-1673) führte als Maler und Bildhauer die väterliche Ehinger Werkstatt weiter.

Das Salemer Chorgestühl ist Binders umfangreichste und durch Urkunden genau belegte Arbeit. Es reichte von der Mitte der Vierung fast bis zur Mitte des Langhauses. Nach seinem Abbruch blieben nur zwei Stuhlreihen mit je fünf Rücksitzen erhalten. Die als Relief geschnitzten 58 (!) Halbfiguren an den Rückenlehnen, von denen zehn in Salem überliefert und insgesamt 31 bekannt sind, geben die meisten Anhaltspunkte zu einer Stiluntersuchung der Binder'schen Plastik. Dargestellt sind die Apostel mit Christus, die Vier Evangelisten, Heilige und einige weltliche Herrscher. Insgesamt betrachtet, entspricht der Aufbau des Gestühls und die Gesamtauffassung spätgotischen Vorbildern. In das gotische Maßwerk der Durchbrüche mischen sich jedoch bereits Renaissanceelemente niederländischer Herkunft (Maskarons, Hermen, flaches Beschlagwerk), aber ohne störend zu wirken, sondern in ihrem Phantasiereichtum und ihrer Differenziertheit die spätgotische Basis eher bereichernd. Ähnliches ist auch bei den Figuren zu beobachten. Frühe wie Judas Thaddäus (1591 geliefert) tragen noch deutlich mittelalterliche Züge: hagere Körper mit asketischen Zügen und feierlichen Gebärden. In den Gesichtern mit den eingefallenen Wangen, den großen Augen, spiegelt sich der tiefe, sorgenvolle Ernst vieler spätgotischer Figuren wieder. Ebenso die Gewandgestaltung: Kurze, eckige Falten erwecken den „wirren Eindruck einer spätgotischen Knittermanier“.[9] Eine Reliefbüste der Heiligen Barbara (1593 - heute in Zwingenberg) hingegen weist in ihrer ganzen Gestalt eine höhere körperliche Plastizität auf. Auch der asketische Gesichtsausdruck ist einem lebendigeren, natürlicherem Selbstbewußtsein ebenso in der Haltung gewichen. In fließenden Falten und langen Kurven legt sich das Gewand aus dünnem Stoff um den Körper, wobei es die Körperrundungen umspannt und betont. So kann man bei Binder - ähnlich wie bei Glöckler - binnen weniger Jahre eine Entwicklung von spätgotischer Tradition zu mehr renaissancemäßigen Elementen hin feststellen, vor allem auch was die Körperauffassung betrifft, sowie eine Mischung der beiden Ideale. Binder jedoch bevorzugt einen vornehmen, distanzierteren und abgeklärteren Menschentyp, und sein Gewandstil zeichnet sich durch dünne, straffe und übereinander geschichtete Faltenzüge aus.

Über dem südlichen Ausgang der Ostracher Pfarrkirche findet sich das Holzrelief einer Anna Selbdritt, das einst wahrscheinlich das Mittelstück eines von Binder 1595 gefertigten Altars bildete.[10] Maria und Anna sitzen, umgeben von Engeln, vor einem Vorhang. Über ihnen schwebt in Wolken Gottvater mit der Taube. Das Jesuskind auf dem Schoß Mariens streckt Anna, die ihm einen Apfel reichen will, seine Ärmchen zu. Dieses Motiv erfreute sich seit dem ersten Viertel des 16. Jahrhunderts zunehmender Beliebtheit und ist gerade im Schwäbischen in vielen Abwandlungen bekannt - ausgelöst auch durch den Marienkult in der Zeit der katholischen Erneuerung. Vergleicht man diese Maria mit der Salemer Barbara, so erkennt man dasselbe Figurenideal: runde, füllige Körperformen, über die sich die dünnen Gewänder straff ziehen. In den puppenhaften Köpfen erscheint ein sich ähnelnder Gesichtstypus. Die Gesten der Hände wirken geziert, „manieriert". Auch in der hohen technischen Qualität entsprechen sich die beiden Werke. In diesem Relief wird auch deutlich, daß der Künstler sich eine kurze Zeit mit der italianisierenden Art Morincks auseinandergesetzt hat.

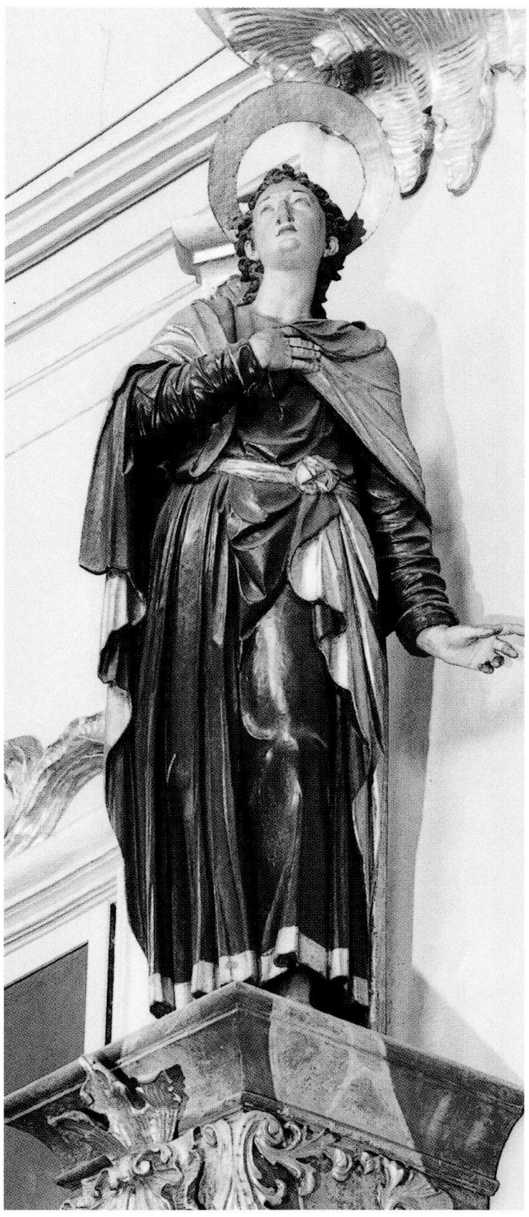
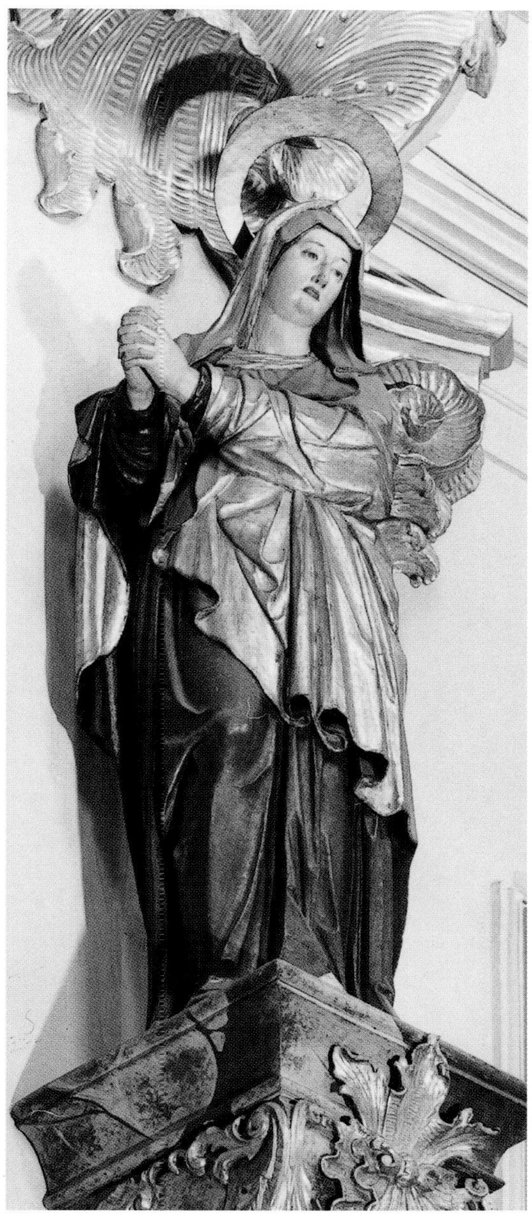
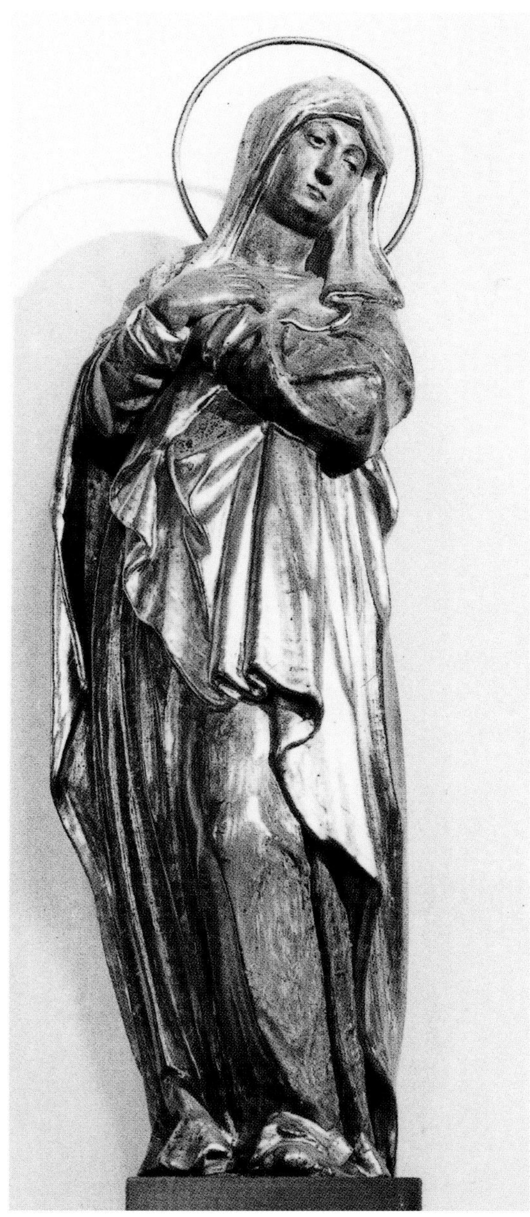

Abb. 152, 153, 154
Links die beiden Assistenzfiguren des Chorbogenkreuzes in der Biberacher Stadtpfarrkirche, 1608/09, rechts die Maria einer Kreuzigungsgruppe in der katholischen Pfarrkirche Ahlen o.D., Kreis Biberach, alle Figuren von Hans Dürner

Binder entwickelt eine Vorliebe für überschlanke Proportionen, einen zierlichen Figurentyp mit eng geschlossenem Stellungsmotiv - „eine Spielart des deutschen Manierismus".[11] Das zeigt sich auch in der Mittelgruppe des um1600 entstandenen „Auferstehungsaltares" in der Ehinger Stadtpfarrkirche.

Zwischen 1606 und 1616 wurde die Klosterkirche von Heiligkreuztal neu ausgestattet. Wohl um 1608 entstand das heute sich noch dort befindliche Ölberg-Relief als Mittelstück eines Altars. Auch an ihm lassen sich weitere Kennzeichen von Binders Stil erkennen: das kleine Format, die feinen Details, die hohe technische Qualität, die Bevorzugung des Figürlichen auf Kosten des landschaftlichen oder architektonischen Hintergrundes, der nur angedeutet wird. Figurenart und Gewandstil entsprechen den bisherigen Typen. Hingegen sehen wir hier keine überlängten Proportionen und einen natürlicheren Bewegungsfluß - ein Merkmal der Binder'schen Spätwerke. Möglicherweise verwendete er für das Motiv eine graphische Vorlage.

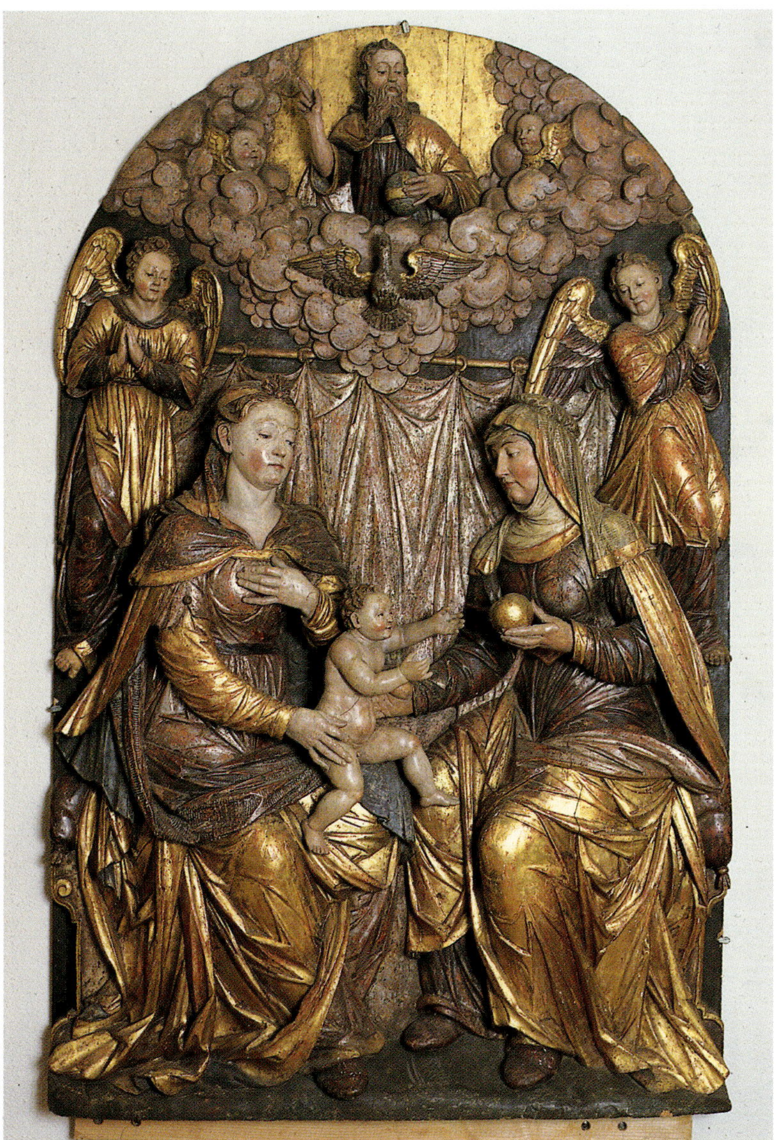

Abb. 155
„Anna Selbdritt" von Melchior Binder, wahrscheinlich 1595, Pfarrkirche Ostrach

In der Ehinger Stadtpfarrkirche erhebt sich nördlich vom Chorbogen der „Verkündigungsaltar". Das in der Stifterinschrift auf der Predella genannte Datum 1615 könnte das Jahr der Aufstellung oder des Auftrags an die Binder-Werkstatt bezeichnen. Jedenfalls haben wir es hier mit einem Spätwerk Binders zu tun. Der Altar ist architektonisch klar und renaissancemäßig aufgebaut und wirkt mit seiner maßvollen Ornamentik ausgewogen. Das Mittelrelief zeigt die Verkündigung. Die Figuren in den seitlichen Nischen stellen die Heiligen Barbara und Margaretha dar. Die Figur im Auszug verkörpert Johannes den Täufer. Wenn auch der Kopftypus und die ein wenig gezierten Gebärden an die frühen Binder-Werke erinnern, so weisen doch die gedrungeneren Proportionen, die freiere und natürlichere Körperauffassung sowie der weichere, zufälligere Faltenfluß der Gewänder auf eine deutliche Entwicklung Binders hin. Und auch hier steht das Figürliche im Vordergrund. Den Hintergrund bildet hier nur eine mittelalterlich anmutende Goldornamentfläche. Das Gegenstück, der „Mariakrönungsaltar" südlich vom Chorbogen, entstand wohl im selben Jahr. Dafür sprechen die parallele Konzeption in Stil und Aufbau und nicht zuletzt die Gestaltung und Körperauffassung der Figuren.

Binder lehnt sich also - wie Glöckler - zunächst stark an die spätgotische Tradition an, verschmelzt sie jedoch bald mit renaissancemäßigen Zügen. Sein Figurentyp entwickelt sich dabei vom zierlich-manirierten zum natürlich-menschlicheren. Auch im Gewandstil tritt erst später eine Entspannung ein. Damit macht Binder, trotz seines Traditionsbewußtseins, einen Schritt auf die Anfänge des Barock zu.

Weitere Werke Binders:
- der Allerheiligenaltar in der Kirche von Kappel (bei Pfullendorf)
- der Nikolausaltar (um 1608) in der Kirche von Tiefenhülen bei Ehingen (Werkstattarbeit?)
- die Pietà in Veringenstadt.

Bildhauer der italianisierenden Richtung

Die parallel zur spätgotischen Tradition wirkende italianisierende Strömung fand ihre Vorbilder im antiken Schönheitsideal, ausgelöst und verbreitet von der italienischen Renaissance. Dabei wirkten vor allem die Niederlande mit ihren verbreiteten, nach italienischen Vorbildern gefertigten Grafik-Vorlagen und die in Italien geschulten und in ganz Europa tätigen niederländischen Künstler als Vermittler des plastischen Ideals, das sich seit etwa 1560 fast überall als allgemeine Richtung feststellen läßt. Dabei kommt es häufig zu motivischen Übernahmen. Stark wirken hierbei auch die heroischen, kraftvollen und ernsten Skulpturen Michelangelos nach. Doch gliedert sich diese Strö-

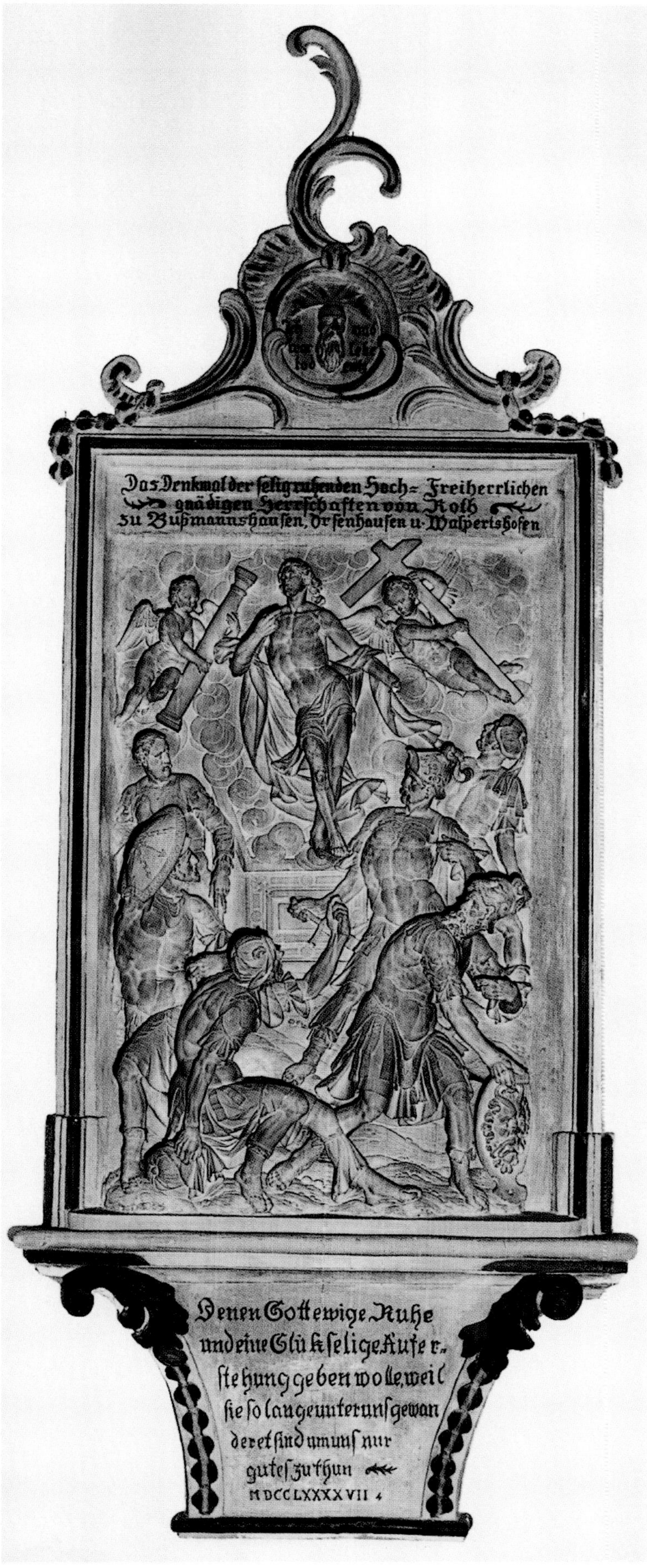
Das Denkmal der seligruhenden Hoch- Freiherrlichen
gnädigen Herrschaften von Roth
zu Bußmannshausen, Orsenhausen u. Walpertshofen
Denen Gott ewige Ruhe
und eine Glükselige Aufer-
stehung geben wolle, weil
sie so lange unter uns gewan
deret sind um uns nur
gutes zu thun
MDCCLXXXXVII

mung wieder in zwei Richtungen: Ein klassisch-idealisierendes Ideal steht einem mehr manieristischen mit eher zierlichen Figuren gegenüber. Um die erwünschte Monumentalität zu erreichen, bevorzugten sie weithin die Werkstoffe Bronze und Stein, in Südwestdeutschland allerdings fast ausschließlich Stein. Wenn er zu teuer kam, begnügten sie sich mit weiß gestrichenem Holz.

Hans Morinck

(um 1555 Gorinchem/Holland? - 1616 Konstanz)[12]

Hans Morinck wird 1578 in das Insassenbuch von Konstanz eingetragen und als „ain bildhower aus dem Niderland“ bezeichnet.[13] Seine eigentliche Ausbildung dürfte er wohl in den katholischen (er selbst war katholisch) südlichen Niederlanden mit dem Zentrum Antwerpen, das damals in der Bildhauerkunst führend war, absolviert haben. Als er sich in Konstanz niederließ, zählte er demnach bereits zu den ausgebildeten Meistern und durfte eine eigene Werkstatt führen. Höchstwahrscheinlich hatte er in den vorausgehenden Jahren eine Italienreise unternommen und damit einen unmittelbaren Kontakt mit der antiken und zeitgenössischen Skulptur Italiens erhalten. 1582 heiratete er und erlangte das Konstanzer Bürgerrecht. Seine Werkstatt blühte, und er erhielt - meist von Patriziern und Geistlichen - aus Konstanz und Umgebung zahlreiche Aufträge.

Morinck gilt als entscheidender Vermittler der italienischen Spätrenaissance im Bodenseegebiet. Obwohl keine unmittelbaren Schüler von ihm bekannt sind, zeigt sich das vor allem bei den Bildhauern der folgenden Generation überdeutlich. So besteht Grund zu der Annahme, daß Morincks Werk und Stil über Virgil Moll an Jörg Zürn vermittelt wurde.

Als Schlüsselwerk für das Einströmen und die Verbreitung italo-flämischer Formen im Bodenseeraum und zugleich für die Herkunft von Morincks Stil und Gestaltungsweise gilt der Rittersaal im Schloß Heiligenberg mit seinen zwei großen Sandsteinkaminen und der 1584 vollendeten Kassettendecke. Ihr unbekannter Meister verwandte einen Formenkanon, der an die Antwerpener Floriswerkstatt erinnert: Rollwerk, Arabesken, Mischwesen, Beschlagornamentik schmücken die einzelnen Deckenfelder und die Kamine. Die Skulptur weist bereits eine hohe dynamische Plastizität auf, fügt sich aber dennoch mit der Ornamentik zu einer dekorativen Einheit.

In dem wohl frühesten Werk Morincks, dem Schellenberg-Epitaph in der Kirche St. Verena und Gallus in Hüfingen (1583/1584), lassen sich nun stilistische Ähnlichkeiten feststellen. Die rechte Seitenfigur der Heiligen Barbara erinnert in Haltung und Gewandstil an die Tugendfigur eines der Heiligenber-

Abb. 156
„Auferstehung“ von Hans Morinck, 1597/98, Kirche St. Martin, Bußmannshausen

ger Kamine. Ebenso lassen die Putti in der obersten Zone in ihrer plastischen Körperbildung an die Putten neben der Heiligenberger Tugendfigur denken. War Morinck vielleicht ein Schüler des Heiligenberger Meisters? Zumindest muß er dessen Werke in Heiligenberg gekannt haben. Doch bereits hier wird deutlich, daß für Morinck die Skulptur zum beherrschenden Element wird, das von Ornamentik nicht beeinträchtigt werden soll. Seine Skulpturen strahlen eine hohe monumentale Präsenz und Würde aus, wirken verhalten und gefaßt. Ihre Bewegungen sind zurückhaltend, wobei in diesem Zusammenhang der Auferstehende im Zentralrelief eine Ausnahme bildet. Hierbei sieht man jedoch auch die Vorliebe an der anatomischen Körpergestaltung, die seit der italienischen Renaissance die Künstler beschäftigt. In der antikisierenden, mit Elementen der Zeittracht vermischten Kleidung zeigt sich ebenfalls ein Merkmal für die Werke der romanisierenden niederländischen Künstler. Nur die Stifterfamilie in der untersten Zone stellt Morinck in zeitgenössischer Tracht und in typischer Haltung dar. Bereits in diesem frühen Werk kann man Morincks hohe Virtuosität und völlige Sicherheit in der technischen Bearbeitung des Steins erkennen.[14]

Auf einem Relief in der Kirche St. Martin in Bußmannshausen verarbeitet Morinck 1597/1598 nochmals das Auferstehungsmotiv. Im Vergleich zum vorhergehenden Relief wird die Entwicklung deutlich: Noch mehr Figuren füllen den Raum, drängen sich geradezu dicht um den Sarg. Die Umgebung, in der sich die Szene abspielt, wird nur im Vordergrund angedeutet und im übrigen von Wolken und Gestalten verdeckt. Die bewegten, erregten Wächter beherrschen das Bild und sind geradezu von einer „bildsprengenden Dynamik".[15] Die anatomische Körperbildung ist noch ausgeprägter, betont durch die feine Linienführung der Gewänder. In der oberen Zone setzt sich der nun etwas kleinere Christuskörper, umgeben von einem Wolkensaum und den beiden seitlichen Putti mit den Leidenswerkzeugen, von der unteren Zone deutlich ab. Ursprünglich hielt Christus eine Siegesfahne, die aber verloren gegangen ist. Das bewegte Auferstehungsmotiv war im 16. Jahrhundert weit verbreitet und findet sich auch auf vielen niederländischen Druckgraphiken. So kommen auch für dieses Relief Morincks zwei Stiche als Vorlagen in Frage, die er individuell motivisch verbunden oder abgewandelt hat.[16]

In seiner späteren Schaffensphase zu Anfang des 17. Jahrhunderts kehrt sich Morinck allmählich vom Heroisieren und Dynamisieren der menschlichen Gestalt und der dadurch erreichten monumentalen Wirkung ab. Gestik und Bewegung werden sparsamer, getragener. Kopfneigung und Gesicht bestimmen den Ausdruck. Die Gesamtwirkung der Komposition, der Bewegungsfluß der Darstellung bestimmt nun die Ausdruckslage des Reliefs.

Dies zeigt auch das Relief „Christus am Kreuz", das Morinck 1606 für die Pfarrkirche in Oberstadion geschaffen hat. Möglicherweise haben wir es hier sogar mit dem Rest eines Epitaphs für den 1606 in Konstanz gestorbenen Konrad von Stadion zu tun. Die Figuren der Maria und des Johannes stehen in stabilem Kontrapost. Ihre ruhigen Gesten und Gesichter allein drücken verinnerlichten Schmerz aus. Ihre Körper werden von schweren Gewandfalten umhüllt und verleihen ihnen eine gewisse Statik. Putti unterhalb der Arme und der Füße Christi fangen das Blut aus seinen Wunden auf.[17] Die Begleitfiguren sind im Verhältnis zum Christuskörper etwas zu groß geraten. Das läßt sie etwas monumental wirken. Im Hintergrund ist die Stadt Jerusalem zu erkennen. Auch bei diesem Relief dürften niederländische Stiche als Vorlagen gedient haben.[18] Morinck verwendet Stichvorlagen nicht einfach als absolutes Motiv, das er wie eine Schablone übernimmt, sondern lehnt sich nur an Bewegungsschema und einzelnen Figurenaufbau an, durchdringt sie - entsprechend der damaligen künstlerischen Auffassung - jedoch mit seiner eigenen „maniera". Dies bedeutet, daß Gewandgestaltung, allgemeine Komposition, Stimmung, Physiognomie seiner Künstlerpersönlichkeit entspringen, die auch, wenn notwendig, Abwandlungen und Bereicherungen vornahm. Was die Auswahl seiner Vorlagen betrifft, so durfte er nicht wählerisch sein, sondern mußte die nehmen, die er in Konstanz bekam. Dabei hatte er auch das Umsetzen in ein anderes Medium, das Relief mit räumlicher Ausdehnung, zu berücksichtigen. So bleiben seine mehrfigurigen Szenen in überschaubare Gruppen aufgeteilt. Das zeigt, daß Morinck die Grenzen des im Relief Möglichen erkannt hat.

Weitere Werke Morincks:
- Anna-Altar mit dem Relief der Anna Selbdritt (1590) im Konstanzer Münster
- Epitaph der Effrasina Morinck (1592) in St. Stephan in Konstanz
- Tumba der Helene von Raitenau (1595) in St. Peter und Paulus in Orsingen
- Pietà-Relief (1612) im Badischen Landesmuseum Karlsruhe.

Virgil Moll

(um 1570? - 20.6.1606 Überlingen)[19]

Da Virgil Moll einen ehrenvollen Nachruf bekommen hat, muß er seinerzeit ein berühmter Bildhauer gewesen sein. Dennoch sind wir über ihn nur spärlich unterrichtet, und es werden nur wenige urkundliche Nachrichten oder Bildwerke mit ihm verbunden. 1588 wird er erstmals in Salem erwähnt. Ein Jahr später bezahlte man ihm dort „ein großes Marienbild". In Hechingen führte er 1590 einen Auftrag aus. 1591 heiratete er eine Überlingerin und zog nach Hechingen. 1592 wurde er mit dem Hochaltar der Hechinger Schloßkapelle, der das Marienleben darstellen sollte, beauftragt. Molls Aufnahme in die Überlinger Fischerzunft, zu der auch die Bildhauer gehörten, erfolgte 1593. Im selben Jahr betraute man ihn im Überlinger Gerichtssaal mit der Darstellung des Jüngsten Gerichts. Das Relief ist wahrscheinlich nicht erhalten geblieben. 1600 schuf er für Heiligenberg einen ebenfalls nicht auf uns gekommenen Grabstein. 1604 erhielt er den Auftrag für einen Altar in Petershausen bei

Konstanz. Er starb jedoch unerwartet 1606, wahrscheinlich noch keine vierzig Jahre alt. Ein Jahr später heiratete Jörg Zürn seine Witwe und übernahm die Werkstatt.

Der Hochaltar der Hechinger Schloßkapelle muß mit seinen Maßen (fast 12 m Höhe und 7 m Breite) zu den größten Altären Süddeutschlands gehört haben. Er bestand aus einer großen Mittelgruppe der Marienkrönung, siebzehn Reliefs mit Szenen aus dem Marienleben sowie über zwanzig Einzelfiguren. 1814 wurde die Kirche abgebrochen. Die figürlichen Teile des Altars kamen in die Pfarrkirche von Jungingen, wo sich die meisten erhalten haben und eine weitgehende Rekonstruktion ermöglichen.[20]

Die rein weiße Fassung der Skulpturen mit einzelnen Vergoldungen erzeugt eine damals völlig neuartige monumentale Wirkung. Hell schreibt Virgil Moll die Mittelgruppe der Marienkrönung und die meisten kleineren Reliefs zu. Die kräftigen, athletischen Körper strahlen ruhige Würde aus, jedoch ohne Pathos, und erinnern an Skulpturen der italienischen Renaissance. Die Gewänder fallen in runden und tiefen Faltenzügen. Die eher summarische Behandlung von Einzelformen weist auf die Größe des Gesamtaufbaus und die kurze Entstehungszeit hin. Auch legte man damals mehr Wert auf die Gesamtwirkung und arbeitete Einzelheiten nicht so fein aus. Im übrigen lassen sich, wie damals weithin üblich, bei den Reliefs graphische Vorlagen vermuten.[21]

Der Auftraggeber des Altars, Graf Eitelfriedrich IV. von Zollern, stand mit den Jesuiten in München in Verbindung. Von ihnen könnte er für den Aufbau des Altars Anregungen erhalten haben. Daß er am Entwurf maßgeblich beteiligt war, beweist ein Vorvertrag mit dem Lindauer Bildhauer Gruber.[22] Somit hätten wir mir diesem Werk „ein Beispiel für eine besonders unmittelbare Wirkung gegenreformatorischer Tendenzen auf die Plastik einheimischer Künstler".[23]

Moll erhielt den Auftrag zwar allein, doch muß mit der Mitarbeit einiger Gesellen gerechnet werden. Daraus erklären sich auch manche Stilunterschiede. Zu diesen Mitarbeitern gehört auch der im nächsten Abschnitt besprochene Künstler.

Joachim Taubenschmid (um 1565? - vor 1622)[24]

Der Vater († 1593) Taubenschmids ist seit 1575 in Hausen im Killertal (bei Hechingen) nachgewiesen und betätigte sich als Schreiner. Joachim war 1589 bei Melchior Binder Geselle und arbeitete mit ihm am Salemer Chorgestühl. Daraufhin ging er nach Hechingen, heiratete dort und erwarb 1596 das Bürgerrecht. In Diensten des Grafen Eitelfriedrich IV. von Zollern hilft er Esaias Gruber beim Bau des gräflichen Schlosses mit. In der Folgezeit erhält er Aufträge rund um Hechingen, aber auch in Konstanz, Einsiedeln und der übrigen Schweiz.[25] Von seinen Spätwerken ist nur ein kleines Bronzerelief für das Grab des Grafen Eitelfriedrich bekannt (1605). 1617 wird Taubenschmid zum letzten Mal urkundlich erwähnt. Er muß vor 1622 gestorben sein.

Joachim Taubenschmid werden die beiden noch erhaltenen Passionsreliefs sowie einige Freifiguren des ehemaligen Hochaltars der Hechinger Schloßkapelle zugeschrieben. Ein Vergleich mit den vorher beschriebenen anderen Figuren Molls verdeutlicht die Unterschiede: Taubenschmid zeigt eine Vorliebe für schlanke Figuren mit auffallend kleinen und charakterisierten Köpfen, zierlichen Händen und etwas ausfahrenden Bewegungen. Darin offenbaren sich bei ihm noch gotische Tendenzen und ein nachwirkender Einfluß Binders, dem er kurze Zeit zuvor hatte beim Arbeiten über die Schulter blicken können. Andererseits verraten die trotz allem kräftigen, muskulösen Körper in ihrer hohen Plastizität und der weiche, geschwungene Gewandstil die italienischen Voraussetzungen. Mit diesem überlängten, dabei doch athletischen Figurentypus steht Taubenschmid dem italienischen Manierismus etwa eines Giambologna nahe. Vorwiegend bei den Reliefs dürfte Taubenschmid meist Vorlagen vermutlich niederländischer Herkunft verwendet haben.

Jakob Bendel (um 1585 - nach 1640)[26]

Von diesem Waldseer Bildhauer sind nur wenige genaue Daten bekannt. Einige Jahre lag er mit den Zürn, die ihn einen „Stümperer" genannt hatten, im Streit.

1611 erhielt Bendel den Auftrag für das Chorgestühl der Stiftskirche Zeil und ein Jahr später für eine nicht erhaltene Chorempore. Vom Truchsessen von Zeil scheint er noch weitere Aufträge bekommen zu haben. Denn 1612 wird er noch als „Bildhauer im Schloß" bezeichnet. 1616 führte er einen ebenfalls nicht mehr erhaltenen Altar der St. Sebastiansbruderschaft in der Johanneskapelle der Waldseer Stiftskirche aus. Bendel wird neuerdings auch die Holzgruppe der Marienkrönung im Waldseer Hochaltar zugeschrieben. Vor 1641 zog er ins „Bayerland", nach Pfarrkirchen in Niederbayern, wo sein 1624 in Waldsee geborener Sohn 1644 als Bürger angenommen wurde.

In der Spitalkirche von Bärenweiler stehen zwei von Bendel 1619 gefertigte Altäre: der Altar in der Nordkapelle, bei dem es sich um den im Verding genannten Hauptaltar handeln könnte, sowie der linke Seitenaltar. Hier in der Seitenkapelle läßt sich besonders in der Figur des Apostels Johannes Bendels Stil erkennen. Der Heilige steht in betontem Kontrapost. Sein rechtes Knie springt vor, und das Gewand legt sich in gekünstelt wirkenden Falten um den Körper. Der Gesichtstyp mit seinen kleinen Augen und Mund, den schmalen, geschwungenen Augenbrauen und der hoch gewölbten Stirn findet sich auch bei den Figuren des anderen Altars wieder. Mit ihren darüber hinaus verhältnismäßig schlanken Proportionen, ihren eher gezierten Bewegungen und puppenhaften Gesamtwirkung neigt Bendel eher zur manieristischen Strömung. Im architektonischen Aufbau und der Ornamentik mit ihren Engelshermen und Fruchtgehängen zeigt sich das Repertoire der Spätrenaissance. An einigen Teilen ist vielleicht ein begabteres Werkstattmitglied beteiligt gewesen.

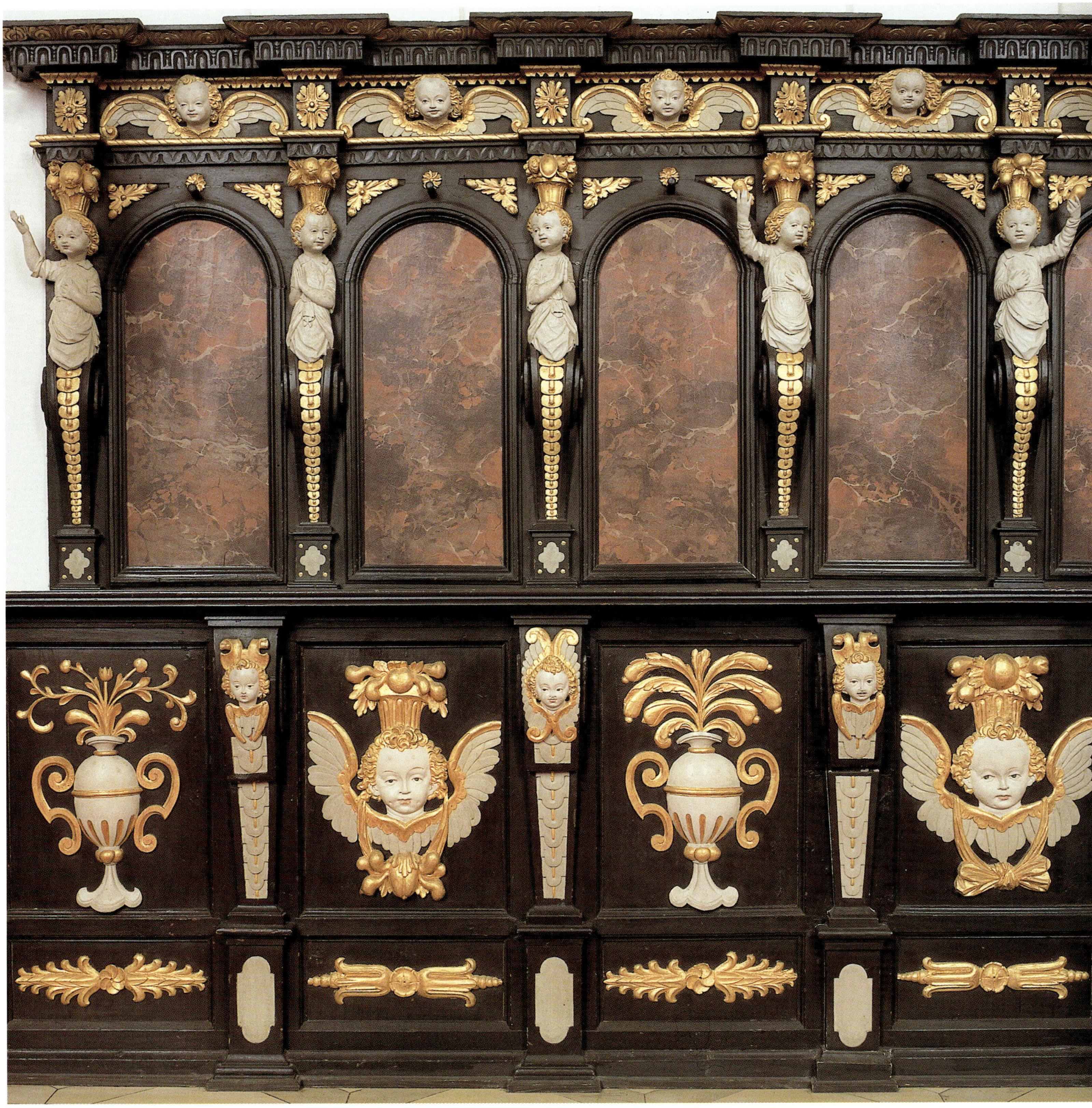

Abb. 157
Das Chorgestühl in der Zeiler Stiftskirche von Jakob Bendel, 1611

Abb. 158
„Johannes Ev." von Jakob Bendel, 1619, vom Altar der Seitenkapelle in der Spitalkirche von Bärenweiler

David Weiß d. J. (1582 Ravensburg - 1635?)[27]

1572 hat der Memminger Maler David Weiß d.Ä. das Ravensburger Bürgerrecht angenommen und eine Ravensburgerin geheiratet. Sein zweiter Sohn David kam am 4. Oktober 1582 auf die Welt. Er genoß eine Ausbildung zum Bildhauer und arbeitete nach zusätzlichen Wanderjahren wohl in der väterlichen Werkstatt. Die Familie Weiß gehörte der evangelischen Konfession an. Trotzdem erhielt sie Aufträge von den „Altgläubigen". So fertigte sie für die um 1609 erbaute Kollegiatskirche auf Schloß Zeil drei Altäre, über deren Verbleib nichts bekannt ist. Dazu kam um 1619 ein Altar für Bärenweilers Spitalkapelle. Zudem erhielt David Weiß d.J. auch Aufträge von der Stadt Ravensburg. Am 31. August 1629 starb David Weiß d.Ä., nachdem er kurz vorher noch katholisch geworden war. Die Werkstatt konnte sich nur noch wenige Jahre halten. Sein Sohn David d. J., dessen Sohn Martin, ein Bildschnitzer, sowie der Sohn Salomon, ein Goldschmied, und der Enkel Jakob, ein Maler, fielen wahrscheinlich 1635 der Pest zum Opfer.

Der rechte Seitenaltar der Spitalkapelle in Bärenweiler wurde 1619 an David Weiß, Bürger und Maler zu Ravensburg, „zue schneiden zue mohlen und auszumachen" in Auftrag gegeben.[28] Die Muttergottes in der Mitte des Aufbaus ist neueren Datums. Die im Aufsatz neben Gottvater sitzenden Engel dürften Werke Jakob Bendels sein. In den anderen Figuren - der Anbetung der Hirten in der Staffel, den Seitenfiguren der Heiligen Barbara und Ottilie sowie dem Gottvater im Aufsatz - wollte man lange Zeit Werke aus der Zürn-Werkstatt sehen. Da inzwischen aber bekannt ist, daß der bildschnitzende Sohn David d.J. höchstwahrscheinlich in der väterlichen Werkstatt mitarbeitete, ist eine Weitergabe des Auftrags an die Zürn-Werkstatt unwahrscheinlich. Der Stil der Figuren zeichnet sich durch eine „starke, teilweise kontrapostische Bewegung und die eigentümlichen, breitflächig konkav gemuldeten Falten ihrer Gewandung aus"[29] und leitet mit diesen Merkmalen in den frühen Barock über. Aufgrund dieser Eigenheiten wieder werden weitere Werke der Weiß-Werkstatt, ob von David Weiß d.J. oder einem ehemaligen Gesellen, in Grünkraut vermutet. Eine zumindest vorübergehende Mitarbeit von Weiß in der Zürn-Werkstatt ist jedoch nicht auszuschließen. So wird auch die Ähnlichkeit der beiden, lange der Zürn-Werkstatt zugeschriebenen Johannes-Figuren in Wilhelmskirch einerseits zu der Erlöser-Figur des Weißenauer Chorgestühls, anderseits auch zu den Bärenweiler Figuren verständlich, und somit ihre Zuschreibung von Schahl an Weiß d.J.[30] Manteuffel hält sie allerdings nach wie vor für Hauptwerke Michael Zürns (s. Ausstellung Mich e und f).

Das aus Nußbaum geschnitzte Weißenauer Chorgestühl besteht aus insgesamt 46 Chorsitzen, die sich in zweireihigen Gestühlshälften gegenüberstehen. In ihm ist ein sehr schönes Beispiel sakraler Kunst vom Ende der Renaissance am Übergang zum Barock erhalten geblieben. Trotz seiner reichen Ornamentik mit architektonischen Formen, Reliefs, vegetabilen Elementen bleibt es im Aufbau übersichtlich.[31] Besonders beachtenswert

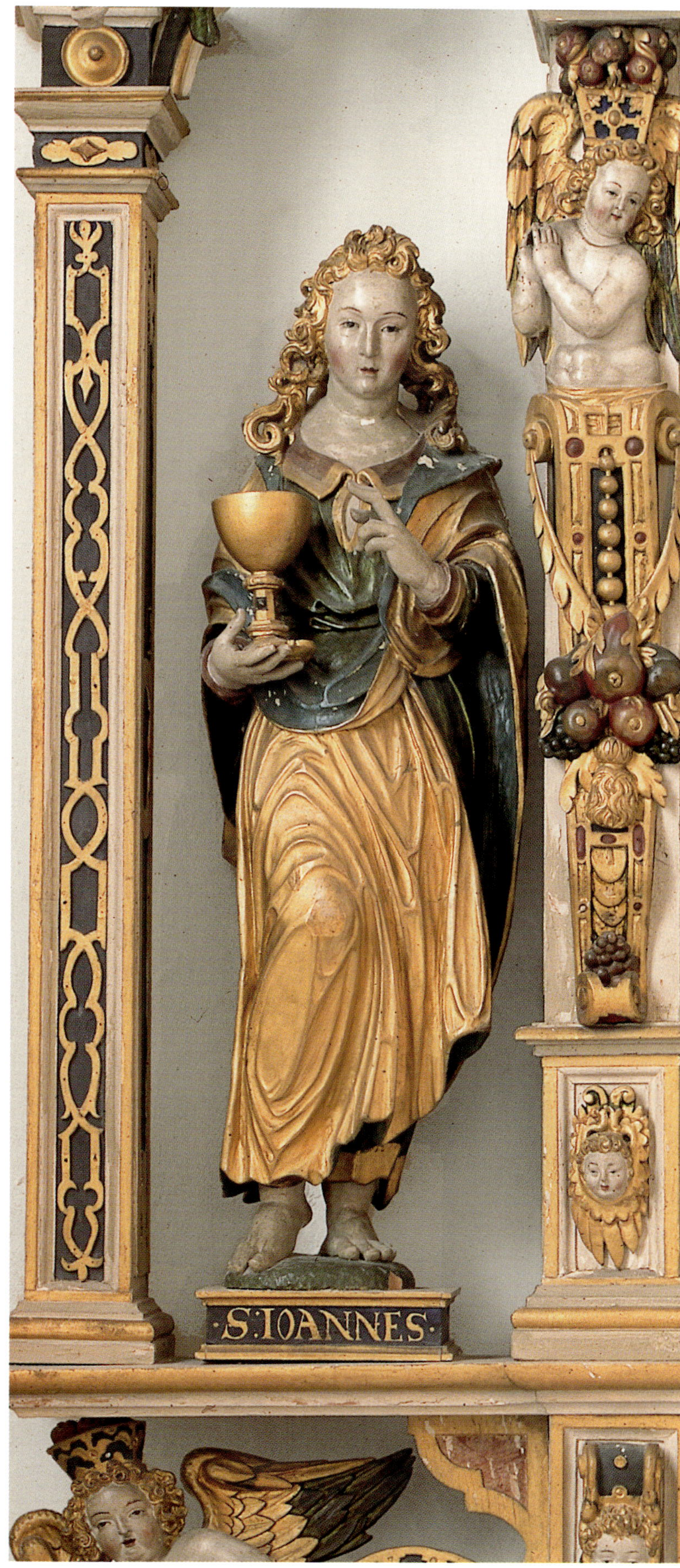

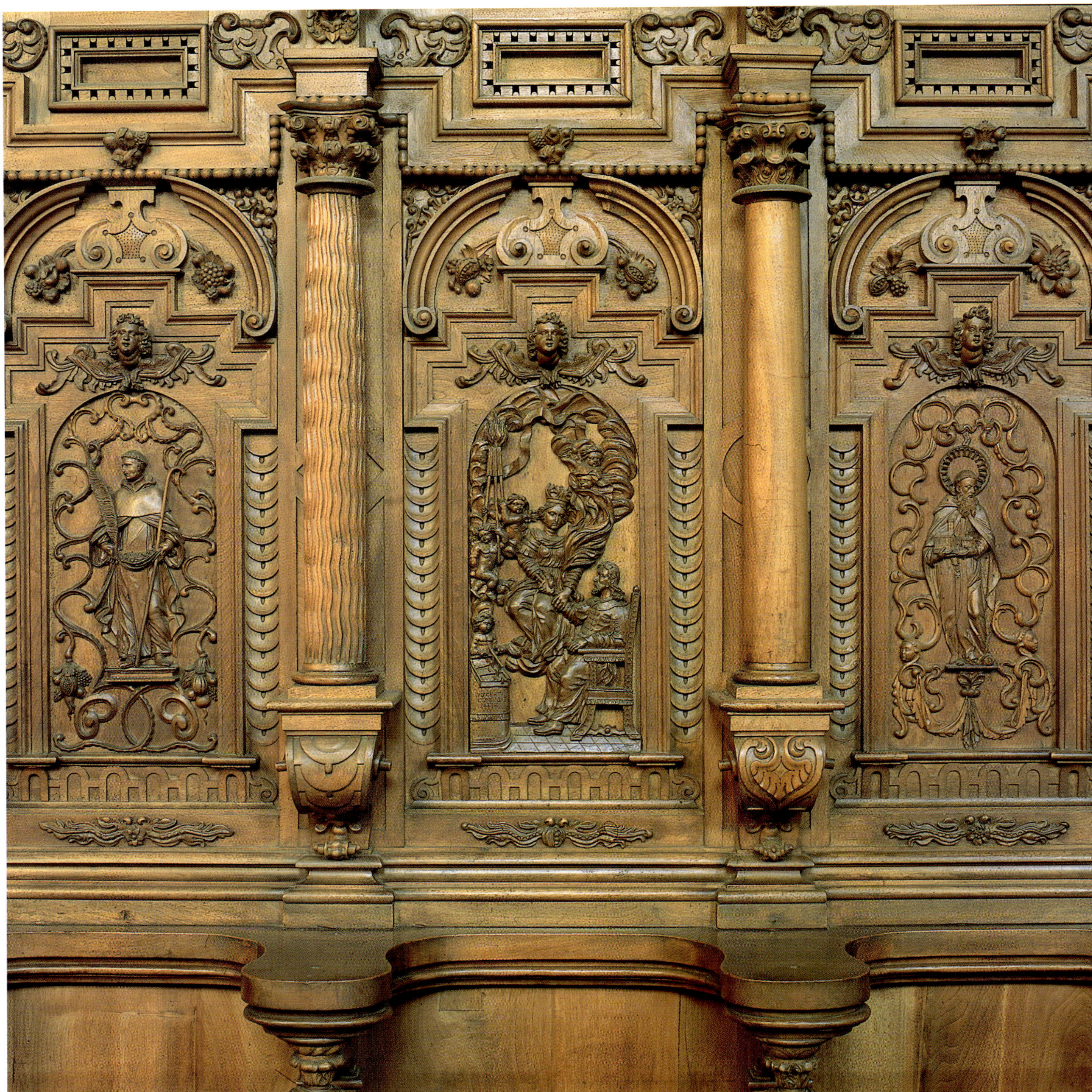

Abb. 159, 160
Details aus dem Weißenauer Chorgestühl, David Weiß d. J. zugeschrieben, vor 1635

sind die figürlichen Reliefs der Dorsale, die nach einem bestimmten ikonographischen Programm Heilige in Nischen darstellen. Bei näherem Zusehen muß angenommen werden, daß hier mehrere Hände unter einem oder mehreren Meistern gearbeitet haben, von denen jedoch keiner namentlich festgestellt werden konnte. Vermutungen konnten nur über die am südöstlichen Säulchen des Gestühls in einem Feston eingeschriebenen Initialen „MW“, darunter 1635, sowie „NB“ (ZB?) mit einem Tausendfüßler oder einer Raupe angestellt werden. Den durchbrochen geschnitzten Aufsatz erhielt das Gestühl erst 1686.

Neueste archivalische Erkenntnisse belegen, daß 1633 Gabriel Weiß d. J. mit dem Chorgestühl beauftragt wurde und er damals, als Beweis seines Könnens, die Relief-Figur des Hl. Petrus gefertigt und vorgezeigt hatte. Somit gäbe diese, noch erhaltene Petrus-Figur zusammen mit der Erlöser-Figur aus dem Chorgestühl (heute im Weißenauer Museum) neue Anhaltspunkte zur Weiß-Forschung. „MW“ stünde dann für seinen Sohn Martin (1611-1635?), der - wie sein Vater - nach 1635 nicht mehr genannt wird. Ob „NB“ ebenfalls ein vielleicht sogar selbständiger Bildschnitzer war, der der Weiß-Werkstatt angehörte oder nur Schreinerarbeiten ausführte, muß weiter offen bleiben.

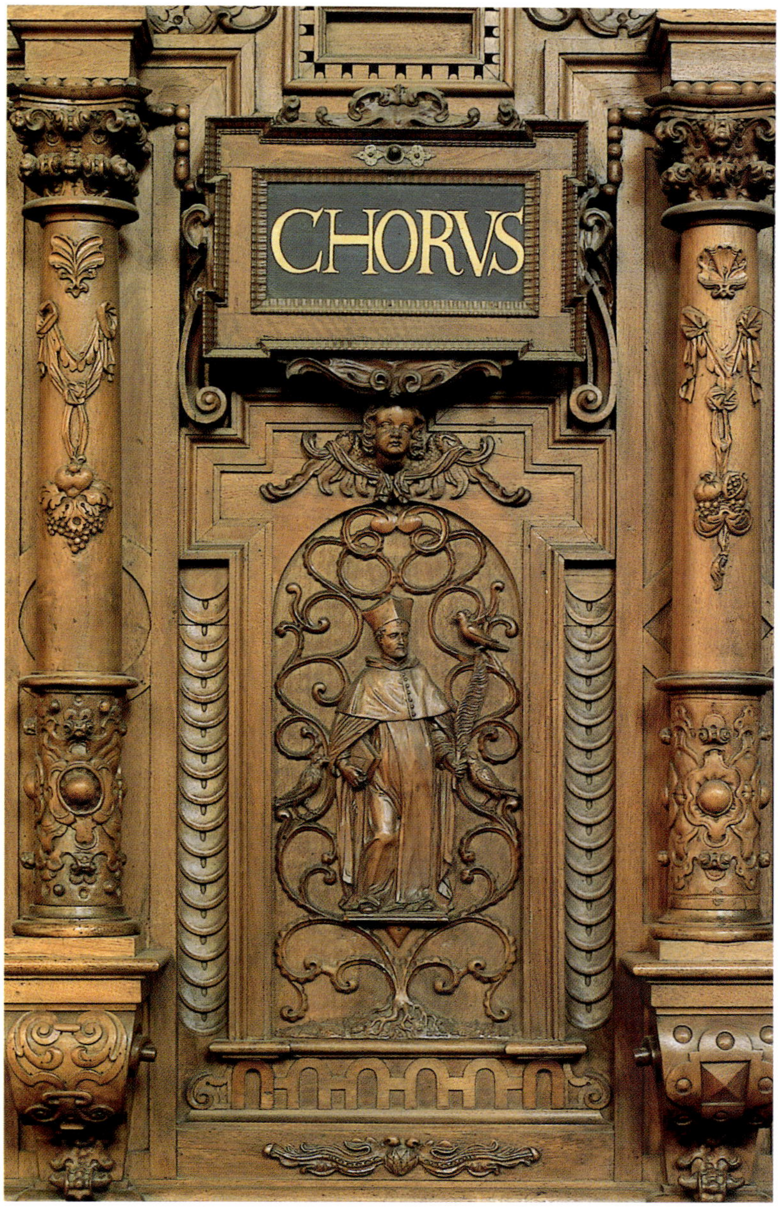

Zur Malerei

In der ersten Hälfte des 16. Jahrhunderts erreichte die Malerei, die auch in Oberschwaben und dem Bodenseegebiet Künstlerpersönlichkeiten hervorbrachte, eine hohe Blüte. Eine Führungsrolle nahm hierbei die Oberrhein-Region mit den Zentren Straßburg, Colmar, Freiburg, Basel ein. Dort waren Künstler wie Hans Baldung gen. Grien, Matthias Grünewald und Hans Holbein d.J. tätig. Seit der Jahrhundertmitte ist jedoch ein deutlicher Niedergang der religiösen und besonders der mariologischen Malerei festzustellen. Die Einführung der Reformation bedrohte viele bildende Künstler in ihrer Existenz und zwang viele zum Abwandern. Für Jahrzehnte herrschten in der Kunst Stillstand und allgemeiner Rückgang. Andererseits wandten sich manche Maler neuen profanen, antik-mythologischen Themen zu. In den überwiegend protestantischen Territorien Südwestdeutschlands entwickelten sich aus reformatorischen Glaubensvorstellungen heraus ikonographisch neue Typen, wie vor allem die Abendmahls-Darstellung, Bilderpredigten in der Art eines Wandelaltars (z. B. Mömpelgarder Altar [um 1540] von Heinrich Füllmaurer, Kunsthistorisches Museum Wien) oder Almosentafeln, die meist über Opferstöcken angebracht wurden.

Mangels kirchlicher Aufträge nahm nun die Bildnismalerei einen immer breiteren Raum ein. Seit dem Ende des 15. Jahrhunderts ließen sich Patrizier, Geschäftsleute, Gelehrte und Wissenschaftler selbstbewußt und aus einem neuen, individuellen Menschenverständnis heraus porträtieren. Seit dem ausgehenden 16. Jahrhundert bis in den Frühbarock hinein war der halbfigurige Ausschnitt sehr beliebt. Er zeigt den Oberkörper nahezu frontal, den Kopf oder das Gesicht im Dreiviertelprofil. Das Ulmer Museum verwahrt in den Bildnissen des Ulmer Patriziers Anton Schermar und seiner Frau Helena, beide gemalt von Andreas Schuch (nach 1600-1686), eindrucksvolle Beispiele. Letztlich sind es namentlich Porträts, die sich aus dieser Zeit erhalten haben.

Im Gefolge der Gegenreformation wurden auch Klöster und Kirchen neu ausgeschmückt. Dazu gehörte auch die Frauenzisterze Heiligkreuztal, wo der „Meister von Meßkirch“ seine Spuren hinterlassen hat. Doch vieles ist mit der späteren Barockisierung wieder verloren gegangen. Damals wurde der Flügelaltar vom festen Retabel-Altar mit einem Altarblatt als Zentrum und architektonischem, mit Figuren versehenen Aufbau oder Rahmen abgelöst. In der Weißenauer Klosterkirche hat sich der frühbarocke Hochaltar von 1631 erhalten: das Gemälde des

Augsburgers Christian Steinmüller 1628/1629 stellt den Abschied der Kirchenpatrone Petrus und Paulus und ihr Martyrium dar. Die Figuren lieferte 1631 Zacharias Binder, der Sohn Melchior Binders.

Darüber hinaus wurde im ausgehenden 16. und beginnenden 17. Jahrhundert das Ausmalen von Festsälen und großformatige Deckengemälde zu einem wichtigen Gebiet für Künstler, die oft aus dem Ausland hinzugezogen wurden. Bei der Verbreitung des internationalen Manierismus spielte Wendel Dietterlin (1550/1551 Pfullendorf - 1599 Straßburg), ein zu seiner Zeit bekannter Fassadenmaler, für den südwestdeutschen Raum eine große Rolle. Er veröffentlichte eine mit Radierungen illustrierte „Architectura", die in ihrer Formenvielfalt als eine der überraschendsten und originellsten unter den „Säulenbüchern" jener Zeit gilt.

Wie bereits erwähnt, blieb in unserem Gebiet aus der Zeit vor dem Dreißigjährigen Krieg an Malerei wegen der späteren barocken Überformung wenig erhalten. Dabei muß jedoch auch gesagt werden, daß wir uns hier auf einem noch wenig erforschtem Gebiet bewegen. Möglicherweise findet sich hinter manchem hochbarocken Rahmen ein älteres Bild aus dieser Zeit.

Mit den archivalisch überlieferten Namen von einheimischen Malern vor und um den Dreißigjährigen Krieg können nur selten bestimmte Werke in Verbindung gebracht werden.

Einige seien trotzdem hier genannt:

Johannes Debay/Thebay (vor 1580 - nach 1651)

Er war ein Sohn des Malers Hans Debay, der aus den Niederlanden stammte. Debay erhielt von der Abtei Heiligkreuztal und wohl auch von Zwiefalten einige Aufträge. In seinem Wohnsitz Riedlingen genoß er großes Ansehen. 1635 wurde er sogar Stadtoberhaupt. Sein ältester Sohn Johannes setzte die Familientradition fort und wurde ebenfalls Maler. Am kurfürstlichen Hof in München erfreute er sich eines guten Rufes. Die Familie Debay blieb noch bis ins 19. Jahrhundert hinein in Riedlingen heimisch.

Jörg Denzel (1584 Ulm - nach 1604)

Der Künstler entstammte einer Ulmer Malerfamilie. Er ist bis 1604 in Ulm nachgewiesen, scheint sich danach andernorts niedergelassen zu haben. Näheres ist nicht bekannt.

Hans Denzel (1572 Ulm - 1625 Ulm)

Er entstammte ebenfalls dieser Ulmer Künstlerfamilie. Hans Denzel war wohl hauptsächlich im Bereich der Buch- und Miniaturmalerei tätig. Auch sind von ihm Bildnisse „en miniature" sowie großflächige Wandmalereien bezeugt. 1618/1622 lieferte er Faßarbeiten und Altarblätter für die Ulmer Dreifaltigkeitskirche, 1622 auch Historienbilder für die Ratsstube. Von den nach seinem Tod vom Ulmer Rat erworbenen „Mappen und Abrissen" scheint nichts erhalten geblieben zu sein.

Hans Glöckler (geb. um 1590 Überlingen)

Er erhielt seine erste künstlerische Ausbildung wohl bei seinem Vater, dem Bildhauer Hans Ulrich Glöckler. 1606 wurde er Hofmaler der Grafen von Fürstenberg, in deren Besitz sich noch eine allegorische Darstellung von 1618 befindet. Außerdem werden ihm die Gemälde des von seinem Vater gestifteten Glöckler-Altars im Überlinger Münster sowie die seitlich der Haupttafel befestigten Flügeltafeln mit den lebensgroßen Bildnissen seines Vaters, seiner Mutter, seiner Schwester und von sich selbst zugeschrieben.

Johann Heinrich Schönfeld
(1609 Biberach a. d. Riß - 1684? Augsburg)

Der Oberschwabe lernte um 1626 in Memmingen bei Johann Sichelbein. Wahrscheinlich 1633 brach er nach Italien auf. Im selben Jahr sowie 1648/1651 ist er in Rom nachgewiesen. Auch scheint er sich in Neapel aufgehalten zu haben. 1651 verweilte er in Venedig. Ein Jahr später heiratete er in Ulm, ließ sich jedoch in Augsburg nieder. Dort war er besonders als Maler von Staffeleibildern mit Darstellungen von Soldatenszenen und Pastoralen, Historien und Altarblättern (z.B. 1656/57 für den Augsburger Dom) sowie Porträts tätig. Er übte mit seiner grazil verfeinerten und stimmungsvollen Kunst besonders auf die süddeutsche Malerei der zweiten Hälfte des 17. Jahrhunderts großen Einfluß aus.

Andreas Schuch
(nach 1600 „Nordheim im Frankhenland"? - 1686 Ulm)

Schuch erhielt 1630 durch Eheschließung das Ulmer Bürgerrecht. Er war vor allem als Bildnismaler tätig. Doch sind von seiner Hand auch Altarblätter erhalten sowie eine Anzahl häufig signierter Zeichnungen. In ihm sieht man den bedeutendsten Ulmer Maler des 17. Jahrhunderts. Seine frühen Porträts erinnern trotz barocker Auffassung auf Bildtraditionen an das 16. Jahrhundert.

Anmerkungen

1 Die oberschwäbische Kunst in der Zeit zwischen 1580 und 1630 ist leider noch wenig erforscht. Dasselbe gilt im Hinblick auf die Literatur über die Malerei. Als Standardwerk zu diesem Thema gilt immer noch die leider unveröffentlichte Dissertation von Helmut Hell: Forschungen zur süd-schwäbischen Plastik der Zeit der Gegenreformation. Diss. Tübingen (mschr.) 1948.

2 Hell (wie Anm. 1) 8-82b.

3 Ebd. 36 ff.

4 Ebd. 60.

5 Ebd. 83-87 sowie Schahl, Adolf: Beiträge zur Plastik des Manierismus in Oberschwaben. Jakob Bendel, David Weiß, Hans Dürner, Georg Grassender, in: Das Münster 14 (1961) 361-367. Ders.: Der Biberacher Bildhauer Hans Dürner ist nicht schlechthin ein Manierist, in: Heimatkundliche Blätter für den Kreis Biberach (BC), 2 (1979) II 13-18

6 Ebd. BC 15.

7 Ebd. 16.

8 Zu Binder vgl. Hell 88-161 sowie Bleicher, Walter: Melchior Binder - Ein bedeutender Bildhauer aus Hundersingen, in: Hundersingen an der Donau (Herbertingen 1990) 212-213. Der Aufsatz enthält eine Biographie und ein Verzeichnis der Werke Binders nach neuestem Stand.

9 Hell (wie Anm. 1) 152.

10 In den Salemer Rechnungsbüchern wird 1595 ein kleiner Altar für Ostrach erwähnt. Hell (wie Anm. 1) 103.

11 Ebd. 152.

12 Ebd. 164-178 sowie Ricke, Helmut: Hans Morinck - Ein Wegbegleiter der Barockskulptur am Bodensee. Sigmaringen 1973.

13 Zur Problematik über Morincks Herkunft. Ebd. 24-25.

14 Hell hatte noch Zweifel an der Urheberschaft Morincks. Ebd. 171-173. Ricke kann sie jedoch begründet ausräumen. Ricke (wie Anm. 12) 44, Anm. 148.

15 Ebd. 87.

16 Ebd. Abb. 58-59.

17 Dieses Motiv verwendete Morinck bereits bei einem weiteren, 1590/1591 entstandenen Relief „Christus am Kreuz“ in St. Stephan zu Konstanz, s. Ricke. Ebd. Abb. 26.

18 Ebd. Abb. 71-72.

19 Ebd. 196-222.

20 Es sind dies laut Hell die Freifiguren Christi und Gottvater aus dem Mittelstück, zwölf Relieftafeln verschiedenen Formats, die Freifiguren der Vier Evangelisten und der Hl. Anna, zwei kniende Engel und ein Posaunenengel. Ebd. 202.

21 Ebd. 210 ff.

22 Ebd. 213.

23 Ebd.

24 Ebd. 223-230.

25 Einige Beispiele. Ebd. 224.

26 Hierzu Schahl (wie Anm. 5: Manierismus) 60.

27 An dieser Stelle möchte ich Herrn F.-J. Merk aus Ravensburg danken, der mir in sein Manuskript zur Künstlerfamilie Weiß mit zahlreichen archivalischen Nachweisen Einblick gewährte.

28 Schahl (wie Anm. 5: Manierismus). Manteuffel hat die Skulpturer von Bärenweiler eindeutig aus dem Werk der Zürn ausgeschieden. Manteuffel, Claus Zoege von: Die Bildhauerfamilie Zürn 1606-1666 (Weißenhorn 1969) II 439-441, WU 11-16.

29 Schahl (wie Anm. 5: Manierismus) 364.

30 Ebd. und Manteuffel (wie Anm. 28) II 417, Mi 6.

31 Beck, Otto: Katholische Pfarrkirche Sankt Peter und Paul Weißenau (Kleiner Kunstführer 151). München-Zürich 1990[7] 13-14.

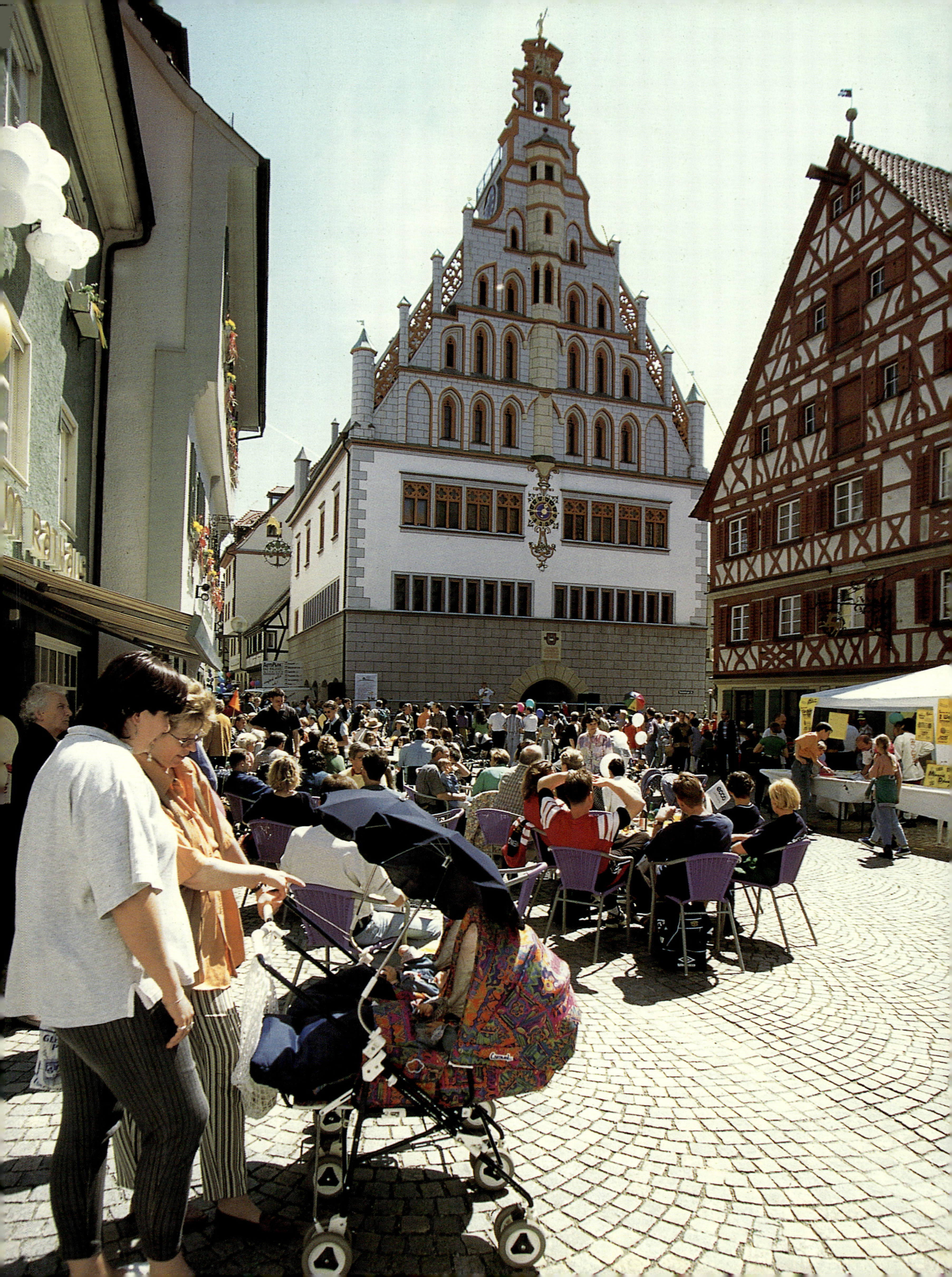

Herwig Hochdorfer

Das Waldsee der Zürnzeit 1585-1635

700 Jahre Stadtrecht für Waldsee 1298-1998

Am 13. September 1298 verlieh König Albrecht I. in seinem ersten Regierungsjahr auf Bitten der Herren von Wallsee dem Hauptort ihrer Herrschaft, „den klugen Männern, dem Schultheiß, den Räten, und allen Bürgern die Freiheiten, Vergünstigungen und Rechte der Stadt Ravensburg".

In den letzten drei Jahrzehnten des 13. Jahrhunderts wurden im Alten Deutschen Reich über 200 Städte gegründet, mehr als jemals im gleichen Zeitraum zuvor oder später. Stadtherr war der geistliche oder weltliche Herr, auf dessen Grund und Boden eine Siedlung zur Stadt erhoben wurde. Die Gründung einer Stadt brachte dem Stadtherrn offenbar große Vorteile.

Als Kennzeichen einer Stadt gelten hauptsächlich drei Unterschiede gegenüber einem Dorf: Stadtrecht, Mauer und Markt.

Mauer - eine ummauerte Stadt konnte den Schutz einer Burg ersetzen.

Markt - mit dem Marktrecht sollte eine neue Stadt zum Handelszentrum werden, was, modern gesagt, die Steuerkraft hob.

Stadtrechte - diese betrafen in erster Linie die Bewohner. Aus dem umgebenden Land wurde ein Bezirk mit eigenem Recht herausgeschnitten, in welchem die Bürger bei der Stadtregierung und dem Stadtgericht mitwirken konnten. „Stadtluft macht frei", d.h., in der Stadt gab es keine persönlich Unfreien, keine Leibeigenen.

Das 1426 erbaute mächtige Rathaus mit seinem Ratssaal und der Statue der Gerechtigkeit als Giebelbekrönung stellt heute noch dem Einheimischen und dem Fremden vor Augen, was Stadtrecht bedeutet hat. Welchen Wert Stadtrecht, Markt und Mauer hatten, spürten auch die Bildhauerfamilien Zürn und Bendel während ihrer Zeit in Waldsee - vor allem im Dreißigjährigen Krieg. In diesem litten zunächst die Menschen auf dem Lande, erst später wurden auch viele Städte ruiniert. Die Stadtmauer konnte vor kleineren Soldatenhaufen schützen, einer Belagerung durch eine größere Abteilung konnte eine Stadt aber kaum standhalten. Landwirtschaft, Handel und Wandel lagen darnieder. Die Stadtkasse wurde leer. Die Menschen verarmten, viele hungerten und starben an Seuchen. In der schlimmsten Zeit gab es weder Rats- noch Gerichtssitzungen. Die Bildhauer hatten keine gesicherte Existenz mehr und warderten aus.

Die heutige Großvätergeneration mußte einen ähnlichen Zusammenbruch vor und nach dem Ende des Zweiten Weltkrieges erleben. Zu ihrer Erfahrung zählte auch, wie nach einer Katastrophe, gleich wie damals, bald wieder der Lebenswille erwachte und wie Entbehrungen und Arbeit zu Wiederaufbau und Wohlstand führten.

Heute bedeutet Stadt eher Kommune mit selbstverständlichen Dienstleistungen. Daneben aber bedeutet Stadt - vor allem Kleinstadt - für viele einen geschützten Lebensraum (wenn auch ohne Stadtmauer). Stadt ist heute Mittelpunkt für Familie, Freunde und meist auch Beruf. Stadt ist heute Heimat, so daß ein Stadtjubiläum an der Geschichte der Heimatstadt Interesse wecken kann und soll.

Die Werke der Zürnfamilie trugen den Namen Waldsees weit nach Süddeutschland und darüber hinaus. Zum Kunsterlebnis und zur Einfühlung in die religiösen Empfindungen der Künstler mag der Besucher der Ausstellung auch die Frage nach dem Nährboden stellen, aus dem diese Kunst erwuchs. Die einheimischen Besucher mag die Betrachtung der Zürnwerke und der Blick in die Waldseer Geschichte anregen, sich mit ihrer Heimatstadt verbunden zu fühlen.

Abb. 161
Der neugestaltete Platz mit dem 1426 unter Ulrich Kuderer erbauten Rathaus.

Eine Stadt mit konfliktträchtigen Herrschaftsverhältnissen

Entscheidende Ereignisse in Waldsees Geschichte

926, im Jahr eines Ungarneinfalls, gehörten der Ort Walahse mit dem Haistergau wie einige andere Orte in Oberschwaben zum Kloster Weißenburg im Elsaß.

Weiter zurück in der Geschichte als die erste schriftliche Aufzeichnung des Orts führt der Ortsname selbst: Wala(c)hse(o), d.h. der See oder der Ort, an dem Walchen wohnen. Walchen waren romanisierte Kelten. Die Ortsbezeichnung muß von Alemannen geprägt worden sein, als sie in dem von den Römern aufgegebenen Oberschwaben diesen als fremd angesehenen Siedlern begegneten.

1181 wurde das kurz vorher - höchstwahrscheinlich von den Welfen - gegründete Chorherrenstift St. Peter durch Kaiser Friedrich I. bestätigt. Der Stiftspropst war zugleich Pfarrherr von Waldsee.[1]

1258 bekräftigte eine Urkunde Papst Alexanders IV. dem Chorherrenstift seinen Besitz und seine Immunität.

1298, am 13. September, im Jahr des Sieges über König Adolf von Nassau, verlieh König Albrecht I. auf Bitten der Herren von Wallsee deren Hauptort Wallsee die Stadtrechte von Ravensburg.[2] Wie neuerdings nachgewiesen wurde, war diese Stadterhebung nur der konsequente Abschluß einer längeren Entwicklung. So gab es 1298 in Waldsee schon einen Rat.[3]

Bis zur Zeit Rudolfs von Habsburg hatten die Ministerialen von Wallsee ausgedehnte Besitzungen erworben. Sie versuchten von nun an nicht mehr, ihre Herrschaft zu einem eigenen Territorium auszubauen, sondern folgten den Habsburgern nach Österreich und stiegen dort zu hohen Stellungen auf.

1331 verkauften die Söhne der ausgewanderten Wallseer ihren schwäbischen Besitz an das Haus Österreich. Seit 1338 verwendete die Stadt Waldsee ein Stadtsiegel, in dem seit 1372 das Wappen der Herren von Wallsee nachgewiesen ist.[4]

1386 wurde Waldsee nach anderweitigen Verpfändungen an Truchseß Johannes II. von Waldburg versetzt gegen Besitz der Ehefrau, Gräfin Katharina von Cilli, im heutigen Slowenien.

Damit waren die Herrschaftsverhältnisse in Waldsee bis 1680 festgelegt. Die 1384 ebenfalls an den Truchsessen verpfändeten Städte Mengen, Riedlingen und Munderkingen und das 1386 dazukommende Saulgau wurden später zusammen mit Waldsee ihres gemeinsamen Schicksals wegen als die „fünf Donaustädte“ zusammengefaßt, obgleich nicht alle an der Donau liegen. Zu gegenseitiger Unterstützung schlossen sie mehrmals Bündnisse.[5]

1392 und 1415 wurden Aufstände der Waldseer gegen die Pfandherrschaft niedergeschlagen und durch Schiedsgericht adliger Herren mit Unterwerfungsverträgen beendet (den „Auflaufbrief“ und den „Bösen Brief“).[6]

1426 wurde in Waldsee das eindrucksvolle spätgotische Rathaus erbaut.

1434 verlieh König Sigismund der Stadt das landesherrliche Hoheitsrecht der Blutgerichtsbarkeit. Dieses war das wichtigste der Privilegien, die Waldsee erlangte und von den Herrschern immer wieder bestätigt erhielt, so daß man die Stellung von Waldsee als reichsstadtähnlich bezeichnen kann.[7]

1525 bewahrte die Stadt Waldsee die Familie Georgs III., des Bauernjörgs, im Waldseer Schloß davor, daß sie von aufständischen Bauern als Geiseln genommen wurde. Aus Dankbarkeit setzte dieser 1527 den „Bösen Brief“ außer Kraft.

1530 wurden gemäß dem von allen katholischen und evangelischen Herrschaften anerkannten Täufermandat Karls V. in Waldsee acht Wiedertäufer, darunter drei Frauen, hingerichtet. Das Ereignis wurde legendenhaft mit einem Bildersturm und anschließendem Blutbad verbunden („Waldseer Blutsonntag“).[8]

Seit 1515 wurden Vertreter der Donaustädte zu den Tagungen der (schwäbisch-)österreichischen Landstände geladen, wo zum Beispiel über Türkenhilfe und Kriegssteuern beraten wurde.

Das läßt erkennen, daß Österreich die Verbindung mit den Donaustädten nicht abreißen lassen wollte, während die Pfandherren diese ihrem Territorium einverleiben wollten. Seit einem Vertrag im Jahre 1454 sprachen sie nicht mehr von Pfandschaft, sondern von „mannserblicher Inhabung“, also einem Erbrecht auf die Donaustädte.

Konflikte mit Auswirkungen bis in die Zürnzeit

Es gab nicht nur zeitweilig Spannungen zwischen dem Haus Habsburg und dem Haus Waldburg wegen der Donaustädte. Durch die ganze Geschichte Waldsees zogen sich fortwährende Auseinandersetzungen zwischen Stadt und Stift, zwischen Stadt und Pfandherr, auch zwischen Bürgerschaft und Rat und gelegentlich zwischen Stift und Pfandherr.[9] Die Auswirkungen zweier spätmittelalterlicher Konflikte sind sogar bis in die Waldseer Zürnzeit festzustellen.

Die Streitfälle wurden nach kurzem Verhandeln, oft aber erst nach jahrelangem zähem Bemühen durch ein Schiedsgericht oder auch durch die zuständigen übergeordneten weltlichen oder kirchlichen Instanzen entschieden.

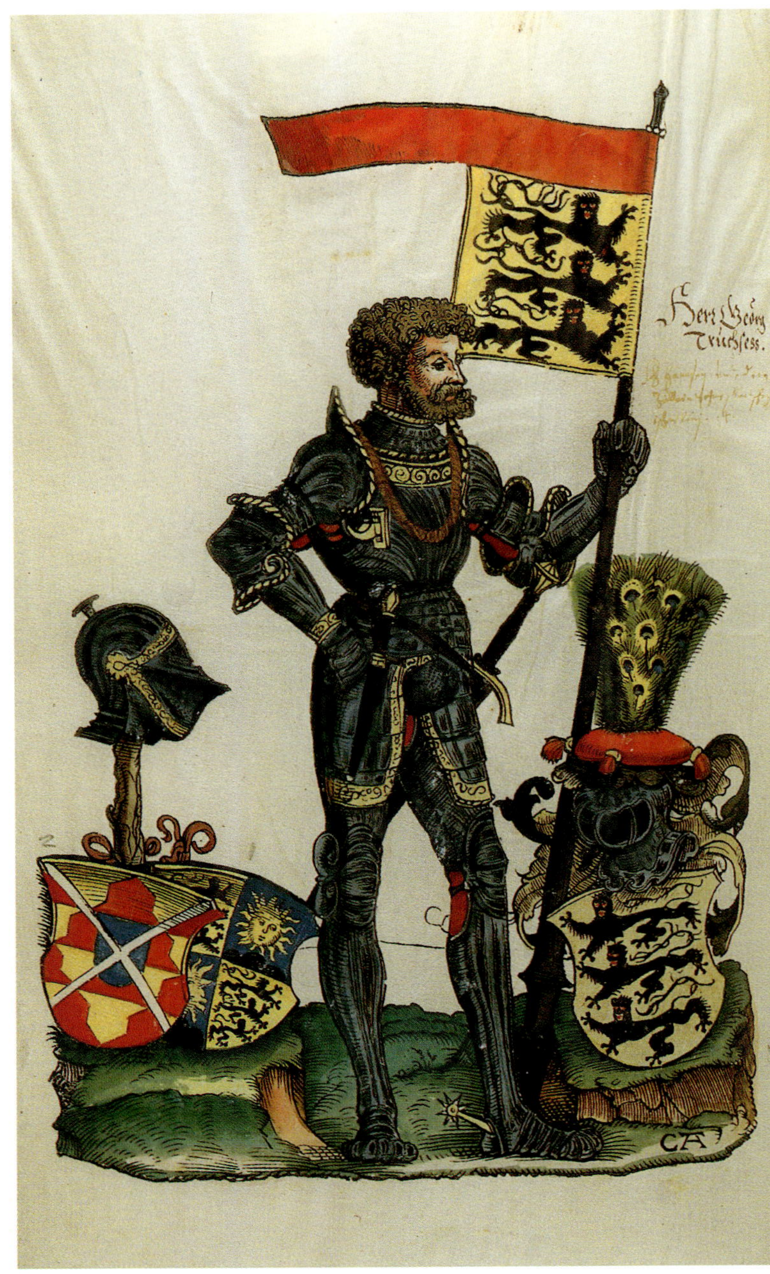

Abb. 162
Georg III. (geb. 1488 in Waldsee, 1511-1531). Im Auftrag des Schwäbischen Bundes, in dem weltliche und geistliche Herren und Städte zusammengeschlossen waren, besiegte er 1525 die aufständischen Bauern in Schwaben und Franken. (nach einem Stich von Christoph Amberger)

Stadt gegen Pfandherr

Die zwei Aufstände der Waldseer gegen den neuen Pfandherrn, Truchseß Johann II. („mit den vier Frauen"), wurden jeweils mit einem Unterwerfungsvertrag beendet, dem „Auflaufbrief" von 1392 und dem „Bösen Brief" von 1415.[10] Der „Auflaufbrief" ist die wichtigere Urkunde für die Geschichte der Stadt, denn seine Bestimmungen blieben bis 1583 in Kraft, auch als Truchseß Georg III., der Bauernjörg, 1527 den Bösen Brief zurücknahm. Diese Urkunde hatte den Waldseern für rebellisches Verhalten die Rechts- und Ehrloserklärung sowie hohe Geldstrafen angedroht.

Es würde zu weit führen, auch auf die Passivität der Landesherren und die Verflechtung des ersten Aufstandes in die Kämpfe des Städtekrieges und Schweizerkrieges einzugehen.[11]

Bei dem „Auflauf" gegen den neuen Pfandherrn wurden 1392 Gebäude des Truchsessen beim Schloß abgebrochen. Die Mehrheit der Waldseer war, wie die Urkunde sagt, an dem Aufruhr nicht beteiligt, allerdings waren wohl Ratsherren verwickelt. Der Truchseß mit seinen Verbündeten schlug den Aufstand nieder, und die Stadt mußte sich dem Schiedsgericht von sieben durch den Truchseß ausgesuchten adligen Herren beugen. Die anwesenden Vertreter dreier Donaustädte waren lediglich Zeugen. Sechs „anhaber" (Anstifter) mußten „aun all gnaud" (ohne Gnade) an den Truchsessen ausgeliefert werden. Sechs Flüchtigen wurde dasselbe angedroht, drei weitere wurden der Stadt verwiesen. Andere Personen, deren Beteiligung sich herausstellen würde, sollten durch den Rat verurteilt werden.

Aus den 13 Urfehden, dem eidlichen Verzicht auf Rache, geht hervor, daß nur vier der namentlich genannten zwölf Hauptschuldigen nicht freigebeten bzw. begnadigt wurden. Diese vier sind wahrscheinlich die vier, die hingerichtet wurden.[12]

Die Begnadigten durften unerlaubt „niemer ... Richter und des Rauts ze Walsse werden". Wer sich in Zukunft gegen den Truchsessen oder den Rat (!) verschwöre oder zusammentue („gelüptnüst oder gesellschaft getaun hett"), sollte dem Truchsessen mit Leben und Gut verfallen sein, ebenso jeder, der davon wisse und es nicht anzeige. - So mußten die Waldseer nach dem „Auflaufbrief" von 1392 beim Bürgereid alljährlich schwören, „den auflaufbrieff tzuhalten".[13] Auch Hans Zürn d. Ä., der 1582 heiratete und Waldseer Bürger wurde, dürfte den Eid in dieser Form abgelegt haben.

Der „Auflaufbrief" ist auch deshalb bedeutsam, weil er die Erklärung liefert, weshalb in Waldsee keine Zunftverfassung wie in anderen Städten entstand. Zunftverfassung heißt: die Zünfte erzwangen vom Rat einen Vertrag, eine Verfassungsänderung, nach der stets eine bestimmte Zahl führender Zunftmitglieder im Rat vertreten sein mußte.[14] Der „Auflaufbrief" verbot jedoch bei Strafe für Leben und Gut, daß jemand gegen den Truchsessen und seine Leute sowie den Rat opponierte oder sich mit anderen zusammenschloß. Die Forderung nach einer Zunftverfassung (also gegen den Rat) wäre demnach mit der Todesstrafe bedroht gewesen. So war die eine Folge davon, daß von da an nur Männer Ratsmitglied werden konnten, die dem Truchsessen ergeben waren. Die zweite Folge war, daß die politische Betätigung der Zünfte unmöglich wurde. Zunftmitglieder konnten nur als Einzelperson in den Bürgerausschuß oder Rat gewählt werden. Die Zünfte mußten sich so auf wirtschaftliche, soziale und kirchliche Funktionen beschränken. Die Zünfte hießen in Waldsee wohl auch deshalb „Kerzen", weil sie reihum Altarkerzen stifteten.

Stadt gegen den Propst

Ganz anderer Art war der Streit, der 1474 zwischen der Stadt und dem Stiftspropst beim Bau der Frauenbergkapelle ausbrach und über dreißig Jahre dauerte(!).[15] Mit dem Bau der Kapelle „Beatae Mariae Virginis" außerhalb der Stadt auf städtischem Grund wollten die Waldseer eine vom Propst unabhängige Kirche gründen. Die Pfründe für den vorgesehenen Kaplan sollte aus den Erträgen gestifteter Äcker und Zehnten und dem anfallenden Opfergeld dotiert werden. Propst Heinrich (1450-1492) erhob Einspruch. Die ganze Stadt gehörte zu seinem Pfarrbezirk, und er wollte auf Rechte und Einkünfte nicht verzichten, die der Propstei nach Kirchenrecht zustanden. Auch an anderen Orten wurden neue Kirchen nur als Filialkirchen zugelassen, die in der Gottesdienstordnung und Vermögensverwaltung dem Inhaber der Pfarrstelle unterstanden.

Die beiden Parteien legten ihre Auffassung Truchseß Georg II. (1467-1482) dar, der „als ein friuntlicher mittler und tädingsman" eine für die Stadt günstige Vereinbarung zustande brachte. Vermutlich glaubte man in Waldsee während des 1474 entstandenen und bis 1480 dauernden Bistumsstreits die bischöfliche Bestätigung für diesen Vertrag leicht zu erhalten - es gab einen Bischof in Konstanz und einen in Radolfzell. Zwar hieß es in dem Vertrag, die Kapelle werde „dem gotzhus ze Waltsee an allen pfarrlichen rechten unschädlich" errichtet. Auch war genau festgelegt, welche priesterlichen Amtshandlungen in der Kapelle vorgenommen und wann welche Gottesdienste gehalten werden durften. Laut Vertrag sollte dem Propst ein Drittel des Opfergeldes zufallen, er sollte jedoch zehn Jahre lang zum Nutzen der Kapelle auf dieses Drittel verzichten. Nach Ablauf dieser Frist müsse der Herr von Waldsee über den weiteren Verbleib des Drittels endgültig entscheiden. Die zwei Pfleger, die das Kirchenvermögen zu verwalten hatten, sollten von der Stadt eingesetzt werden. Bei ihrer Rechenschaftslegung vor dem Rat könne der Propst anwesend sein und Vorschläge machen, er könne aber vom Rat überstimmt werden.

Die Bestätigung durch Bischof Otto von Sonnenberg blieb bis 1482 aus, vielleicht als Folge des Bistumsstreits, vielleicht auch weil der Bischof seinen Vetter, Truchseß Georg, nicht vor den Kopf stoßen wollte. Dieser war vier Monate vor dem Eintreffen des bischöflichen Schreibens verstorben. Der Bischof betonte, daß für die Gründung einer Kirche allein er zuständig sei und daß geistliche Personen der Jurisdiktion des Bischofs unterstünden. Um des Friedens in Waldsee willen erteilte er aber dem Vertrag seine Bestätigung.

1483 war genug Vermögen gestiftet, um einen Kaplan zu versorgen. Nach der Stiftungsurkunde sollte der Kaplan zunächst jährlich 40 Pfund, später 50 Pfund Heller erhalten und in einem Priesterhaus Wohnung nehmen. Seine Pflichten wurden genau festgelegt, z.B. müsse er in jeder Woche mindestens vier Messen lesen usw. Die Stadt als Begründer der Stiftung besaß bei Neubesetzung der Kaplanstelle das Präsentationsrecht. Von den zwei Pflegern solle nur einer von der Stadt, der andere vom Propst ernannt werden. Diesmal wurde die Stiftung schon 10 Tage später vom Bischof bestätigt.

In einem neuen Vertrag präzisierte der Propst 1484 seine Forderungen noch einmal: Stolgebühren ganz, vom Opfergeld den Überschuß über fünfzig Pfund zur Verwendung für die Pfarrkirche, der Bedarf der Frauenbergkapelle rückte an die zweite Stelle.

Noch 1505, als in Innsbruck ein längerer Vertrag ausgehandelt wurde, befaßte sich ein Artikel mit der Frauenbergkapelle. Der Streit sollte endgültig beigelegt sein. Die Besetzung der Pflegerstellen und die Abführung des Überschusses von allen Einnahmen wurden festgelegt. Der Propst hatte nun seine Rechte völlig durchgesetzt.

Für die Bildhauerfamilie Zürn wurde die von den Waldseer Bürgern erbaute Frauenbergkapelle von Bedeutung, als diese, jetzt auch als Wallfahrtskirche genutzt, 1624 vergrößert wurde. Der Rat von Waldsee erteilte Hans Zürn d. Ä. mit seinen Söhnen Michael und Martin den Auftrag, den alten gotischen Choraltar durch einen neuen zu ersetzen.

Die Lebenszeit von Hans Zürn d. Ä. und seinen sechs Söhnen

Hans Zürn d. Ä. ist etwa um 1555 geboren, heiratete 1582 in Waldsee und starb nach 1631. Seine Söhne wurden zwischen 1583 und 1598 in Waldsee geboren und lebten bis zum Ende ihrer Lehrzeit beim Vater. Danach war Jörg nachweislich 1611 zeitweilig in der Werkstatt seines Vaters tätig. Die Söhne Martin

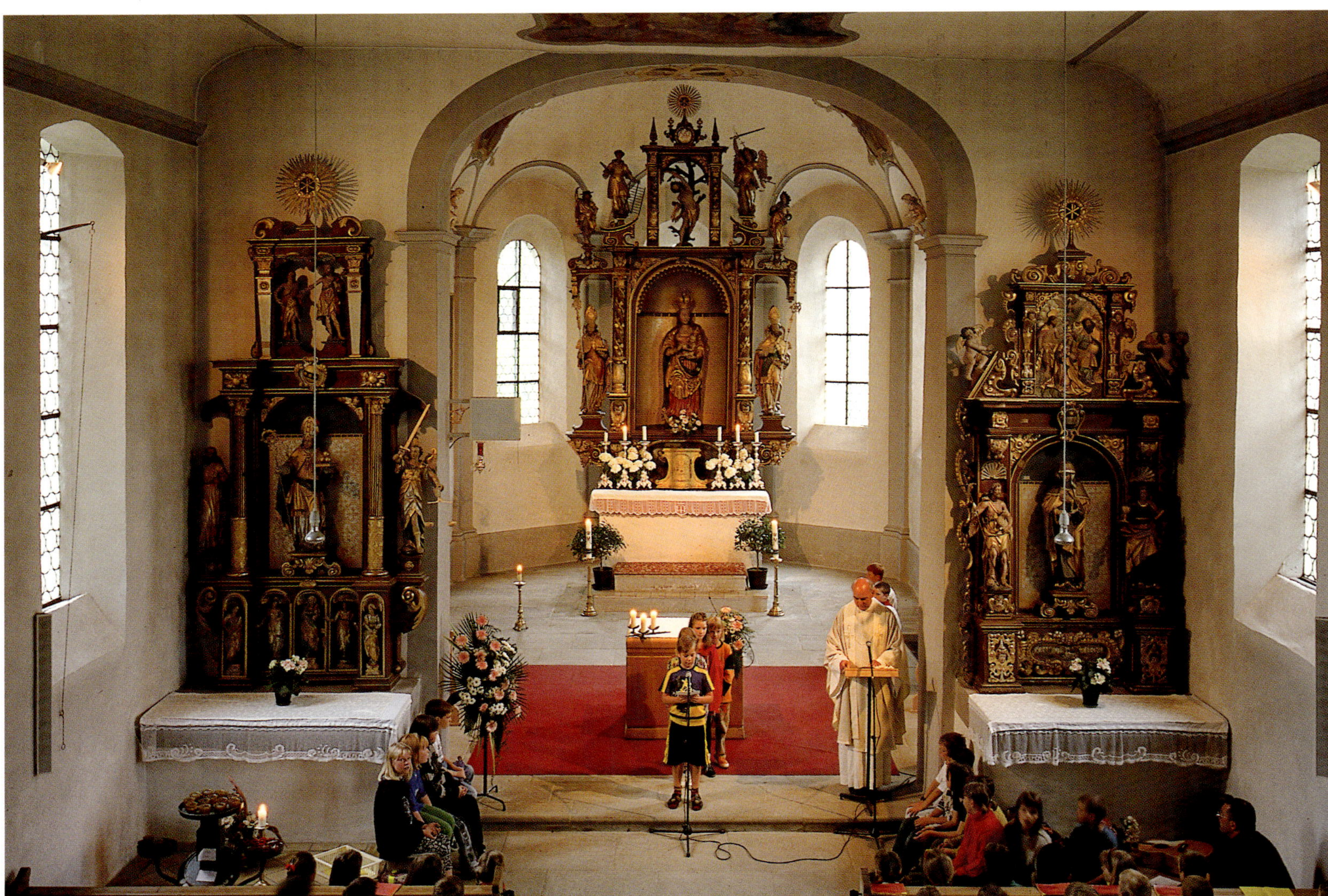

und Michael arbeiteten von 1616 wohl bis zum Tod des Vaters 1631 in Waldsee als Gesellen. Sie waren also vermutlich außer in ihrer Jugend noch etwa zwei Jahrzehnte in Waldsee. Wie sah diese Stadt aus, wie lebte man in ihr?

Waldsee - Stadt zwischen zwei Seen

Von der Ausdehnung der Stadt Waldsee zur Zeit der Zürn kann man sich leicht ein Bild machen: Seit 1292 waren das Chorherrenstift mit der Stiftskirche und die Vorstadt gegen das Schloß zu in die Ummauerung einbezogen, seit 1403 auch die Wurzacher Vorstadt. Bis zur Mitte des 19. Jahrhunderts änderte sich der äußere Umfang der Stadt nicht mehr. Erst dann wurden, wie in vielen anderen Städten, die einengenden Mauern und Tore abgebrochen. Von den drei großen Toren, dem Ravensburger, dem Biberacher und dem Wurzacher Tor, blieb nur das letztere erhalten. Der aufmerksame Beobachter findet heute noch an wenigen Stellen Reste der Stadtmauer, z. B. bei dem neuerdings restaurierten Vötschenturm.

Der beste Blick über den Stadtsee und die Stadt, die heutige Altstadt, bot sich damals - wie heute noch - dem Besucher, der, von Biberach kommend, auf der Anhöhe stand. Auf der Seeseite genügte zum Schutz der Stadt eine einfache Mauer mit Wehrgang. Auf der Landseite der Stadt war die Mauer doppelt, dazwischen ein Zwinger. Vor der äußeren Mauer verlief ein von dem Bach am Fuß des Frauenbergs gespeister Wassergraben.

Sofort ins Auge fielen die repräsentativen Bauten der drei Machtzentren der Stadt: das Schloß des Truchsessen von Waldburg, zwischen Stadt und Schloßsee gelegen, das Chorherrenstift St. Peter mit der Stifts- und Pfarrkirche von 1479, damals noch mit einem einzigen gotischen Turm, und den übrigen vorbarocken Gebäuden, z. B. der Prälatur. Nicht zuletzt überragte das hochgiebelige 1426 erbaute spätgotische Rathaus[16] mit dem gegenüberliegenden Kornhaus die anderen Dächer der Stadt. Auch das Spital zum Hl. Geist mit seiner Kapelle und den Wirtschaftsgebäuden war über den See hinweg gut zu erkennen. Dahinter war die Kirche zur Himmelspforte sichtbar, nach dem Förderer des Baus meist Krettlinskirche genannt.

Diese Kirche lag bei der Hochstatt, ursprünglich „Hofstatt", einem großen freien Platz zwischen der ehemaligen Stadtmauer und der Wurzacher Vorstadt. Dort hatte das Kloster Schussenried seinen Hof mit den dazu gehörigen Gebäuden auf klostereigenem Grund und Boden. Die Erweiterung der Hauptstraße zwischen Kornhaus und Rathaus bildete einen weiteren Platz. Den freien Raum vor der Stiftskirche nahm zum großen Teil der damalige Friedhof ein. Die Häuser standen zum Teil dicht beieinander. Als 1625 an der Stelle des Geburtshauses von Elisabeth Achler, der berühmtesten Waldseerin, der später seliggesprochenen Guten Beth von Reute, eine Kapelle erbaut wurde, mußten drei benachbarte Bürger entschädigt werden, weil ihren Häusern durch die Kapelle zuviel Licht genommen wurde. Für den Ankommenden, der über den See blickte, war diese Kapelle sowie das Franziskanerinnenkloster beim Burgtor durch die Kirche verdeckt.

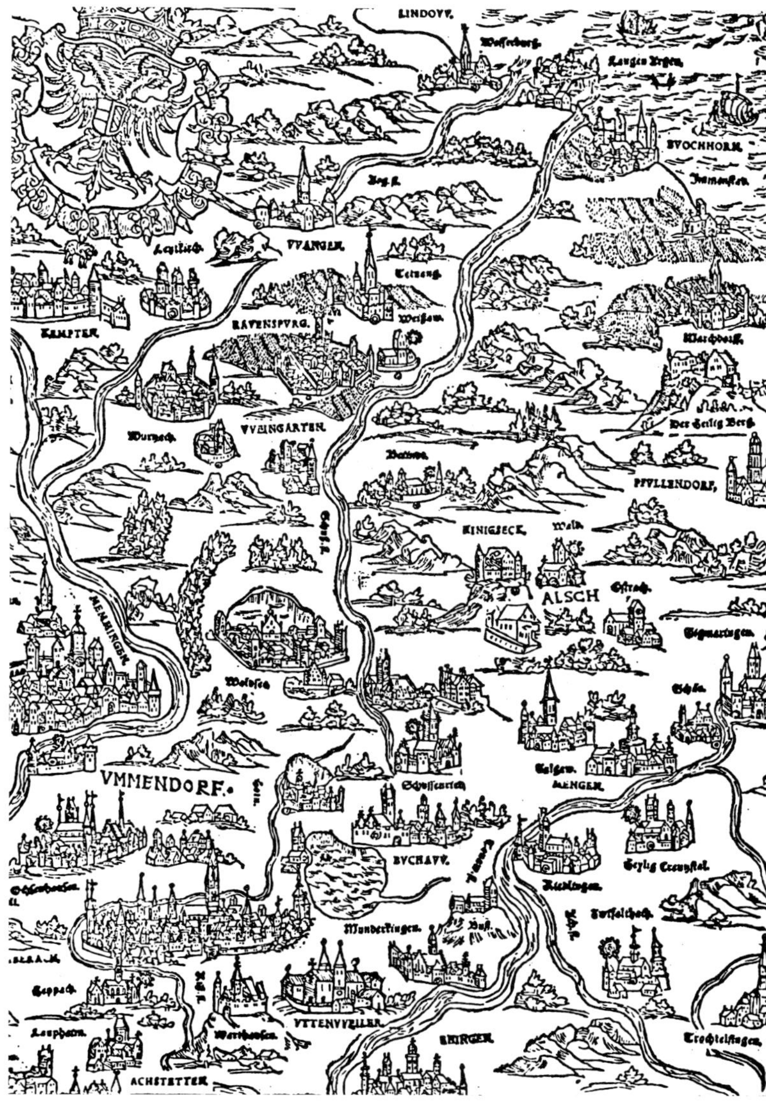

Abb. 163
Die Frauenbergkapelle mit dem Hochaltar von Hans Zürn d. Ä. und seinen Söhnen Martin und Michael während eines Schülergottesdienstes.

Abb. 164
Auf Tibians Schwarzwaldkarte aus dem Jahr 1603 findet man Waldsee zwischen der Schussen und einem bewaldeten Endmoränenwall. Auch die anderen „Donaustädte" Mengen, Riedlingen, Munderkingen und Saulgau sind trotz Verkleinerung zu erkennen. (Badisches Generalarchiv Karlsruhe)

Das Umland

Außerhalb der Stadtmauer lagen das truchsessische Schloß, die Bleiche und einige Mühlen. Wo die Straße von Ravensburg her die Anhöhe vor Waldsee erreicht, steht seit 1383/86 die

Waldsee 1824

Oberamt Waldsee

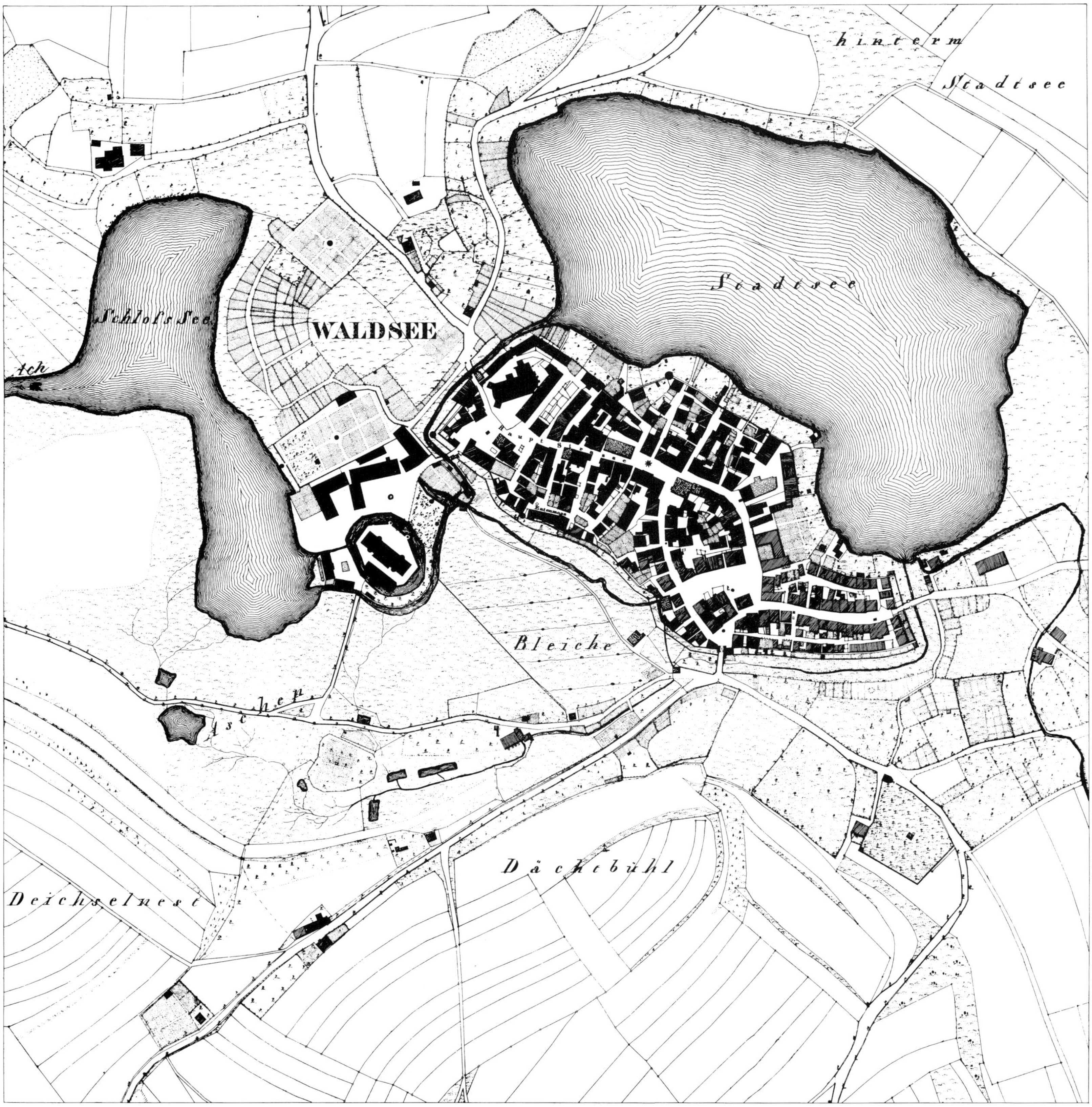

Abb. 165
Der Umfang der mittelalterlichen Stadt ist bis ins 19. Jahrhundert erhalten geblieben. Vgl. auch den Kupferstich des barockisierten Waldsee S. 10. (Stadtarchiv Bad Waldsee)

Frauenbergkapelle, das Gotteshaus, das die Bürger aus eigener Initiative erbauten. Weiter draußen befand sich rechts der Straße das Leprosenhaus, das auswärtige Kranke aufnahm. Links der Straße nach Ravensburg war auf einer kleinen Anhöhe der Galgen errichtet. Er lag schon im truchsessischen Herrschaftsgebiet, außerhalb des städtischen Gerichtsbezirks, der durch Friedsäulen markiert war.

An dieser Jurisdiktionsgrenze kam der Einfluß der Stadt jedoch keineswegs an sein Ende. Schon die Felder und Wiesen der Waldseer Bürger erstreckten sich weiter hinaus wie auch der Bereich, in dem Waldseer jagen durften. Die Beziehungen zu den umliegenden Dörfern waren eng. Steinach und Mittelurbach mit den zugehörigen Orten zählten zur Pfarrei St. Peter, welcher der Stiftspropst vorstand. Auch sonst hatten die Chorherren in Waldsees Umgebung die Pfarrseelsorge inne, z.B. in Reute.

Weitere ganze Dörfer und Weiler hatten das städtische Spital und das Chorherrenstift als Grundherrn. Beide Institutionen, wie übrigens auch einige Waldseer Bürger, hatten noch in größerer Entfernung von der Stadt verstreuten Besitz. Die Zehnten und Zinsen der fünf Waldseer Kaplaneistiftungen kamen ebenfalls aus dem Waldseer Umland. Alle Orte dieses Streubesitzes, auf einer Karte eingetragen, würden einen ansehnlichen Einflußbereich der damaligen Stadt sichtbar machen. Zu den grundherrschaftlichen Beziehungen vieler Bewohner des Umlandes kamen die wirtschaftlichen Verbindungen zu den Untertanen der benachbarten Herrschaften (Grafschaft Waldburg, Klöster Schussenried, Weingarten und Rot an der Rot). Anziehungspunkt war der städtische Markt mit den verschiedenen Handwerkern. Für die Bauern der beiden großen Grundherrschaften, des Truchsessen und des Stifts, waren die Ämter ohnehin in der Stadt. Der Markt bot den Bauern Gelegenheit, überschüssige landwirtschaftliche Erzeugnisse (Getreide, Vieh) und Rohstoffe für die städtischen Handwerker (Garn) abzusetzen. Neben dem Wochenmarkt am Dienstag gab es auch Jahrmärkte.

Die Bevölkerung

Ohne Unterlagen wie Steuerlisten oder dergleichen läßt sich die Zahl der Bürger bzw. Einwohner der Stadt nur annähernd angeben. Kenner der Stadtgeschichte kommen für das erste Viertel des 15. Jahrhunderts auf etwa 600 Einwohner und für die Zürnzeit auf eine fast gleiche Zahl.[17]

Über die Struktur der Bevölkerung läßt sich Genaueres sagen, wenn man z.B. das Stadtrecht von 1550 und die Ratsprotokolle vom Anfang des 17. Jahrhunderts heranzieht. Allein die Stadt beschäftigte alljährlich an die 60 Personen, vom Bürgermeister angefangen bis zu den Stadtknechten und Hirten. In der Stadt waren alle Gewerbe aus Handel und Handwerk vertreten, die Stadt und Umland zur Versorgung brauchten. Ein Teil der Bürger lebte von der Landwirtschaft, und wie die Handwerker ihre Gesellen und Lehrlinge hatten, beschäftigten die Bauern Dienstboten und Taglöhner. Die stärkste Zunft waren die Weber. Ihre Erzeugnisse, Leinenstoffe und Döchte, gingen zum Teil über Ravensburg in den Export. Es spricht für den wirtschaftlichen und politischen Rang der Stadt, daß auch Goldschmiede und Bildhauer hier ihre Werkstätten hatten.

Die Chorherren des Stiftes waren für die Seelsorge und die Schule in Waldsee zuständig, aber ihre Tätigkeit als gelehrte Männer reichte über Waldsee hinaus. Zu den Chorherren kamen die fünf Kapläne der Kapellen und Bruderschaften, die ihre eigenen Stiftungen besaßen. Es gab schon lange ein Franziskanerinnenkloster, als 1649 eine Niederlassung der Franziskaner entstand, die zum Kloster ausgebaut wurde.

Schloß und Stift hatten ihr eigenes Personal, das in der Stadt wohnte, und wie das Spital auch eigene Getreideschütten und Werkstätten. Im Spital gab es drei Tische. Einen für das Gesinde, einen für die Spitalpfründner, die sich dort eingekauft hatten, und einen für die Armen. So waren in der Stadt alle Stände und Schichten vertreten, Reiche und Arme. Ein städtisches Patriziat aus reichen Bürgern gab es wohl nicht. Solche sind in die benachbarten Reichsstädte abgewandert.[18]

Oberösterreichische Stadt mit drei lokalen Gewalten Truchseß - Stiftspropst - Rat von Waldsee

Johannes Sailer, der Altmeister der Waldseer Lokalgeschichte, beschrieb die politisch-rechtliche Stellung Waldsees am Anfang des 17. Jahrhunderts folgendermaßen:

„Die Stadt gehörte zur oberösterreichischen Provinz Schwaben und stand in dieser Beziehung unter der Regierung in Innsbruck. Diese übte zunächst ihre Rechte durch die Landvogtei Schwaben in Altdorf aus. Weil die Stadt Waldsee aber von den Herzögen von Österreich seit 1406 an die Truchsessen Freiherren von Waldburg verpfändet war, unterstand sie gleichzeitig auch diesen.

Die landesherrlichen und pfandherrlichen Rechte waren jedoch nicht genau ausgeschieden (abgegrenzt). Das Chorherrenstift St. Peter gehörte zwar zur Stadt, hatte aber seine eigenen Vorrechte und Exemtionen. Die ungenau bestimmten Verhältnisse zur Pfandherrschaft und zum Chorherrenstift, welches Pfarrherr war, gaben Veranlassung zu fortwährenden Streitigkeiten."[19]

Oberösterreichisch bedeutet hier die vorderösterreichischen Lande einschließlich der Herrschaft vor dem Arlberg, dazu die Grafschaft Tirol - im Gegensatz zu den niederösterreichischen Landen (den Herzogtümern Ober- und Niederösterreich) und den innerösterreichischen Landen (den Herzogtümern Kärnten, Steiermark usw.). Von 1564 bis 1662 wurde dieser Teil der habsburgischen Territorien nicht nur von österreichischen Beamten in Innsbruck regiert, er besaß auch in Verwandten des jeweiligen Kaisers eigene Landesherren.

Sailer nennt nicht das Verpfändungsjahr 1386, sondern das Jahr 1406, weil in diesem Jahr die österreichischen Herzöge Leopold und Friedrich für eine Erhöhung der Pfandsumme Truchseß Johannes zugestanden, daß die fünf verpfändeten Donaustädte und weiterer Pfandbesitz zu Lebzeiten des Truchsessen, seiner Gemahlin und seiner Söhne überhaupt nicht und später nur gemeinsam ausgelöst werden durften.

Zur Zeit der Zürn wurden die Beziehungen zwischen dem Haus Habsburg und dem Haus Waldburg nach einigen Spannungen dann besonders eng, schon aus konfessionellen Gründen.

1583 schloß Truchseß Jakob V. einen Vertrag mit der Stadt Waldsee, nach welchem das alljährliche besondere Schwören der Waldseer Bürger, den Auflaufbrief einzuhalten, entfallen und der Ammann ein rein städtischer Beamter sein solle, und nicht mehr der vom Truchseß vorgeschlagene Vertrauensmann der Pfandherrschaft.[20]

1620 wurde der Propst des Chorherrenstifts zum Abt mit Ring und Stab erhoben, und 1650 wurde der Abtei von Erzherzog Ferdinand Karl die niedere Gerichtsbarkeit über ihre Besitzungen zuerkannt.

1628 verlieh Kaiser Ferdinand II. dem „Reichserbtruchsessenhaus" die Reichsgrafenwürde. Reichserbtruchseß Maximilian Willibald erwarb sich als kaiserlicher Feldmarschall bei der Verteidigung von Lindau und Konstanz gegen die schwedische Belagerung große Verdienste.

Die Stadtregierung: Bürgermeister - Ammann - Rat

Wer von der modernen Gewaltenteilung ausgeht, ist erstaunt, wieviele Befugnisse eine Stadt um das Jahr 1600 hatte, nicht nur eine Reichsstadt, sondern auch eine Herrenstadt wie Waldsee, die einem Landesherren unterstand. Wenn auch die Tätigkeit des Rats durch die gültige Rechtsordnung sowie die Anordnungen des Landesherrn und des Pfandherrn begrenzt war, entschied der zwölfköpfige Rat mit dem Bürgermeister nicht nur über fast alle Angelegenheiten der Stadt, er sorgte auch für die Ausführung der Beschlüsse und fällte als Stadtgericht unter dem Stadtammann Urteile über Leben und Tod. Dem Rat zur Seite stand ein Ausschuß von zwölf Bürgern, meist „Gemeinde" genannt. Er vertrat z.B. die Bürgerschaft bei der Entscheidung über die Bürgerannahme. Seine geringere Bedeutung wird darin deutlich, daß er vom Rat gewählt wurde.

Aus den zahlreichen Aufgaben ergab sich, daß die Stadt viele Personen beschäftigen mußte. Die wichtigsten Ämter wurden alljährlich aus dem Rat besetzt.[21] Darunter waren:

Bürgermeister, Baumeister (etwa dem heutigen Stadtpfleger entsprechend), Stadtammann (Vorsitzender im Stadtgericht), Spitalmeister, Vogt von Winterstetten, Fischermeister, (zuständig für den Stadtsee), Siechen-, Frauen- und Spendpfleger Ungelder (verantwortlich für die Einziehung einer Getränkesteuer), Salzzöllner, Stadtrechner (diesem waren zwei Mitglieder der Gemeinde beigeordnet).

Von den vier Fleischschauern, drei Brotschauern und drei Golschenschauern (den Begutachtern der gewobenen Leinwandstücke) war das erste Kommissionsmitglied ebenfalls ein Ratsherr. Weiterhin wurden 20 Wächter angestellt, für die vier Haupttore (auch das Burgtor ohne Turm wurde dazugerechnet) sowie für die zwölf kleinen Törlein, zwei Scharwächter für die Patrouille in der Stadt und zwei Wächter auf dem Rathaus. Schließlich brauchte man noch einen Maurer, einen Zimmermeister, einen Ziegler, den Flurschützen für die Überwachung der Felder und Wiesen sowie den Buttervogt.

Zum neuen Bürgermeister wurde gewöhnlich jeweils ein anderes Ratsmitglied gewählt. Spätere Wiederwahl kam häufig vor.

Er wurde als Ratsvorsitzender erst im vollen Sinne Stadtoberhaupt, nachdem der ursprünglich vom Pfandherrn vorgeschlagene Amtmann 1583 vom herrschaftlichen zum rein städtischen Beamten geworden war. Zwei wichtige Ämter waren das des Stadtammanns und des Stadtschreibers. Solange man mit ihnen zufrieden war, wurden sie vom Rat in ihrem Amt bestätigt. Der Stadtammann hatte den Vorsitz beim städtischen Gericht, das aus Ratsherren gebildet wurde. Der Stadtschreiber verfaßte unter anderem die Ratsprotokolle mit den Ämterlisten.

Die Bürger sind an der Ratswahl beteiligt[22]

1516 wandten sich die Waldseer gegen Mißbräuche des Rats und die Art der Ratswahl, so daß der Pfandherr, Georg III, sich vermittelnd einschaltete. Das Ergebnis war, nach einer Übergangslösung, die Wahlordnung von 1519. Alle Wahlen fanden an St. Othmar, dem 16. November statt.[23] Ein Bürger, der an St. Othmar unentschuldigt fehlte, wurde bestraft.[24] Die Anwesenheitsspflicht war auch darin begründet, daß die Bürger an diesem Tag alljährlich den Bürgereid leisten mußten.

Seit Ratswahl, Ämterbesetzung und Eidesleistung der Einwohner an St. Othmar stattfanden, verlief der Tag folgendermaßen: Die Bürger gingen nach der Ratswahl am frühen Morgen wieder nach Hause. Dann führte der Rat die Wahlen für die verschiedenen Ämter durch, und die neuen Beamten wurden vereidigt. Die Statuten der Stadt wurden vorgelesen, der Rat konnte sie „wie vor alters mehren, mindern oder bessern". Mittags rief die Bürgerglocke die ganze Gemeinde zusammen, d.h. alle mündigen männlichen Einwohner: Bürger, Beiwohner (ohne Bürgerrecht) und Knechte. Nach Verlesung der Statuten - wohl nur der wichtigsten - „taten sie Gehorsam", indem sie Bürgermeister, Ammann und Rat den geforderten Eid ablegten: „ainem bürgermaister und radt von ainer statt wegen in allen gebürlichen und zimlichen sachen gehorsamb zuosein, der statt frommen zuoschaffen und schaden zuowenden."[25]

Die Ratswahl war natürlich nicht im heutigen Sinne demokratisch. Die Ratsmitglieder wählten im ersten Wahlgang aus der ganzen Gemeinde (also aus dem Bürgerausschuß oder der Bürgerschaft) „auf ihren Eid“ das erste neue Ratsmitglied, und zwar denjenigen, „den sy der herrschafft und gemainer statt am ehrlich- und nuzlichsten zue sein bedunckth“.[26] Darauf durfte die Bürgerschaft aus dem alten Rat das zweite neue Ratsmitglied wählen. Mit diesem Wahlgang war die Wahl durch die Bürger schon zu Ende. Die beiden neu gewählten Räte wählten nun einen dritten Rat, die drei einen vierten usw., bis die Zwölfzahl der Ratsmitglieder erreicht war. Die Stimmabgabe bei der Ratswahl erfolgte mündlich, indem der Wähler in einem getrennten Raum dem Stadtammann den Namen des Gewählten angab, was vom Stadtschreiber protokolliert wurde. Auch wenn es hieß, die Wahl erfolge „haimlich und in abwesen menicglichs (von jedermann) zue der wal nit gehörendt“,[27] konnte also nicht von geheimer Wahl gesprochen werden. Der neue Rat wählte den neuen Bürgermeister und anschließend alle übrigen Stadtbediensteten und den Bürgerausschuß.

Nach der Wahlordnung, die 1610 vom Landesherrn, Maximilian III., für alle Donaustädte erlassen wurde, fiel der erste Wahlgang weg, der auf jeden Fall einen neuen Mann aus der Bürgerschaft in den Rat brachte. Theoretisch konnte jetzt der alte Rat wieder alle vorigen Ratsmitglieder in das Gremium bringen.

Man wird bei einem solchen System eher von Selbstergänzung als von Erneuerung des Rats sprechen dürfen.[28] Es sicherte jedenfalls trotz der einjährigen Wahlperiode eine mehrjährige Amtsdauer und gründliche Einarbeitung der Ratsmitglieder in ihre Aufgaben und somit die Kontinuität der Stadtverwaltung. In den Ratslisten treten dann auch immer wieder die gleichen Familiennamen auf. Dies besagt, daß eine wohlhabende Schicht von politisch erfahrenen Bürgern die Geschicke der Stadt bestimmte.[29]

Täglicher Umgang auf engem Raum bringt weiterhin Konflikte

Auch in einer Zeit, da alle Menschen durch die religiösen Auseinandersetzungen bewegt wurden, gingen in Waldsee die Streitigkeiten zwischen Stadt und Pfandherr und zwischen Stadt und Stiftspropst weiter. Es ging z.B. um Rechtsfragen wie die Einhaltung der Jurisdiktionsgrenze und die Rechtsstellung der Leute, die in truchsessischen Diensten standen.

„In den „Spännen und Irrungen“ wegen Bestrafung und Begnadigung „malefizischer Personen“, d.h. Personen, die für ihre Missetat von einem Inhaber der Hohen oder Blutgerichtsbarkeit verurteilt werden mußten, entschied die österreichische Regierung 1568 für alle Donaustädte: die Bestrafung solle je nach dem Jurisdiktionsbezirk, wie beim alten Herkommen üblich, durch den Stadtammann im Namen der Herrschaft oder durch Bürgermeister und Rat erfolgen; für die Begnadigung müsse sich der Stadtammann mit Bürgermeister und Rat einigen oder den Fall dem Landesherrn übergeben.[30]

1587 erreichte der Stadtschreiber in Innsbruck einen Vertrag mit Truchseß Jakob V. Unter anderem wurde darin die Rechtsstellung der Bediensteten des Truchsessen in der Stadt geregelt: „Was die Diener der Erbtruchsessen betrifft, so sollen die in den beiden Amtshäusern zu Waldsee wohnenden Ober- und Untervögte ... in allen bürgerlichen und anderen Sachen, die nicht die Malefiz berühren, von der Stadtjurisdiktion ausgenommen sein; die anderen erbtruchsessischen Diener aber, welche in der städtischen Obrigkeit wohnen, sollen in bürgerlichen Ansprachen (bei zivilrechtlichen gerichtlichen Forderungen) vor dem Stadtgericht Recht geben und nehmen. Bürger der Stadt Waldsee, so sich in der Herrschaft Dienst begeben und in oder außerhalb der Stadt seßhaft sind, sollen ... wie andere Bürger Pflicht und Huldigung tun“, d.h. zum Beispiel Steuer bezahlen und den Bürgereid leisten.[31]

Als Beispiel für Art und Gewicht der Spannungen mit dem Stift soll hier die Streitfrage angeführt werden, ob innerhalb des Klosterbezirks für die Bürger Wein ausgeschenkt werden dürfe. Vor 1500 war diesbezüglich in einem Vertrag folgendes festgelegt worden: „Des Weinschenkens halber soll ein Propst kein offenes Schankhaus weder in noch vor dem Kloster noch in der Stadt haben. Ob sich aber begebe, daß ein Bürger oder Einwohner ... nach Wein in das Gotteshaus schicken würde oder einer in das Gotteshaus käme und Wein zu trinken begehrte, so soll einem Propst gestattet sein, Wein ausgeben zu lassen, um einen ziemlichen Pfennig (einen annehmbaren Preis), jedoch keinen anderen Wein als des Gotteshauses eigenen Wein, der ihm selbst wächst[32] oder gezinst wird, und niemals einen gekauften Wein.“[33]

Aus dem Jahr 1614 wird noch berichtet: „Die Streitigkeiten mit dem Propst Michael Spiegler wegen des Weinschanks wurden fort und fort bitterer. Auf das neue Jahr 1614 wurden deshalb der Laib Brot und die Haberzelten, die man vordem dem Propst und dem Konvent zum guten Jahr gegeben, eingestellt. Ebenso wurden denselben nachts das Tor zum Ein- oder Ausgang nicht mehr wie bisher unentgeltlich, sondern nur gegen die Gebühr geöffnet; wie denn die Feindseligkeiten und Neckereien bis zu der 1615 erfolgten Resignation dieses Propstes zunahmen.“[34]
(Siehe auch die synchronoptische Übersicht über die Herrschaftsverhältnisse der Stadt Waldsee)

Eine Zeit konfessioneller Abgrenzungen und blutiger Kämpfe

Die Lebenszeit Hans Zürns d. Ä. und seiner sechs Söhne deckt sich ungefähr mit der zweiten Phase der Glaubenskämpfe (1555-1648).

Der Augsburger Religionsfrieden hatte die erste Phase, die Reformationszeit, beendet. Er besiegelte in Deutschland die Glaubensspaltung, indem er den Landesherren das Recht zusprach, das Bekenntnis ihrer Landeskinder zu bestimmen.

Während die Niederlande und Frankreich in der zweiten Hälfte des 16. Jahrhunderts durch erbitterte Kämpfe heimgesucht wurden, erlebte Deutschland durch den Augsburger Religionsfrieden zunächst ein halbes Jahrhundert spannungsvollen Friedens mit konfessioneller Abgrenzung.

Es gab auch in Waldsee Anhänger der Reformation. Zwei Chorherren wurden evangelisch. Zwischen 1519 und 1526 und wieder zwischen 1545 und 1562 sind junge Waldseer als Studenten in Wittenberg nachgewiesen, die also um des Glaubens willen ihre Heimat verließen.[35] Die Landes- und Pfandherren Waldsees aber waren stets der katholischen Sache verpflichtet, also blieben auch Waldsee und seine Bürger dem katholischen Glauben treu: „Wessen das Land, dessen die Religion".

Die Diözese Konstanz verlor bis 1570 die Hälfte des Bestands.[36] Etwa von diesem Zeitpunkt an zeigte sich jedoch, daß die alte Kirche, durch die Reformation herausgefordert, auf dem Konzil von Trient ihre Glaubensposition geklärt hatte und sich anschickte, weitere Übertritte auf die evangelische Seite zu verhindern und sogar verlorenes Terrain zurückzugewinnen. Durch Diözesansynoden 1567 und vor allem 1609 wurden die Beschlüsse des Konzils allgemein bekannt und verbindlich: Behebung der Mißstände im Leben und Glauben von Geistlichen und Laien, Hebung der Bildung durch Priesterseminare und Schulen, durch Predigt und Religionsunterricht. Während es schon länger einen Katechismus gab, wurde jetzt zum Meßbuch von 1603 auch ein Rituale mit neuen Texten eingeführt.

Nach dem Augsburger Religionsfrieden und dem Konzil von Trient: herrschaftlicher Zwang und volkstümliche Frömmigkeitsformen

Jeder Geistliche erhielt die Synodalstatuten in Buchform. Darin wurden die Geistlichen unter anderem angewiesen, die Bedeutung der Verehrung der Heiligen, Reliquien und Bilder dem katholischen Volk klar auseinanderzusetzen und deren Nutzen eindringlich ans Herz zu legen.[37] Das bedeutete, daß die volkstümlichen Frömmigkeitsformen kontinuierlich weiterentwickelt wurden. Besonders betont wurde auch die Befolgung der Kirchengebote wie der regelmäßige Sakramentsempfang und die Einhaltung von Abstinenz und Fasten. Die weltliche Obrigkeit sollte bei der Durchsetzung aller Vorschriften behilflich sein. Auch aus Waldsee sind Fälle bekannt, in denen der Rat eingriff.[38]

Schlimmer und für uns heute schwer verständlich war das Vorgehen der weltlichen Gewalt gegen Hexen. Von 1581 bis 1594 wurden in Waldsee 39 Frauen und ein Mann durch das städtische Gericht verurteilt und verbrannt(!).[39] Das Konzil von Trient und auch die Diözesansynode in Konstanz wandten sich gegen abergläubische Vorstellungen und Praktiken im Zusammenhang mit der Religion. Solche Aufklärung hatte offenbar nur wenig Auswirkung auf den verbreiteten Hexenwahn.

Die Waldseer Chorherren wirken im Sinne des Konzils von Trient

Mehr als auf äußeren Zwang verließen sich kluge Seelsorger auf andere Methoden, die Menschen zu gewinnen. Entscheidend für Waldsee war das Wirken der Chorherren.[40]

Die ganzen Jahre ist die rührige Tätigkeit der Pröpste, ab 1620 Äbte, im Sinne des Konzils festzustellen. Propst Michael II. Rubin (1567-1586) gründete 1579 die Rosenkranzbruderschaft, förderte die Marienverehrung und ließ einen vielgerühmten kunstvollen Hochaltar errichten. Jakob III. Heine (1586-1608) erbaute die Prälatur und ließ die Kirche mit Gemälden schmücken. Michael II. Spiegler (1608-1615) sorgte für einen schönen Bibliothekssaal. Der erste Abt, Michael II. Geiger (1615/1621-1635), setzte sich für die Verehrung der Guten Beth ein und ließ in Reute eine neue Wallfahrtskirche bauen, die Bischof Johannes, der in Waldsee geborene Sohn von Erbtruchseß Heinrich, 1629 einweihte. Auch der Bau einer Kapelle zu Ehren der Guten Beth in der Stadt und die Vergrößerung der Frauenbergkapelle gehen auf ihn zurück. Letzteres führte bekanntlich 1624 zum Auftrag an die Zürnwerkstatt, dort einen Hochaltar zu schaffen. Der Auftrag für die Kapelle der Sebastiansbruderschaft acht Jahre zuvor war an Jakob Bendel vergeben worden. Abt Gregor setzte sich in der von Kriegswirren heimgesuchten Stadt für mehr Gottesdienste und Gebetseifer ein. Unter ihm erhielt das Stift 1650 die Niedere Gerichtsbarkeit über seine Besitzungen.

Aufträge des Propstes, aber auch des Rats, für Bildhauer und Maler förderten nun die Heiligen- und Bilderverehrung. Ganz deutlich wird die Zusammenarbeit von Geistlichkeit und Laien, Rat und Bürgerschaft bei den Bruderschaften. Sehr gut dokumentiert ist in Waldsee die Sebastiansbruderschaft.[41]

Die Waldseer Sebastiansbruderschaft - ein Beispiel für die Kontinuität der Frömmigkeitsformen

In Waldsee wurde 1460 eine Sebastiansbruderschaft gegründet. 1482 wurde für den Altar der Bruderschaft in der Johanneskapelle der Stiftskirche eine Kaplanstelle gestiftet.

Die Gründer waren fromme Frauen und Männer, die bereits ein Seelgerät (ein regelmäßiges Totengedenken) gestiftet hatten. Die Aufnahmegebühr betrug vier Schillinge hl., also 48 Heller, der Jahresbeitrag sechs Pfennige. Die Schützen, die manchmal als Gründer der Bruderschaft angegeben werden, spielten anscheinend keine große Rolle. Lediglich in einem Artikel wird erwähnt, sie müßten von zehn Schilling Preisgeld beim Armbrustschießen einen Pfennig (= 2 Heller) an die Bruderschaft abgeben.
Jedes Mitglied mußte sich ein Abzeichen beschaffen, im Wert nach dem Stand bzw. dem Vermögen des Mitglieds abgestuft. Es wurde bei feierlichen Anlässen der Bruderschaft getragen.[42]

Die Gründung erfolgte zu Ehren der Hl. Dreifaltigkeit, der Gottesmutter, des „Hohen, Heiligen und Strengen (Tapferen) Ritters Sankt Sebastian“, Johannes des Täufers und Johannes des Evangelisten. Angesichts der ungewissen Todesstunde war das Ziel der Bruderschaft, am Tag der ewigen Ernte mit gottseligen Werken „fürzukommen“, wozu das von der Bruderschaft inspirierte gemeinsame religiös-sittliche Leben beitragen sollte. Es war selbstverständliche Pflicht, die Gebote zu halten, insbesondere das Liebesgebot, und mit den irdischen Gütern, die man durch Gottes Güte besaß, Gutes zu tun. Jedes Mitglied hatte täglich zwei kurze Gebete zu verrichten. Die zu besuchenden Gottesdienste waren nach Zeitpunkt und Art genau vorgeschrieben. Sie wurden an Herren- und Heiligenfesten, besonders denen der Patrone, gemeinsam gefeiert. Kerzen waren anzuzünden, es wurde geopfert, Schüler wurden zum Gesang bestellt.

Verstorbene Mitglieder wurden vom Bruderschaftskaplan bestattet, und ein Requiem wurde gehalten. Am Sebastianstag wurden die Namen der lebenden Mitglieder verlesen, viermal im Jahr, an den Quatembertagen, die der Verstorbenen. Hier wird ein weiteres Ziel der Bruderschaft deutlich: Auch ärmere Leute konnten bei ihrem Tod ihre in Gott begründete Würde beweisen.

Die Stiftung war ähnlich organisiert wie bei der Kaplanei für die Frauenbergkapelle: Unterordnung der Stiftung und des Kaplans unter den Propst. Aus der Stiftungsurkunde geht hervor, daß auch Propst Heinrich (1450-1492) und sogar Truchseß Georg II. (1467-1482) Mitglied der Bruderschaft waren.

Der feste Wille zur Beständigkeit geht schon aus der Gründungsurkunde hervor: Die Statuten müßten „ewiglich, beständiglich und ohnabgänglich“ (unverändert) bleiben. Dies bestätigt noch einmal im neueren Waldseer Stadtrecht von 1550, also nach der Reformation, der Artikel 68: „Wie bruoderschaften von unnsern altvordern, es seye mitt singen, lesen, gotzdiensten oder annderen gotztzierden, angesehen seinnd worden, allso söllen sy wie bishär volenndt und volnstreckt und kain abbruch oder ennderung darinn fürgenomen werden; verpotten an ain pfund pfennig.“[43]

1612 zeigen Ratsprotokolle über einen Streit, daß die Sebastiansbruderschaft weiter blühte und ihre Rechte gegen den Rat verteidigte.[44] Man ist sich wohl bald wieder einig, denn 1616 bestellte der Rat von Waldsee für die Kapelle der Bruderschaft bei Jakob Bendel einen Altar.[45]

Die Leiden des Dreißigjährigen Krieges

Seit dem ersten Jahrzehnt des 17. Jahrhunderts spitzte sich durch besonders aktive kalvinistische wie auch katholische Landesherren die Lage so zu, daß 1618 der Krieg ausbrach, der 30 Jahre dauern sollte und Deutschland die bis dahin größte Katastrophe seiner Geschichte brachte. Durch das Eingreifen Schwedens und Frankreichs wurde der Glaubenskrieg dann immer mehr zum Kampf um die Macht in Europa.

Das Pestjahr 1628 in Waldsee[46]

Nach den Einträgen in den Ratsprotokollen hat man in Waldsee bis 1628 nicht allzuviel vom Krieg gespürt. Nachdem jedoch in diesem Jahr die Pest ausbrach, häuften sich Unglücksnachrichten. Als man in Waldsee erfuhr, daß die Seuche sich ausbreitete, suchte man zunächst die Einschleppung in die Stadt zu verhindern. An den drei Stadttoren wurden besondere Wächter aufgestellt, die jeden Fremden nach Herkunft und Ziel überprüften. Alle, die nicht nachweisen konnten, daß sie aus einem nichtinfizierten Ort kamen, insbesondere aber fahrende Leute (umherziehende Händler, Gaukler u.ä.), wurden nicht eingelassen. Als die Seuche Anfang Juli 1628 in dem zur Pfarrei gehörigen Weiler Mattenhaus trotzdem ausbrach, wurden die dortigen Leute ebenfalls ausgesperrt. Die Einwohner Waldsees durften nun die umliegenden Dörfer nicht mehr betreten. Schwierigkeiten ergaben sich daraus, daß einige benachbarte Orte zur Pfarrgemeinde gehörten. Die Leute von dort gingen hinauf zur Frauenbergkapelle, die auch von vielen Auswärtigen aufgesucht wurde, um dort zu beten und die Sakramente zu empfangen.

Es zeigte sich, daß von seiten der Ärzte, Apotheker und Barbiere in Ravensburg keine wirksame Hilfe zu erwarten war. Wenn nun in einem Haus jemand erkrankte oder starb, wurde dieses Haus unter Quarantäne gestellt. Erst vier Wochen, nachdem niemand mehr krank gewesen war, durften die Bewohner mit Erlaubnis des Rats wieder unter die Leute; sie sollten sich aber „eingezogen“ halten und andere Leute nicht „überlaufen“ (belästigen). Während der Zeit der Isolierung wurden sie von zwei Pflegerinnen mit Nahrung aus dem Spital und Lichtern versorgt. Anfangs wachten die Pflegerinnen nachts bei den Kranken und „machten die Toten ein“. Früher wurden diese ja meist nicht in Särgen begraben, sondern in Tücher eingewickelt. Zwei Pflegerinnen, darunter „das Schudele“, überlebten die ganze Epidemie und erhielten dann noch einen ganzen Monat weiter eine Spitalration.

Ein großes Problem war es schließlich, Totengräber zu finden. Mehrere von ihnen starben. Sie wohnten im Gottesackerhaus, in das auch Kranke und Angehörige von Verstorbenen eingewiesen wurden. Den Totengräbern wurden reiche Lebensmittelrationen aus dem Spital zugesagt, sogar eine Wohnung und das Bürgerrecht wurde versprochen, für das eigentlich ein gewisses Vermögen Voraussetzung war. Der Totengräber Steinhauser bekam einen dienstlichen Verweis, weil er wiederholt betrunken war, die Leute erschreckte und mit den Leichen unsanft umging. Doch als er beim Rat einen Karren verlangte, wurde ihm dieser Wunsch abgeschlagen. Wegen der vielen Toten wurde der Friedhof von der Stadtpfarrkirche weg vor die Stadt an den Weg nach Wolfegg verlegt.

Die Ansteckung mit der Krankheit war offensichtlich eine Frage der Hygiene und der guten Ernährung. Von dem zwölfköpfigen Rat erkrankte niemand, aus dem ebenso starken Bürgerausschuß eine einzige Person. Die Chorherren kamen beim

Gottesdienst und der Spendung der Sterbesakramente mit den Leuten in Berührung. Als Pater Augustin angesteckt wurde, bat Abt Michael den Rat, dafür zu sorgen, daß es in den Häusern ordentlich und sauber sei. Auch solle man einen Priester nicht mehr nachts und überhaupt rechtzeitig bestellen. Weil es für die Chorherren zu beschwerlich sei, zur Frauenbergkapelle hinaufzugehen, sollten die Gläubigen wieder in die Pfarrkirche kommen. Die auswärtigen Pfarrkinder aus Häusern ohne Krankheitsfall durften auf Wunsch des Abts jetzt ebenfalls wieder am Gottesdienst teilnehmen, mußten aber anschließend die Stadt gleich wieder verlassen.

Vom September 1628 bis Ende Januar 1629 sind in den Ratsprotokollen über 50 Häuser genannt, bei denen die Quarantäne aufgehoben wurde. Als im Sommer 1629 ein Kaufmann von auswärts krank in die Stadt zurückkehrte, gelang es, die Krankheit auf wenige Fälle zu beschränken.

Bald nach dem Erlöschen der Seuche wurden die außerordentlichen Maßnahmen aufgehoben. Der Rat hatte nun viel damit zu tun, die zahlreichen verwaisten Spitalhöfe in den umliegenden Ortschaften neu zu verleihen. Verwandte der verstorbenen Bauersleute kamen dabei nur zum Zuge, wenn sie den hohen „Erschatz", die Übernahmegebühren, bezahlen konnten.

Der Schwedenkrieg öffnet 1632 die apokalyptischen Schleusen: Pest, Hunger, Krieg und Tod[47]

Während der Anfangsjahre des 30jährigen Krieges war man in Oberschwaben von den Kriegsereignissen wenig berührt. Das entsprach der damaligen Kriegsführung. Der Krieg war unmittelbar spürbar, wo gerade Soldaten waren und gekämpft wurde. Zwar gab es schon in diesen Jahren Durchzüge und Einquartierungen katholischer Truppen, doch für die erbrachten Leistungen gab es zum Teil eine Entschädigung. Die Soldaten traten jedoch so auf, daß sich Truchseß Heinrich schon damals beim Kaiser beklagte, die Soldaten hätten sich in seinen Herrschaften aufgeführt, „als wären ich und meine Untertanen die ärgsten Feinde (des Kaisers)".

Es gab in Waldsee eine Bürgerwehr aus Büchsenschützen, die alljährlich gemustert wurden und zu regelmäßigen Schießübungen verpflichtet waren, auch eine Gruppe von Armbrustschützen. An eine ernsthafte Verteidigung der Stadt war aber nicht zu denken. Als die Schweden 1632 über das Illertal in unsere Gegend einmarschierten, blieb Waldsee keine andere Wahl, als sich zu „akkommodieren", sich zu unterwerfen. In der Zeit konfessionellen Streits fiel es schwer, mit Angehörigen der anderen Konfession zu „akkordieren". Sich mit den landfremden, protestantischen Schweden vertraglich zu einigen, kam eigentlich nicht in Frage. Man tat es aber doch, wie es auch in Altdorf geschehen war. Bei enger Zusammenarbeit riskierte man andererseits, als Verräter die Rache der katholischen Seite auf sich zu ziehen. Wenigstens blieb Waldsee das Schicksal der benachbarten konfessionell gemischten Reichsstädte erspart, wo je nach Besatzung die eine Konfession obenauf war und die andere floh, vertrieben oder unterdrückt wurde.

Wenn eine Stadt einen Vertrag mit den Schweden schloß, mußte gleich eine Brandschatzung bezahlt werden. Das war eine bestimmte Summe dafür, daß die Stadt nicht angezündet wurde. Dann kamen die regelmäßigen Beiträge zur Kriegsführung, die Kontributionen. Gewöhnlich blieb eine kleine schwedische Besatzung in der Stadt. Bald begannen dann auch für die „Verbündeten" die üblichen Lasten: Einquartierung und Requisitionen. Für die Truppen mußten Verpflegung (Brot, Fleisch und Wein), Pferdefutter und auch der Sold aufgebracht werden. Ebenso erging es, wenn Truppen der katholischen Seite in die Stadt kamen. 1632 erlebte Waldsee die erste ungeregelte schwedische Plünderung. Wer die Möglichkeit dazu hatte, unter anderen auch der Abt, floh nach Vorarlberg, Tirol oder in die Schweiz. Truchseß Heinrich begab sich mit seiner Familie zu seinem Sohn Johannes, dem Bischof von Konstanz. Konstanz und Lindau wurden wegen ihrer strategischen Bedeutung den ganzen Krieg von den Kaiserlichen gehalten. Dabei zeichnete sich der jüngste Sohn und spätere Erbe von Truchseß Heinrich, Maximilian Willibald, besonders aus.

Truchseß Heinrich hatte übrigens seinen Untertanen befohlen, sich ruhig zu verhalten, und leistete den Schweden wie den Kaiserlichen täglich „das erforderte Kommiß" (die Lieferungen).

Immer wieder war die Landbevölkerung der Willkür jedes Soldatenhaufens ausgesetzt. Viele Bauern suchten Zuflucht hinter den Mauern der Städte, auch in Waldsee. Sie brachten ihr Vieh und Getreide mit. Als 1634 wieder viele Bauern in die Stadt flüchteten, wurde ein Schutzgeld verlangt und den Bürgern bei hoher Strafe verboten, weitere Auswärtige aufzunehmen. Andererseits kauften manche Bürger bei den Schweden Vieh, das diese auf dem Land geraubt hatten. Der Rat mußte dann dafür sorgen, daß die Eigentümer es wieder erhielten.

Die eigentlichen Katastrophenjahre waren von 1634 bis 1636, vor allem weil 1635 wieder eine Seuche ausbrach. Eine Zeitlang fanden keine Ratssitzungen mehr statt, und es wurden auch keine Ratsprotokolle mehr aufgezeichnet. Truchseß Heinrich schrieb an seinen Sohn, er sei völlig ruiniert. In der Herrschaft Wolfegg lebten von zweitausend noch dreißig Untertanen, in der Herrschaft Waldsee, also den Dörfern um Waldsee, noch vierzig Mannspersonen. Die Menschen seien Hungers gestorben, andere von der leidigen Sucht hinweggenommen oder entlaufen. In der Stadt Waldsee selbst stand ein Drittel der Häuser leer. Weil die Spitalhöfe verlassen waren, wurde von den

Abb. 166, 167, 168, 169, 170, 171

Szenen aus dem 30jährigen Krieg in Radierungen von Hans Ulrich Frank. (Sammlung der Fürsten zu Waldburg-Wolfegg)

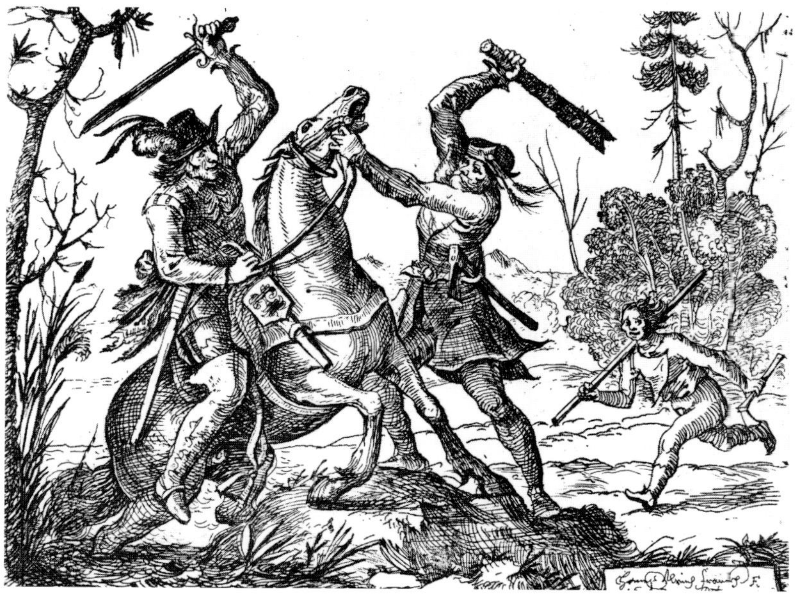
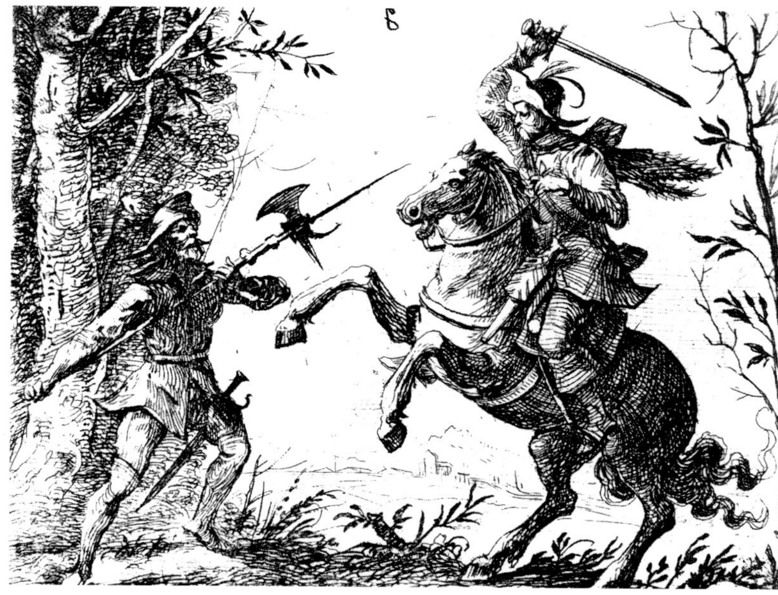
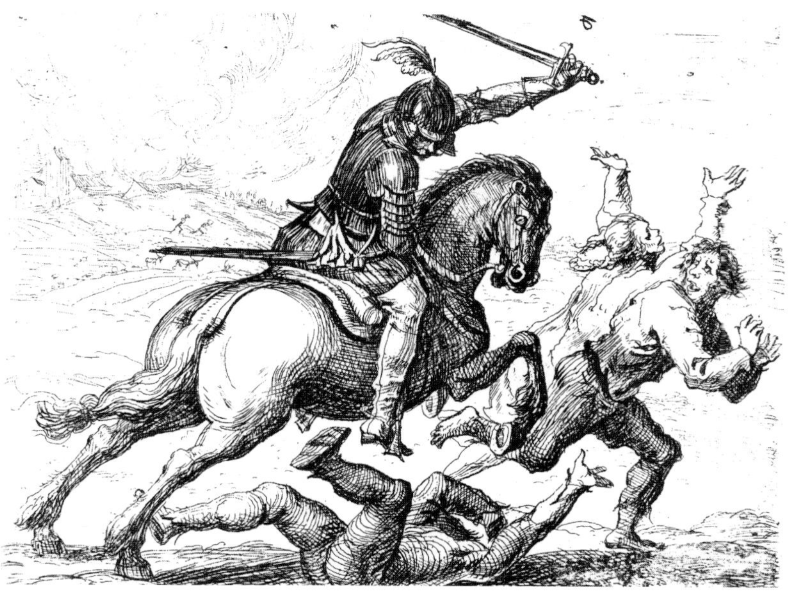
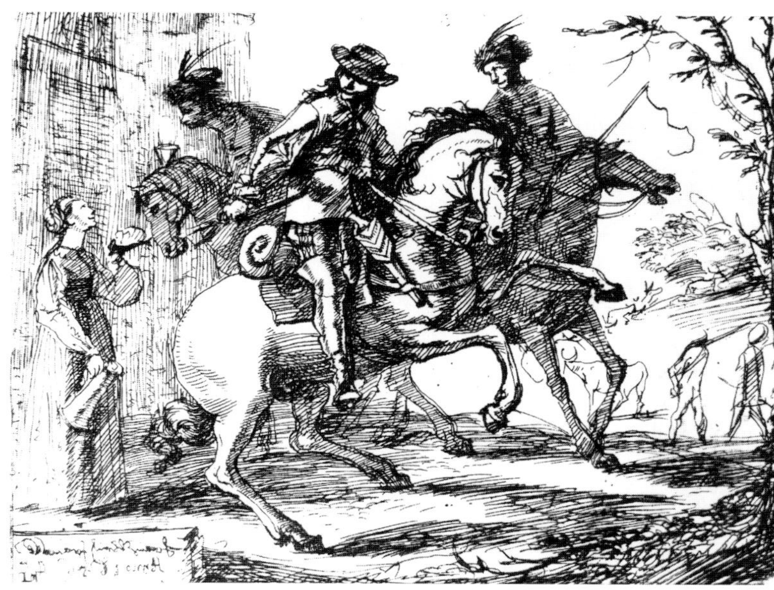
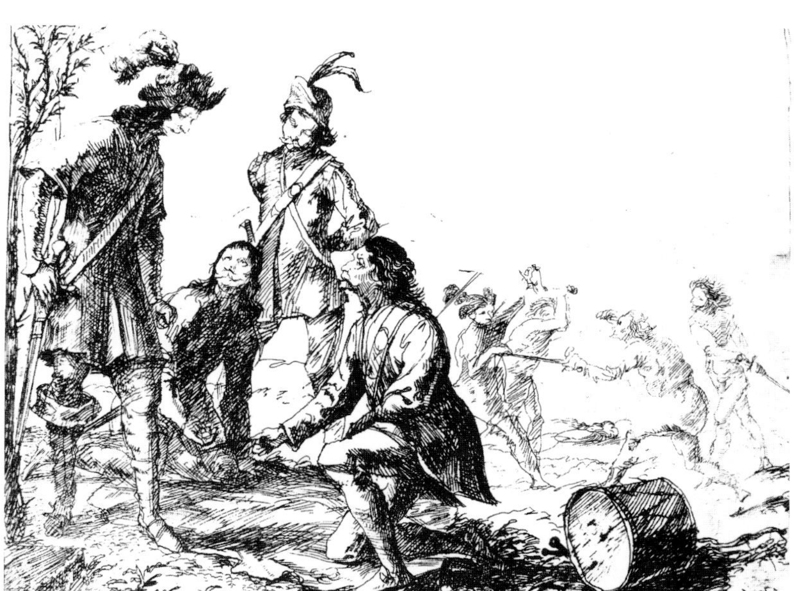
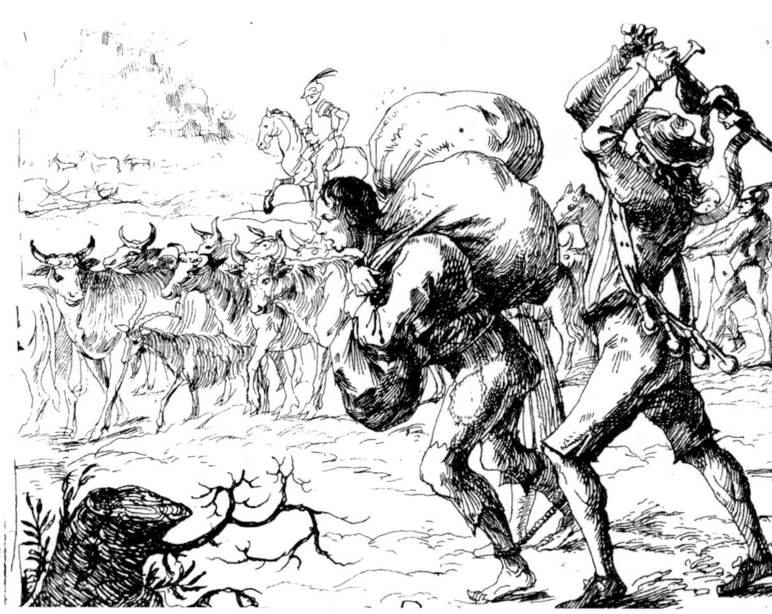

Bauern kein Getreide mehr abgeliefert. Es gab kein Saatgut mehr und kein Zugvieh, die Felder zu bestellen.

Durch die Kriegslasten waren die Leute völlig verarmt. Auch die städtischen Finanzen waren am Ende. Selbst eine Kreditaufnahme und der Verkauf des städtischen Silbergeschirrs konnten nicht viel ändern. Natürlich war es da kaum mehr möglich, Notleidenden und Armen zu helfen. In der Zeit der größten Not konnten nicht einmal die Spitalpfründner verpflegt werden, die sich für 500 bis 1000 Gulden zur Alterssicherung eingekauft hatten. Den Armen im Siechenhaus konnte 1636 kein Laib Brot gegeben werden. Erst gegen Ende des Jahres gab es für diese täglich ein Schüsselchen Suppe oder Kraut. 1637 konnte dann die Ration ein wenig erhöht und wieder etwas Brot ausgegeben werden.

Viele Menschen verloren in den Bedrängnissen der damaligen Glaubensauseinandersetzungen und des langen Krieges jeden inneren Halt. So wurde am 29.2.1634 dem Bürgermeister die Äußerung eines Konventualen (Ordenszugehörigen) gemeldet: „es gäbe weit und breit nicht fälschere, bösere und betrogenere Leute als hier.“ Diese Beurteilung wurde freilich in Waldsee als „ehrenrührig“ und übertrieben empfunden.[48]

Auch in den Kriegsnöten, vielleicht besser gesagt, gerade in dieser Notzeit, gab es Aufträge an die Künstler. So wurden 1632 und 1634 in Überlingen der Rosenkranzaltar und der Schutzengelaltar gestiftet und von der dortigen Werkstatt des Jörg Zürn geliefert. Waldsee bot jedoch den Bildhauern keine Sicherheit und keine Existenz mehr. Jakob Bendel folgte 1636 dem Abt nach Innsbruck und ließ sich dann in der Nähe von Pfarrkirchen

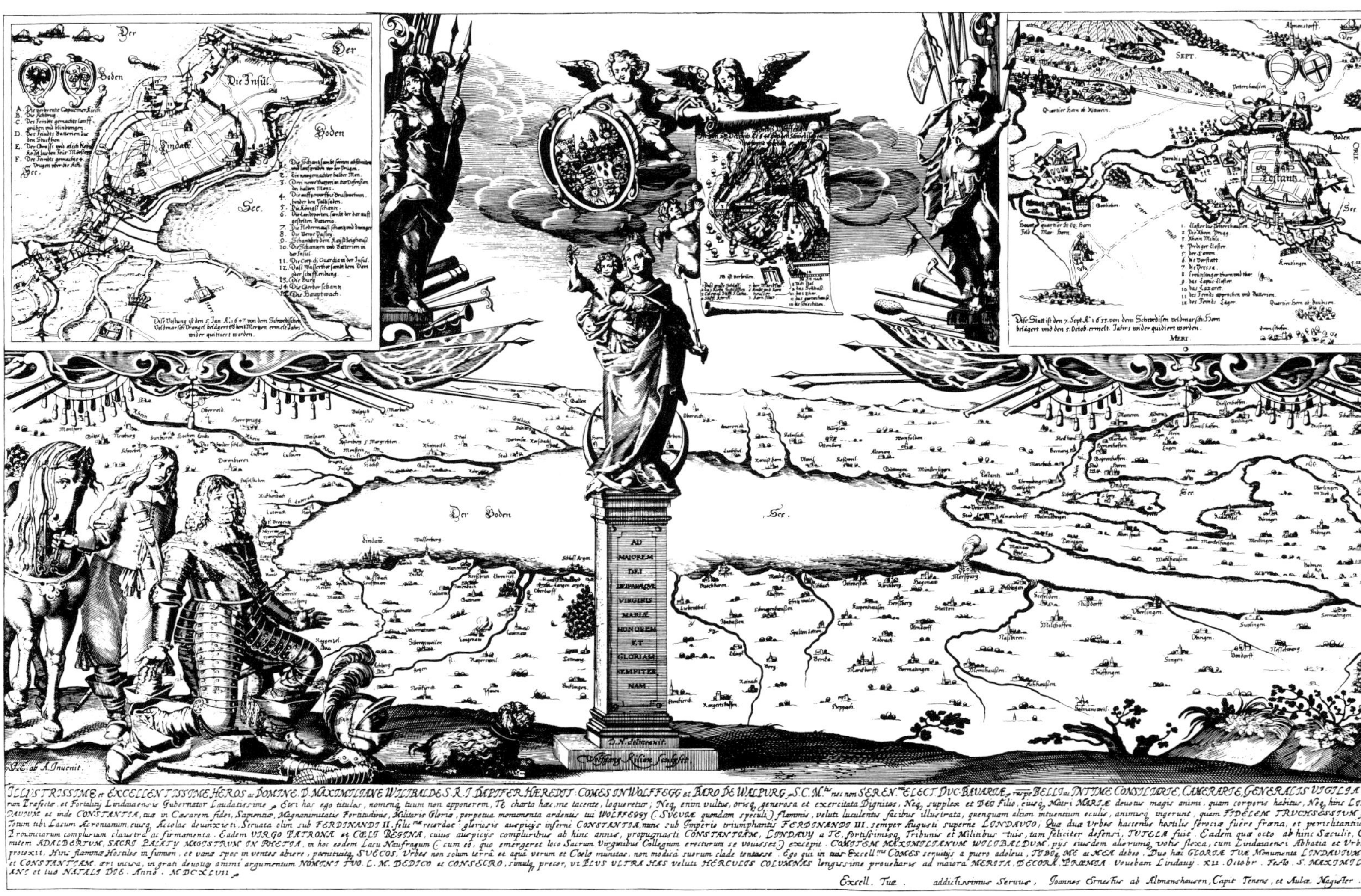
Die Insul
Lindau
Der Boden
See
AD
MAIOREM
DEI
VIRGINIS
MARIÆ
HONOREM
ET
GLORIAM
SEMPITER
NAM

Abb. 172
Reichsgraf Maximilian Willibald von Waldburg, der Stadtkommandant von Lindau, ist vom Pferd gestiegen und kniet in dankbarer Ergebenheit vor der Statue der Madonna, zu deren und Gottes größerer Ehre er gekämpft hat. Zwischen den von ihm gehaltenen Festungen Lindau und Konstanz erkennt man das von den Schweden angezündete Wolfegg und das Wappen. Ausgeführt von D. Herz und W. Kilian. (Sammlung der Fürsten zu Waldburg-Wolfegg)

nieder. Die Bildhauergesellen Martin und Michael Zürn nahmen 1635 das Angebot des Rats von Bregenz nicht an, dort einen Rosenkranzaltar zu schaffen, sondern folgten dem Ruf ihres Bruders David nach Wasserburg, wo dieser seit 1628 eine Werkstatt hatte. Als 1634 dort die Pest viele Opfer forderte, gelobten die Bürger, alljährlich das Sebastiansfest zu feiern und die St. Jakobskirche mit neuen Altären und einer neuen Kanzel auszustatten. Seit 1636 arbeiteten die beiden Brüder an der Ausführung des Auftrags mit.

Ein halbes Jahrhundert „freye kunst der bildhauerey" in Waldsee 1585-1635

Zwei Bildhauerwerkstätten in Waldsee - Quelle langer Streitereien

Hans Zürn der Ältere heiratete 1582 in Waldsee und hatte hier seine Werkstatt. Er hatte in Buchau Bildhauer in Holz und Stein gelernt und bildete seine sechs Söhne, die zwischen 1583 und 1598 in Waldsee geboren wurden, ebenfalls zu Bildhauern aus.

Eine Zeitlang hielt er sich in Überlingen auf, wo sein Sohn Jörg seit 1607 eine eigene Werkstatt besaß und seit 1613 am Hochaltar für das Münster arbeitete. Am 1.12.1611 gestattete der Waldseer Rat, daß „des Bildhauers Sohn von Überlingen ... bei dem Vater möge ain Zeit lang gesellen weis schaffen, jedoch daß er sich eingezogen (zurückgezogen, zurückhaltend) verhalten solle".

Der um 1585 in Waldsee geborene Jakob Bendel war im Waldseer Schloß und Stift tätig und erhielt 1611/12 auch den Auftrag, Stühle, Türen und eine Empore mit Wappen für die truchsessische Stiftskirche in Zeil zu fertigen. Als er 1613 eine Bürgerstochter heiratete, gewährte ihm der Rat das Waldseer Bürgerrecht. 1616 erteilte der Rat Bendel den Auftrag, „vorderst Gott dem Allmechtigen, auch denn Patronen der Bruoderschaft S. Sebastiani zue Lob, dann der Bruoderschaft zue Ehren ain newen Alltar in S. Johanns Capellen in der Statt costen" zu machen.[49]

1624 fiel Hans Zürn mit den Söhnen Martin und Michael die Aufgabe zu, für die vergrößerte Frauenbergkapelle einen neuen Choraltar zu schaffen:

„Heut dato hat man sich mit Hannß Zürnen Dem Ältherr und seinen beeden Söhnen wegen deß cohraltars in Unnßer Lieben Fraun Capellen verglichen, daß man Innen 275 fl. (Gulden) für das Werk bezahlen und Innen das Alte werkh Dargegen gelassen. Auch Sie deß Costenß halber, so bei Aufrichtung deß werkhs, genug Alhie endthalt werden sollen. Ist Innen auch, denn Sohnen, 4 Thaler zum Drinkgellt bewilliget".[50]

Bei den zwei genannten Waldseer Aufträgen dürfte das 1614 in der Diözese Konstanz eingeführte Rituale Romanum eine Rolle gespielt haben. Es schrieb nämlich statt eines von Altar entfernten Sakramentshauses ein Tabernakel auf dem Hochaltar vor. Dies bedeutete das Ende der gotischen Flügelaltäre.

In den Waldseer Ratsprokokollen sind erst wieder in der Not der Kriegs- und Pestzeit zwei neue Werke genannt, allerdings ohne Angabe, wer damit betraut wurde. Mehrere Bürger baten 1628, in dem verheerenden Pestjahr, um die Erlaubnis, sie die „sieben bzw. neun Fälle Jesu", eine Vorform der vierzehn Kreuzwegstationen, am Weg vom Ravensburger Tor zur Frauenbergkapelle aufstellen zu lassen. Schließlich wurde es lediglich eine Kreuzigungsgruppe. Ein einzelner Bürger beantragte 1629, auf der Bleiche ein Kruzifix errichten zu dürfen.

Zwischen den Zürn, der Waldseer Schmiedezunft, zu welcher die Bildhauer gehörten, dem Waldseer Rat und Bendel begann 1617 ein Streit über dessen „Redlichkeit".[51] Damit war gemeint,

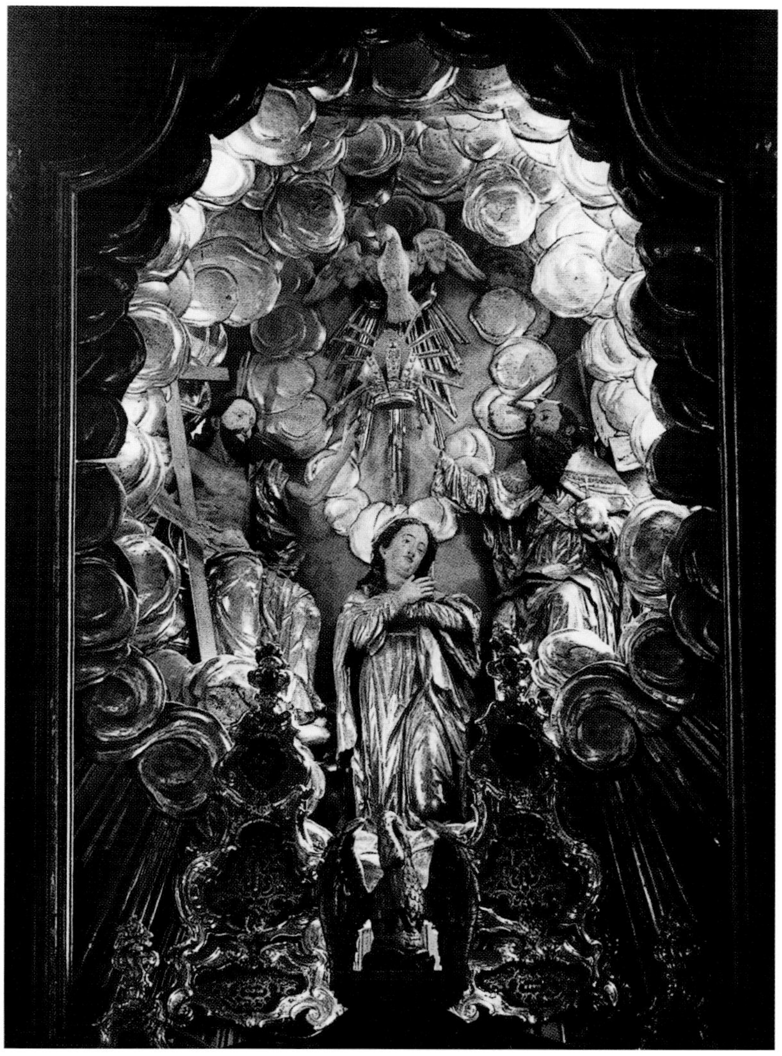

Abb. 173
Die J. Bendel zugeschriebene Marienkrönung im Hochaltar von Dominikus Zimmermann in der Stiftskirche zu St. Peter und Paul in Bad Waldsee.

daß nach Auffassung der Bildhauer sein Lehrbrief nicht in Ordnung war und er folglich selbst keine Lehrbriefe ausstellen dürfe.[52] Der Streit war nicht einmal zu Ende, als Bendel 1627 ein landesherrliches[53] und 1631 ein kaiserliches Privileg[54] erhielt und in die Zunft aufgenommen werden mußte.

Siehe auch die synchronoptische Übersicht über die Waldseer Bildhauer und ihre Werkstätten, Seite 177

Erst die Auswanderung der Bildhauer setzte dem Streit ein Ende

Hans Zürn d. Ä. muß bald nach 1630 gestorben sein, denn nach 1631 ist er in den Quellen nicht mehr genannt. Erst 1636, als Martin und Michael Zürn nach Bayern zogen und auch Bendel sich in Ostbayern niederließ, fanden die leidigen Auseinandersetzungen ein Ende. Gründe für den Wegzug waren sicher der Schwedenkrieg und eine neue Pestepidemie in Waldsee, wohl aber auch lohnende Aufträge. Dabei machte Bendel noch kurz mit dem Gefängnis Bekanntschaft.[55] Er verließ ohne Erlaubnis des Rats mit Hilfe des Stiftskochs durch das Seetörlein und über den Seesteg heimlich die Stadt. Auf Veranlassung des Stiftspropstes kehrte er von Innsbruck noch einmal zurück und wurde wegen seines Vergehens und wegen eines unziemlichen Briefes an den Rat, den der Klosterschreiber in seinem Namen verfaßt hatte, für zwei Tage ins Gefängnis gesteckt. Die Schulden, die er hinterließ (hohe Geldstrafe und Kriegssteuern), führten dazu, daß schließlich sein Grundbesitz in Waldsee versteigert wurde. Bendel ließ sich in Pfarrkirchen nieder und wurde in Bayern vor allem durch seine Werke in der Wallfahrtskirche Sammarei bei Vilshofen bekannt, die er zusammen mit seinem Sohn Johann Christoph schuf. Er starb 1655 / 60.

Aus dem halben Jahrhundert, in dem in Waldsee die Bildhauerkunst blühte (1585 - 1635), ist der Hauptaltar in der Frauenbergkapelle die kostbarste Hinterlassenschaft. Das Heimatmuseum in Bad Waldsee besitzt ein Gottvater-Relief von Michael[56], einen Hl. Sebastian von Martin und eine Hl. Ursula von David Zürn.

Von Jakob Bendel soll nach Ansicht von Kunsthistorikern die Marienkrönung im Hochaltar der heutigen Pfarrkirche St. Peter stammen. Diese sei bei der Barockisierung in den neuen Hochaltar übernommen worden.[57] Auch der linke Seitenaltar der Frauenbergkapelle (Nikolausaltar), insbesondere die Frauenfiguren und der Hl. Michael, sowie die Kreuzigungsgruppe an der Chorwand werden der Werkstatt von Jakob Bendel zugeschrieben.[58]

Das reiche Schaffen der Zürn im oberschwäbischen, aber auch im bayerischen und österreichischen Raum wurde durch die Monographie über die Bildhauerfamilie Zürn von Claus Zoege von Manteuffel erschlossen. Auch die Ausstellungen in Bregenz 1964 und Braunau 1979 zeugten davon. In der gegenwärtigen Ausstellung werden vor allem Werke aus der näheren, einige auch aus der weiteren Umgebung von Bad Waldsee gezeigt.

Kaiser

Landesherren in Innsbruck
Erzherzöge (nach Volker Press)

Pfandherren (nach Vochezer)
Truchsessen v. Waldburg, ab 1628 Grafen

Pröpste des Chorherrenstifts St. Peter
ab 1621 Äbte (nach Balluff)

Rat von Waldsee
alljährlich neu gewählt, weithin Selbstergänzung

Die Bildhauer
und ihre Werkstätten
(nach Zoege v. Manteuffel)

Die Brüder Bendel

Synchronoptische Übersicht zur Zürnzeit

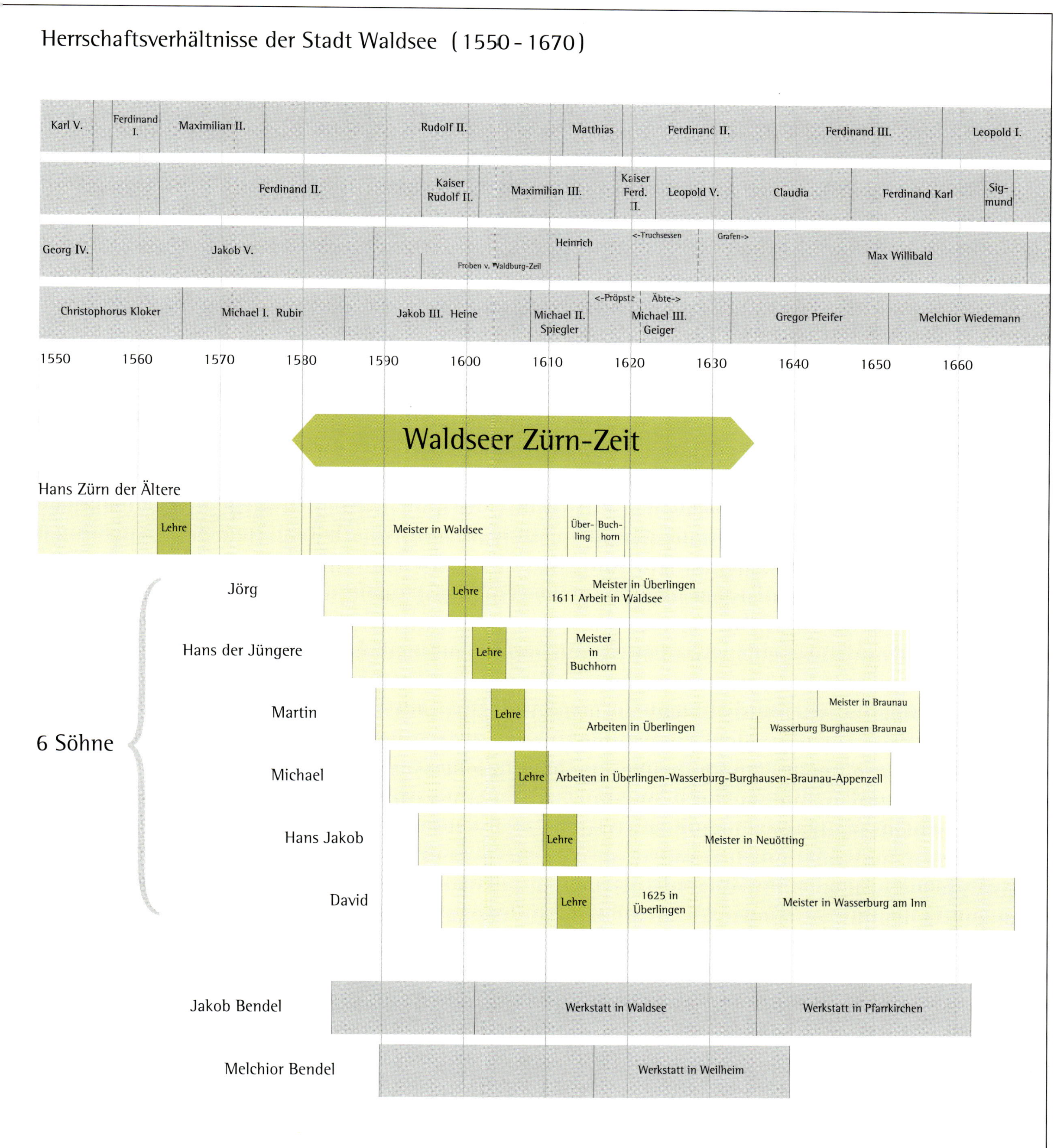

Anmerkungen

Verwendete Abkürzungen:
BW Bad Waldsee
GRP Gemeinderatsprotokoll bzw. Ratsprotokoll
StA Stadtarchiv Bad Waldsee
U1.. Urkundenzitat mit Nr. aus Claus Zoege v. Manteuffel „Die Bildhauerfamilie Zürn 1606-1666"(Weißenhorn 69)
WSt Waldseer Statuten im Stadtarchiv Bad Waldsee

1 Zur Geschichte des Chorherrenstifts Balluff, Hruza: Die Herren ..., sowie die Veröffentlichungen des Stadtarchivs von Hermann Tüchle und M. Barczyk - P. Schurer (B Nr. 3,4,5).
2 Zum Stadtrecht vgl. die Edition des ältesten erhaltenen Stadtrechts von H. Hochdorfer (Veröffentlichungen des Stadtarchivs BW A Nr. 1, 1980) und des erneuerten Stadtrechts von 1550 in der Diss. von H. Buck, die das Stadtrecht von W. behandelt. Noch nicht erschienen ist der für die nächste Nummer (1998 Heft 1) der Zeitschrift „Im Oberland" angekündigte Artikel von K. Hruza: 700 Jahre Stadtrecht in Waldsee.
3 Zur Geschichte Waldsees bis zur Verpfändung vgl. K. Hruza: Der Haistergau (Veröffentl. des Stadtarchivs BW, B Nr. 6, 1986) und Hruzas Diss.: Die Herren von Wallsee.
4 Zum Waldseer Wappen M. Barczyk: Das Wappen der Stadt Waldsee (Veröffentl. des Stadtarchivs BW, B 1, 1978) sowie Hruza, Die Herren... 460. Dort sind die Wappen und Siegel der Herren von Wallsee ausführlich dokumentiert und ausgewertet. Siehe auch Buck 56 ff.
5 Zur Geschichte Waldsees seit der Verpfändung siehe Vochezer I-III, Hruza, Buck. Zu den Beziehungen der Donaustädte zu den Pfandherren und zu Österreich Metz, Quarthal und Hämmerle.
6 Auflaufbrief: Kopien der Urkunde sowie von 13 Urfehdebriefen aus dem Staatsarchiv in Ludwigsburg im Stadtarchiv BW; Böser Brief: StA Nr. 254 u. 255. Vgl. hier S. 163.
7 Vor allem die Verleihung des landesherrlichen Hoheitsrechtes der Blutgerichtsbarkeit (die vidimierte Urkunde ist veröffentlicht bei Hruza, 533) bedeutete für Waldsee einen „reichsstadtähnlichen Status", Buck 163.
8 Darstellung des Blutsonntags bei Sailer-Barczyk, 113 f. Dazu Hochdorfer: Ein Rätsel der Waldseer Geschichte, Wiedertäufer, Bildersturm und Blutbad, in: Kurland Nr. 153 (BW, 5.2.1993) und: Waldseer berichtet über Wiedertäufer und Bildersturm ... in Kurland Nr. 588 (BW, 9.7.1993).
9 Zahlreiche Beispiele von Konflikten bei Sailer-Barczyk: 88-93, 98-100, 122-124, 124-128.
10 Siehe Anmerkung 6.
11 Dreher I 248 ff. und 279 f.; Vochezer I 390 ff.
12 In der Pappenheimschen Chronik der Truchsesse von Waldburg werden vier an den Truchsessen ausgelieferte Aufrührer ohne Namen als hingerichtet angegeben. Matthäus von Pappenheim: Chronik der Truchsessen von Waldburg (gedruckt 1777) 70 f.
13 Vgl. den Inhalt des Auflaufbriefs und WSt. Art. 228 (Buck, 186). Vgl. dazu auch Buck 54 und 159.
14 Vgl. Peter Eitel: Die oberschwäbischen Reichsstädte im Zeitalter der Zunftherrschaft, Stuttg. 1970. Buck 53, stellt ohne Angabe von Gründen fest, daß es in Waldsee keine Zunftverfassung gab.
15 StA BW Nr. 1299, 1301, 1302, 1303 und 320.
16 Hermann Mayer und Thomas Mayer hoben die Bedeutung Ulrich Kuderers, der wiederholt zum Bürgermeister gewählt wurde, für die Erbauung des Rathauses hervor. Vgl. die Bürgermeisterliste. Buck 190.
17 Stadtarchivar H. Klocker: 650 Jahre... 31: 1426 nicht einmal 600 Einwohner; Stadtarchivar M. Barczyk, in: Katalog der Ausstellung „Hexen und Hexenverfolgung im deutschen Südwesten" 254: (1580/1604): 500 bis 600 Einwohner, hochgerechnet nach dem Eintrag in Keysers Städtebuch. Dieser Eintrag wird wohl auf lokalen Angaben beruhen: 1426 etwa 400 Einwohner, 1681: 170 Bürger in 157 Häusern. Mit solchen Einwohnerzahlen gehörte Waldsee zu den über 90% der Städte unter 2000 Einwohnern.
18 Buck 53.
19 Sailer 582.
20 Zum Ammann vgl. Buck 58, 158 f. und 167.
21 Sailer I 584.
22 Buck 47 ff.
23 Bevor alle Wahlen auf St. Othmar oder, wenn dies auf einen Sonntag fiel, auf den folgenden Montag gelegt wurden, erfolgte die Ratswahl am Montag nach St. Michael. Vgl. Buck 50.
24 GRP vom 19.12.1611.
25 WSt Art. 228, ed. bei Buck 174 ff.
26 Buck 50.
27 Sailer-Barczyk 101.
28 Vgl. Buck 50; Laub 137 f.; Eggmann-Riegger 205.
29 Buck 52 f.
30 Sailer-Barczyk 123.
31 Sailer-Barczyk 124 und 126.
32 Schon in der Urkunde, mit der Papst Alexander IV. 1258 das Chorherrenstift unter seinen Schutz stellte, werden Weinberge in Markdorf als Besitz des Klosters erwähnt.
33 Sailer-Barczyk 90.
34 Sailer-Barczyk 135.
35 M. Barczyk: Aus dem erzkatholischen Waldsee stammen Reformatoren der ersten Stunde, in: Kurland Nr. 184 (BW, 8.9.1995).
36 Holl 18.
37 Zitat aus den Synodalstatuten bei Holl 154.
38 Kirchenzucht: Sailer 502 (1525) und GRP vom 4.6.1612.
39 Sonderdruck aus dem Ausstellungskatalog „Hexen und Hexenverfolgung im deutschen Südwesten", M. Barczyk: Stadt Waldsee: Als die Hebamme Sybille Schuler in das Haus Hans Zürns d. Ä. gerufen wurde – es handelte sich vermutlich um die Geburt des Sohnes David –, habe er sich hingestellt, geschworen und gedroht, er wolle ein Messer in sie stoßen, wenn sie mit dem Kind nicht recht umgehe. Die Frau wurde 1604 hingerichtet.
40 Die einzige ausführliche Darstellung der Geschichte des Chorherrenstifts stammt von Balluff. Zum Wirken der Chorherren in der Zeit der Konfessionalisierung 65 ff.
41 StA Nr. 1358. Die Schützen scheinen nach dem im StA erhaltenen Kopien keine besondere Rolle gespielt zu haben; freilich könnte schon die der Sprache nach älteste Kopie Änderungen enthalten.
42 Vgl. Brunhilde Osten-Fritzenschaft: Waldseer Bruderschafts-medaillen, Veröffentlichungen des StA BW, B Nr. 2, 1978.
43 WSt Art. 68.
44 GRP vom 21.1. und 30.1.1612 sowie vom 1.2.1613.
45 Vgl. hier S. 175.
46 Die Darstellung des Pestjahres 1628 beruht auf dem Studium der Ratsprotokolle von 1628/29 sowie Sailer-Barczyk und Balluff: Waldsee in Zeiten bitterer Not.
47 Die Darstellung des 30jährigen Krieges in Waldsee bis 1636 stützt sich auf Angaben bei Vochezer III, Sailer-Barczyk, Balluff und Heydendorff.
48 Sailer-Barczyk 146 f.
49 GRP vom 3.11. und 1.12.1616.
50 v. Manteuffel U 96 (= GRP v. 24.10.1624).
51 Der Verlauf des Streits in Waldsee und andernorts ist dargestellt bei v. Manteuffel von der Zürnseite aus (Bd. I 21 und 27 ff.), in Feuchtmayrs Aufsatz von der Bendelseite aus.
52 Wie eine Bildhauerordnung ausgesehen haben muß, ergibt sich aus U 97, U 101 und U 103 bei v. Manteuffel.
53 v. Manteuffel U 120. Gesuche an den Landesherrn um ein Privileg in Handwerksangelegenheiten waren möglich. Am 28.7.1616 weigerte sich z.B. der Rat, das Gesuch eines Drechslers einzureichen, ein Gesuch „umb ain Privilegium, daß er des Handtwerks redlich, zuerteilen".
54 Feuchtmayr 323 und Anmerkung 25: es wurde in Waldsee vorgelegt lt. GRP v. 23.1.1631.
55 Feuchtmayr 332, Anmerkung 25 a.
56 Choraltar: v. Manteuffel Bd. I 63 ff., Bd. II 327 ff. usw. Gottvaterrelief: Bd. II 415.
57 v. Manteuffel Bd. II 493 f.; Kasper nimmt an, die Marienkrönung könnte aus dem Altar der Sebastiansbruderschaft (1616) übernommen sein.
58 v. Manteuffel II 492 ff.

Quellen

Die Darstellung beruht auf Quellen im Stadtarchiv Bad Waldsee, die z.T. auch gedruckt vorliegen, z.B. Stadtrechtsverleihung (StA1), sowie Ratsprotokollen der Jahre 1610 bis 1642. Weitere Quellen sind veröffentlicht bei Claus Zoege von Manteuffel, Die Bildhauerfamilie Zürn 1606 - 1666 (Weißenhorm 1969). Wichtig ist auch die handschriftliche „Chronik der Stadt Waldsee, I. Band vom Jahre 330 bis 1713" von Johannes Sailer (Waldsee 1862). Umfangreiche Auszüge daraus sind veröffentlicht in „Bad Waldsee, Zeugnisse aus Zeit und Zeitung" von Michael Barczyk und Günther Kiemel (Bad Waldsee 1984), zitiert als „Sailer - Barczyk".

Literatur zur Ortsgeschichte

Balluff, Josef G.: Zur Geschichte der katholischen Stadtpfarrei Waldsee, II. Teil: Die Pfarrei unter Leitung des regulierten Chorherrenstifts zu St. Peter in Waldsee vom Jahre 1181-1788. Waldsee 1936.
Balluff, Josef G.: Die Stadt Waldsee in Zeiten bitterer Not, geschildert nach den Berichten des Rentbeamten Eggmann in: Waldsee und seine Vorzeit, separater Abdruck Waldsee 1932.
Buck, Holger: Recht und Rechtsleben einer oberschwäbischen Landstadt, Das Stadtrecht von Waldsee, Diss. Freiburg 1992. Bergatreute 1993.
Eggmann, Ferdinand: Waldsee und seine Vorzeit. Waldsee 1864, bearbeitet von K. Riegger. Waldsee 1901.
Hämmerle, Georg: Die Pfandherrschaft der Truchsessen von Waldburg und die fünf Donaustädte. Saulgau 1986.
Hruza, Karel: Die Herren von Wallsee, Geschichte eines schwäbisch-österreichischen Adelsgeschlechts (1171-1331), Diss. Konstanz 1994. Linz 1995.
Kasper, Alfons: Über die Waldseer Bildhauerwerkstätten Zürn, Bendel, Grassender und Reusch in: Heilige Kunst, Mitgliedsgabe des Kunstvereins der Diözese Rottenburg 16/17 (1968/1969) 5-98.
Keyser, Erich: Württembergisches Städtebuch, Sonderdruck Waldsee. Stuttgart 1962.
Klocker, Hermann: 650 Jahre Stadt Waldsee, Festschrift. Waldsee 1948. Bad Waldsee 19732.
Klocker, Hermann: Die Holzschnitzerfamilien der Bendel und Zürn, Zwei berühmte Waldseer Künstlerfamilien im 17. Jahrhundert, ihr Ruhm und ihre ständigen Fehden in: Oberschwäbische Heimatblätter früherer Kreis Waldsee Nr. 8 (Oktober 1958).
Laub, Josef: Geschichte der vormaligen fünf Donaustädte in Schwaben. Neuauflage Mengen 1972.
Mayer, Hermann: Bad Waldsee, in: Chronik des Kreises Ravensburg, Landschaft, Geschichte. Brauchtum, Kunst. Hinterzarten 1975.
Mayer, Hermann: Aus der Geschichte der Frauenbergkapelle in Bad Waldsee, Zu ihrem 500jährigen Bestehen, in: Aus unserer Heimat, Beiträge zur Geschichte Kunst und Kultur der Stadt Bad Waldsee Nr. 4. Bad Waldsee1972.
Mayer, Thomas: Waldsee, das Werden einer Stadt. Bad Waldsee 1992.
Mayer, Thomas: Die Wiedertäufer in Waldsee, Schauspiel in fünf Aufzügen. Waldsee o. J.
Rieger Julius: Die katholischen Kirchen von Waldsee/Württ., in: Kleiner Kunstführer 517. München 1945, 19742, 19803, 19874, überarbeitet von Michael Barczyk.
Schahl, Alfons/Matthey, W. von: Die Kunstdenkmäler des ehemaligen Kreises Waldsee. Stuttgart 1943.
Schitterer, Richard: Bad Waldsee, Kleiner Kunstführer 59. Passau 1992.

Weitere Literatur

Dreher, Alfons: Geschichte der Reichsstadt Ravensburg und ihrer Landschaft bis zu ihrer Mediatisierung 1802, 2 Bände. Weißenhorn 1972.
Eitel, Peter: Truchseß Max Willibald, Der Begründer des Kupferstichkabinetts auf Schloß Wolfegg, in: Bernd M. Mayer: Von Schongauer zu Rembrandt, Meisterwerke der Druckgraphik aus der Sammlung der Fürsten zu Waldburg-Wolfegg. Bernd M. Mayer. Ostfildern 1996.
Feine, Hans Erich: Kirchliche Rechtsgeschichte, Die katholische Kirche. Köln 1964.
Feuchtmayr, Karl: Der Fall Bendl, Mit einem Anhang: Bemerkungen zur Genealogie und zum Werk der Bildhauerfamilien Bendl, in: Das Münster, Zeitschrift für christliche Kunst und Kunstwissenschaft, 10 (1957) IX/X.
Guby, Rudolf: Die Bildhauer Martin und Michael Zürn, Die Meister der Kanzel in der St. Jakobspfarrkirche in Wasserburg
(= Veröffentlichungen des Instituts für ostbairische Heimatforschung an der philosophisch-theologischen Hochschule in Passau, Abt. für ostbairische Kunstgeschichte. Passau 1927.
Heilingsetzer, Georg: Schwaben, Bayern, Mähren und Oberösterreich im 17. Jahrhundert. Die historischen Voraussetzungen der bildenden Kunst, in: Die Bildhauerfamilie Zürn 1585-1724, Ausstellungskatalog Linz 1979².
Heydendorf, Walter Ernst: Vorderösterreich im dreißigjährigen Kriege. Der Verlust der Vorlande am Rhein und die Versuche zu deren Rückgewinnung, Mitteilungen des österreichischen Staatsarchivs, 12. und 13. Band (1959 und 1960).
Holl, Konstantin: Fürstbischof Jakob Fugger von Konstanz (1604 - 1626) und die katholische Reform der Diözese im 1. Viertel des 17. Jahrhunderts. Freiburg i. Br. 1898.
Kuhn, Elmar L. u.a.: Die Bischöfe von Konstanz, Band I: Geschichte. Friedrichshafen 1988.
Layer, Adolf: Zürn contra Bendel, Urkunden zur Geschichte der oberschwäbischen Bildhauer des frühen Barock, in: Zeitschrift für Kunstwissenschaft 6 (1952).
Maier, Hans und Press, Volker: Vorderösterreich in der frühen Neuzeit. Sigmaringen 1989.
Mann, Golo: Das Zeitalter des Dreißigjährigen Krieges, in: Propyläen Weltgeschichte Band VII. Frankfurt 1967.
Manteuffel, Claus Zoege von: Die Bildhauerfamilie Zürn 1606-1666. Zwei Bände. Weißenhorn 1969.
Metz, Friedrich: Vorderösterreich, Eine geschichtliche Landes-kunde. Freiburg 1976.
Quarthal, Franz: Landstände und landständisches Steuerwesen in Schwäbisch-Österreich. Stuttgart 1980.
Quarthal, Franz: Konfessionelle Minderheiten in südwestdeutschen Reichsstädten, in: Otto Borst: Minderheiten in der Geschichte Südwestdeutschlands, Tübingen 1996.
Sandner, Oskar: Ausstellungskatalog barock am bodensee / plastik. Bregenz 1964.
Stievermann, Dieter u.a.m.: Geschichte der Stadt Biberach. Stuttgart 1991.
Tüchle, Hermann: Von der Reformation bis zur Säkularisation, Geschichte der katholischen Kirche im Raum des späteren Bis-tums Rottenburg. Ostfildern 1981.
Ulm, Benno: Das Konzil von Trient und die Kunst, in: Die Bildhauerfamilie Zürn 1585-1724, Ausstellungskatalog. Linz 1979².
Vochezer, Josef: Geschichte des fürstlichen Hauses Waldburg in Schwaben, 3 Bände, Dritter Band von Johannes Sproll. Kempten 1907.

Register - Personen, Orte, Ikonographie

Erarbeitet von Otto Beck

Abkürzungen: Äbt. = Äbtissin, Ap. = Apostel, b. = bei, Bf. = Bischof, Bgm. = Bürgermsister, Bm. = Baumeister, Bt. = Bistum, Gf(n). = Graf (en), Gsm. = Goldschmied, Hl(l). = Heilige(r), Hz. = Herzog, Kd. = Kardinal, Kg. =König, Kl. = Kloster, Ks. = Kaiser, Ml. = Maler, Mt(n). = Märtyrer, Märtyrin, OÖ = Oberösterreich, Pfr. = Pfarrer, Pp. = Papst, Prp. = Propst, s. = siehe, Rest(n). = Restaurator(in), Schr. = Schreiner, Sl. = Selige, Stm. = Steinmetz.

Die wissenschaftlichen Fakten basieren auf der Monographie: Claus Zoege von Manteuffel „Die Bildhauerfamilie Zürn 1606-1666“, 2 Bände, Weißenhorn 1969, zitiert: ZM.